智齿外科学图谱

Atlas of Wisdom Teeth Surgery

主　编　鲁大鹏

主　审　王　兴

副主编　刘洪飞　吉　东　王志鹏

编　者（以姓氏笔画为序）

王志鹏　石立新　吉　东　刘洪飞

祁森荣　许　朗　施礼娟　贾海鸥

曹京民　鲁大鹏　廖军宪

秘　书　贾海鸥

人民卫生出版社

图书在版编目（CIP）数据

智齿外科学图谱 / 鲁大鹏主编. —北京：人民卫生出版社，2016

ISBN 978-7-117-22316-4

Ⅰ．①智… Ⅱ．①鲁… Ⅲ．①智齿－口腔外科手术－图谱 Ⅳ．①R782.11-64

中国版本图书馆 CIP 数据核字（2016）第 058443 号

| 人卫社官网 | www.pmph.com | 出版物查询，在线购书 |
| 人卫医学网 | www.ipmph.com | 医学考试辅导，医学数据库服务，医学教育资源，大众健康资讯 |

智齿外科学图谱

主　　编：鲁大鹏

出版发行：人民卫生出版社（中继线 010-59780011）

地　　址：北京市朝阳区潘家园南里 19 号

邮　　编：100021

E - mail：pmph @ pmph.com

购书热线：010-59787592　010-59787584　010-65264830

印　　刷：中国农业出版社印刷厂

经　　销：新华书店

开　　本：889×1194　1/16　印张：25

字　　数：792 千字

版　　次：2016 年 5 月第 1 版　2019 年 1 月第 1 版第 2 次印刷

标准书号：ISBN 978-7-117-22316-4/R·22317

定　　价：208.00 元

打击盗版举报电话：010-59787491　E-mail：WQ @ pmph.com

（凡属印装质量问题请与本社市场营销中心联系退换）

主编简介

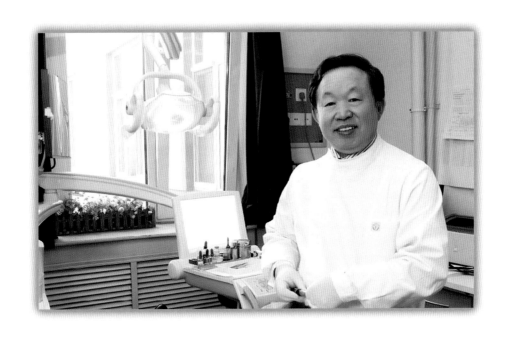

鲁大鹏
首都医科大学附属北京口腔医院

留学归国博士、主任医师。中华口腔医学会牙槽外科学组成员、口腔颌面头颈肿瘤内科学组成员、北京市口腔医学会口腔颌面外科专委会委员。曾发表中、英、日文论文百余篇。主编《智齿外科学》、《口腔肿瘤生物学—基础和临床》（获国家科学技术学术著作出版基金）等著作，参编国家卫生计生委"十二五"研究生规划教材《牙及牙槽外科学》等中英文著书3部。研究方向：口腔颌面外科学、口腔生物学、口腔急诊医学等。2013年11月在日本东京讲授《阻生智齿分类、手术难度判定和手术术式》，日本齿学界学者在《日本齿科新闻》上给予了"国际智齿临床研究第一人"的赞誉。

主审简介

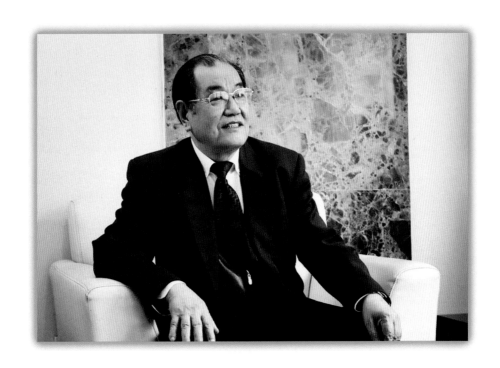

王 兴

北京大学口腔医学院

口腔颌面外科主任医师、教授、博士生导师。中华口腔医学会会长。中华口腔医学会口腔颌面外科专业委员会委员、正颌外科学组名誉组长、口腔种植专业委员会主任委员、医院管理专业委员会主任委员。中华医院管理学会理事、口腔医院管理分会主任委员。中华医学会医学美学及美容分会名誉委员。中国医师协会口腔医师分会副主任委员兼总干事、美容及整形医师协会顾问。国际牙科研究会会员、国际牙医学院院士，亚洲口腔种植学会顾问。现任《中华医学杂志》、《中华口腔医学杂志》、《中国口腔医学年鉴》、《中国口腔颌面外科杂志》、《华西口腔医学杂志》、《实用口腔医学杂志》、《现代口腔医学杂志》等15种专业杂志编委。

前　言

　　智齿也称"智牙"，是人类成年时期萌出最后一颗磨牙。随着人类进化和个体发育，智牙埋伏阻生或萌出不到正位，同时引发临床各种疾病，如：第二磨牙远中的龋坏、牙髓炎、牙周炎、边缘性颌骨骨髓炎、智牙冠周炎、间隙感染、前牙列拥挤紊乱等发病率越来越高，给人类造成极大的痛苦。

　　传统拔牙方式采取劈凿，硬性取出，给患者带来恐惧和痛苦。现代牙槽外科向着无痛、微创和个体化人性化方向发展。先期笔者主编的《智齿外科学》一书出版后，众多同仁赐教和提出建议，希望编写一本手术图谱，简洁、直视、便于模仿操作，以便于临床学习。因此，应同仁要求和需要，将《智齿外科学图谱》一书奉献给热爱智齿外科和口腔临床工作的人们。

　　本书将近年来临床中积攒的 X 线片和手术中拍摄的照片分类，同时，在《智齿外科学》内容的基础上，增添了更详细、更形象的图解，如消毒和手术器械、无痛技术和麻醉方法等。对智齿生长状态三维结构分类、智牙拔除难度判定、各种阻生智齿拔除术式等内容，进一步更新、完善和丰富处理。本书在多年积累的手术病例中筛选出 80 多例具有代表性的案例，按手术步骤、以连环画形式展现，希望起到供读者模仿操作的目的。希望本书能成为口腔颌面外科医师、口腔全科医师、口腔医学专业的研究生和本科生喜闻乐见的实用型参考书。

　　本图谱作为《智齿外科学》一书的姊妹篇，以图片的方式展示复杂的手术过程外，还增加了一些新的内容，如：阻生智牙阻力分析、阻生智牙拔除难度评估标准、各类阻生智牙拔除所需手术术式和手术时间、笑气镇静机械操作方法以及激光刀在阻生智牙拔除术中的应用等，为同仁提供更新的观念和更新的临床技术。

　　三年前，中国工程院院士、著名口腔颌面外科专家邱蔚六教授在《智齿外科学》一书序言中写道："……本书对口腔医务工作者，特别是临床一线医师当具有很大的帮助和指导作用；本书出版对我国牙及牙槽外科发展和现代化进程无疑也具有明显推动作用。……"邱蔚六教授是我口腔医学事业前辈；是我探究口腔医学学问的老师；是我口腔医学领域的榜样。在此我再一次衷心感谢邱蔚六教授对《智齿外科学》高度评价，更加感谢邱老师对我的鼓励、支持和指导。正因为获得了这样的正能量，才有了《智齿外科学图谱》一书的诞生。

　　再次感谢中华口腔医学会会长、北京大学口腔医学院王兴教授曾为《智齿外科学》垂青作序，而今又在百忙工作中为《智齿外科学图谱》一书担任主审。

　　在此书出版之际，感谢给予我支持和帮助的口腔界专家和同仁。同时感谢参与编写本书的作者所付出的辛勤劳动。为了进一步提高本书的质量，诚请同仁批评指正。

首都医科大学口腔医学院

附属北京口腔医院

2016 年春　于北京

目　录

第一章　正位智牙与阻生智牙

Chapter One　Normal and Impacted Wisdom Teeth

鲁大鹏

智牙是第三磨牙，当它和上颌牙构成咬合力关系，同时与第二磨牙在同一牙弓曲线上，及第三磨牙冠部没有牙龈包裹的智牙就是正位智牙。在临床上正位智牙少见，而阻生智牙随时可见。也即非正位智牙就是阻生智牙。

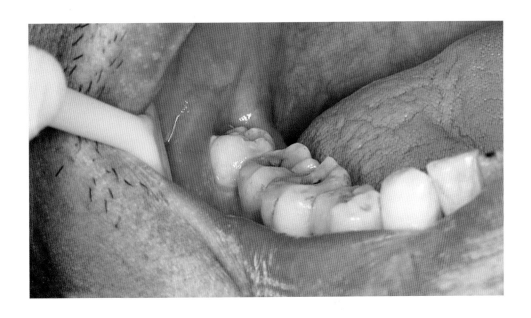

第一节　正位智牙

第二节　阻生智牙的相关概念

第一节　正位智牙
Section One　Normal Wisdom Teeth

在颌骨内智牙从其牙胚产生后,逐渐生长和迁移直至牙槽嵴,即正位智牙的位置萌出。判断是不是正位智牙,如果符合以下六条标准就是正位智牙。

一、智牙位于牙弓曲线上

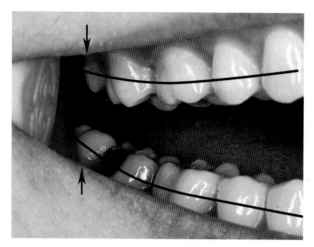

图1-1　上下智牙都在放大的牙弓曲线内

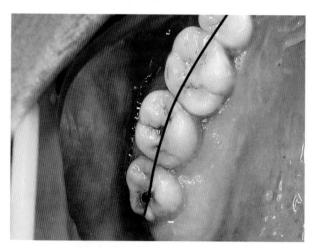

图1-2　上颌智牙在牙弓曲线上

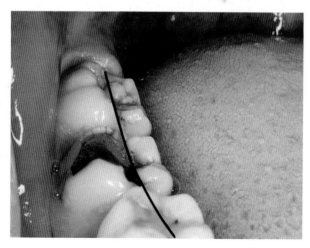

图1-3　下颌智牙在牙弓曲线上

二、智牙的殆面与第二磨牙的殆面相一致

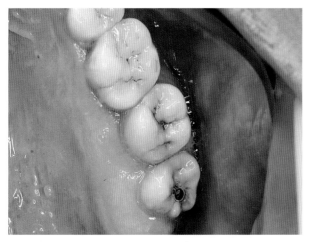

图 1-4 比对上颌智牙殆面与第二磨牙和第一磨牙殆面,在相似曲度上

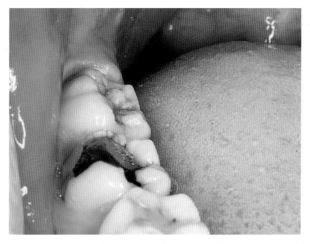

图 1-5 比对下颌智牙殆面与第二磨牙和第一磨牙殆面,在相似曲度上

三、智牙既不向颊、舌(腭)侧倾斜和错位,也不向近远中倾斜和错位

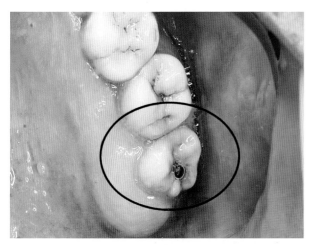

图 1-6 上颌正位智牙不能颊或腭侧倾斜、不能颊或腭侧错位。智牙近中的外形高点与第二磨牙冠部远中外形高点相接

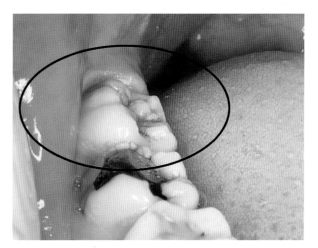

图 1-7 下颌正位智牙不能颊或舌侧倾斜、不能颊或舌侧错位。智牙近中的外形高点与第二磨牙冠部远中外形高点相接

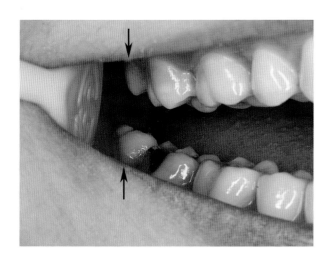

图 1-8 正位智牙无论上牙和下牙都不能是颊舌(或腭)侧偏斜和错位

四、上下智牙构成正常𬌗关系

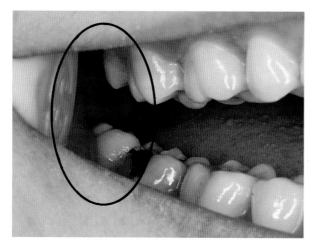

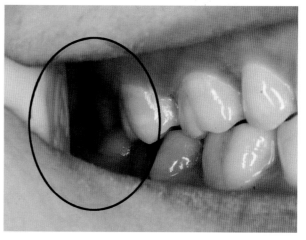

图1-9　同侧上下颌智牙即使在张口状态下看上去也是相对应的

图1-10　同侧上下颌正位智牙在咬合时上颌智牙的颊尖咬合在下颌智牙的颊沟内。上颌智牙的腭尖咬合在下颌智牙的窝沟内。这是正常咬合关系

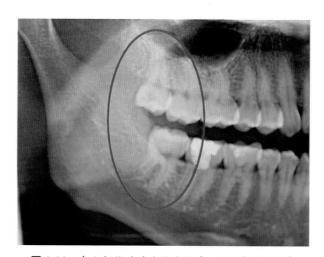

图1-11　息止颌位时的曲面体层片，上下牙列的视觉

五、智牙与第二磨牙之间有正常的牙槽间隔

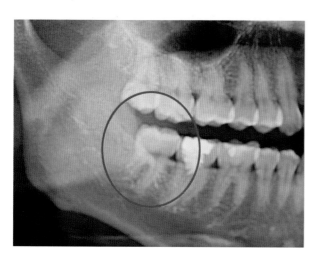

图1-12　在红圈内可见下颌正位智牙的近中根和第二磨牙远中根之间有牙槽骨间隔和牙槽嵴存在

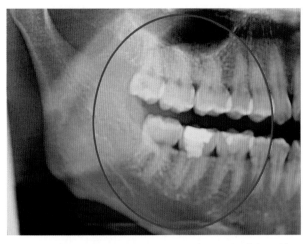

图1-13　在同侧无论上颌或下颌正位智牙的近中根和第二磨牙远中根之间有牙槽骨间隔和牙槽嵴存在

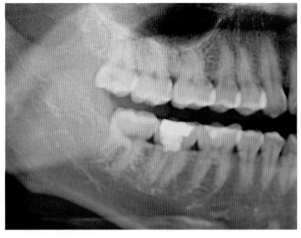

图1-14　在临床上判断是不是正位智牙时不但要详细诊察口腔内智牙周围以及对颌牙，还必须参照X线片，曲面体层片更佳

六、牙龈缘附着在智牙颈部

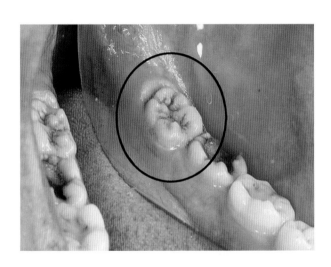

图1-15　黑圈内为下颌正位智牙的状态。可见到智牙冠部近中、远中和颊侧的龈缘均附丽于智牙颈部

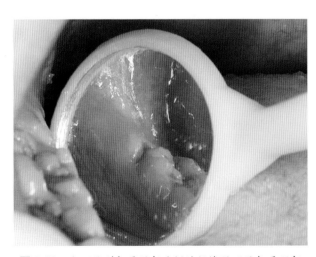

图1-16　也可见到智牙冠部舌侧的龈缘附丽于智牙颈部

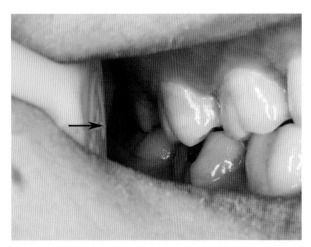

图1-17　上下颌正位智牙在咬合状态时龈缘附丽于智牙颈部的情况

七、智牙的常规检查项目

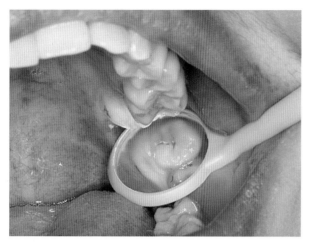

图 1-18　检查上颌智牙有无。智牙的冠部是否完全裸露，颊舌（腭）龈缘是否附丽在牙颈部，智牙近中的牙尖乳头和磨牙后垫是否正常

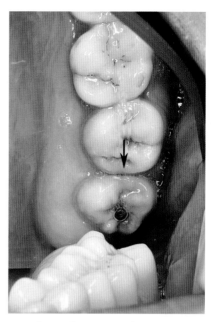

图 1-19　检查上颌智牙位置。高或低、腭舌向倾斜等

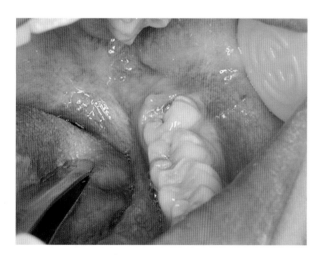

图 1-20　检查下颌智牙与周围关系。智牙是否生长在牙弓曲线上，是否高于或低于前牙𬌗面

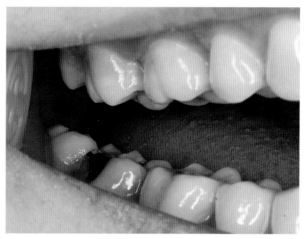

图 1-21　检查上下牙列。用口镜拉开口角，首先看上、下智牙是否存在

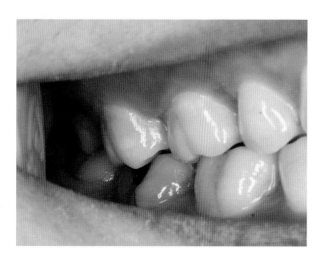

图 1-22　检查咬合关系。上下颌智牙咬合时是否形成上牙咬合在下牙的覆盖关系

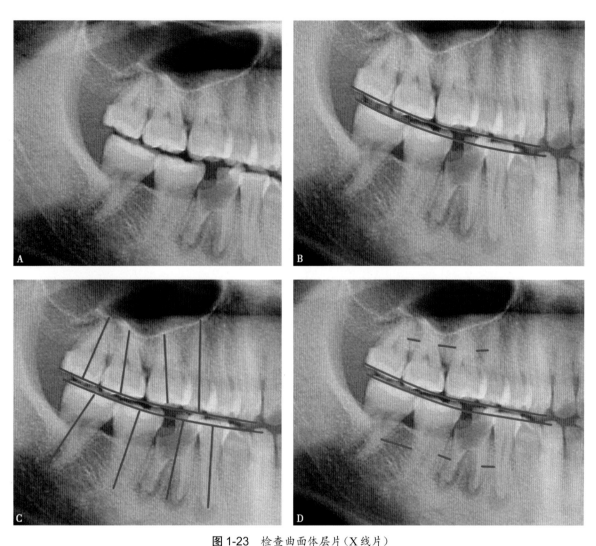

图 1-23　检查曲面体层片（X线片）

A. 上下颌磨牙咬合状态　B. 红线为上下颌牙列咬合相应的牙弓曲线　C. 红线为牙体长轴近远中倾斜情况
D. 红线表示每个磨牙根部与相邻磨牙之间有距离

第二节　阻生智牙的相关概念
Section Two　Concepts of Impacted Wisdom Teeth

　　由于人类的进化和食物链的改变，颌骨的生长退化，在颌骨中最后一颗智牙生长的空间不足，致使智牙生长的周围妨碍或阻止智牙迁移和萌出，并使其停留在某个状态，这时我们称其为智牙阻生。

一、近中

　　人类的牙齿是固定在牙槽骨中，牙齿的根与邻牙根之间有牙槽间隔存在。在正位智牙和第二磨牙之间的牙槽间隔呈三角形。在描述智牙阻生状态时，如其牙槽间隔有不同程度的破坏时，多为智牙向前移位挤压造成牙槽间隔的骨吸收。因此，这样状态的智牙阻生称其为近中阻生。

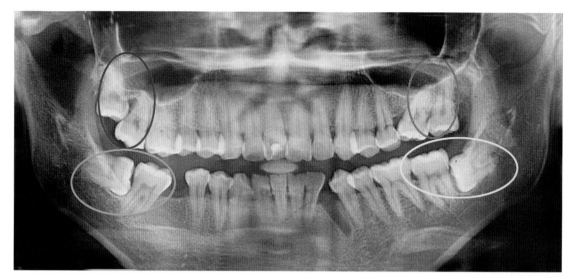

图 1-24　18 近中倾斜中位阻生；28 近中垂直中位阻生；38 近中水平低位阻生；48 近中水平中位阻生

二、间中

阻生智牙的近中冠颈根距离第二磨牙远中冠颈根的大小分成间中和远中。间中仅是距离加大，而远中不仅是距离的进一步加大，也包括冠部的方向。

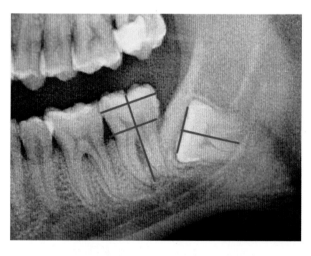

图 1-25　智牙近中冠缘距第二磨牙远中根面约有一个根的距离，智牙远中冠缘距第二磨牙远中根面约有两个根的距离。以智牙近中冠缘为准称为间中

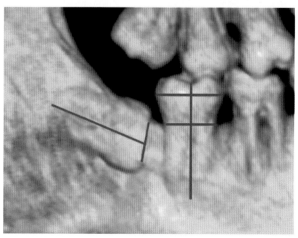

图 1-26　智牙近中冠缘距第二磨牙远中根面距离比智牙远中冠缘距第二磨牙远中根面距离宽，所以，称为远中

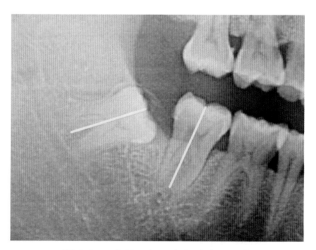

图 1-27　右侧下颌间中倾斜中位阻生

三、倾斜

倾斜是智牙阻生的一个状态。以第二磨牙牙体长轴画一条线做标志,再在智牙的𬌗面的近中向远中画一条线,在冠的中心向根尖引一条垂线(中轴线),这条线与第二磨牙的中轴线所形成的角度小于90°就是倾斜。

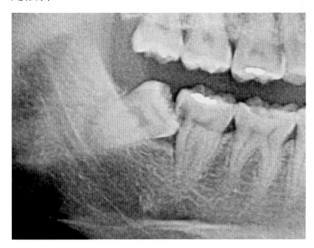

图 1-28　智牙近中倾斜

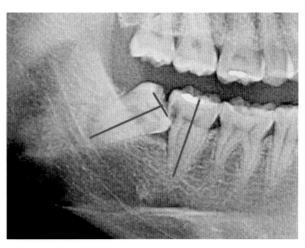

图 1-29　智牙中轴线延长线与第二磨牙中轴线的相交点所成的角小于90°时为倾斜

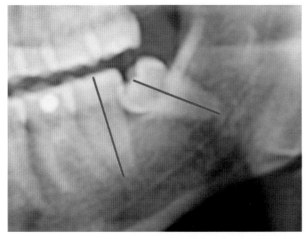

图 1-30　智牙位置不仅近中还有嵌入

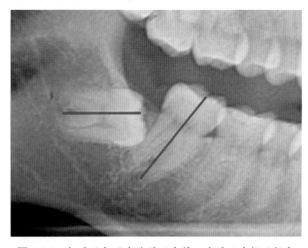

图 1-31　智牙冠部近中缘紧贴在第二磨牙远中根面根部

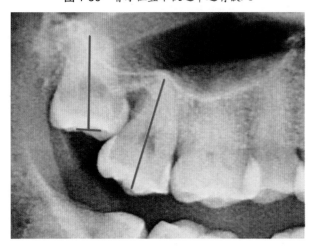

图 1-32　上颌智牙冠部近中倾斜顶在第二磨牙远中颈部,两牙之间牙槽嵴已吸收

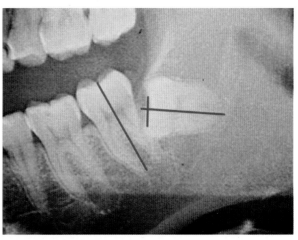

图 1-33　智牙冠部近远中均埋藏在颌骨里。智牙根部已进入下牙槽神经管内

四、嵌入

　　嵌入是指智牙的冠部嵌入到第二磨牙远中冠部\颈部或根部的多少,可以用嵌入部位水平磨牙的直径的 1/2、1/3、1/4 表示(这可说明第二磨牙损伤的程度)。

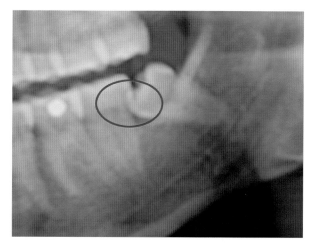

图 1-34　智牙冠部嵌入第二磨牙远中冠部

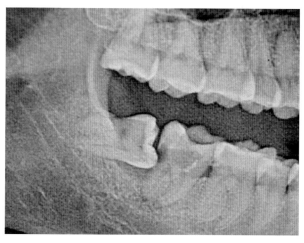

图 1-35　智牙近中冠缘嵌入第二磨牙颈部(约 1/4 直径的深度),智牙呈水平状态

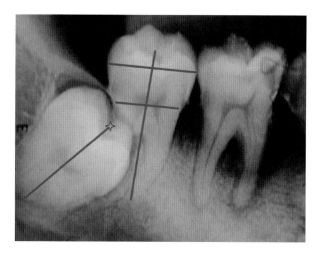

图 1-36　如果将第二磨牙分成三部分(冠部、颈部和根部),智牙冠部大部分嵌入第二磨牙根部,智牙远中根已全部吸收消失(1/2)

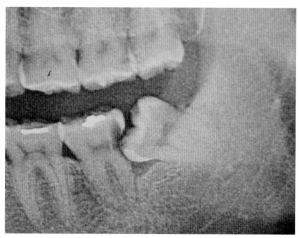

图 1-37　近中嵌入(1/2)颈部(中位)倾斜阻生

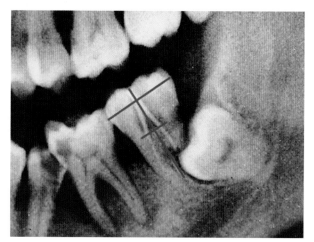

图 1-38　智牙近中倾斜嵌入(1/2)根部,智牙的根部完全进入下牙槽神经管内

五、垂直

智牙冠根的中轴线与第二磨牙的中轴线平行时的状态为垂直阻生状态。

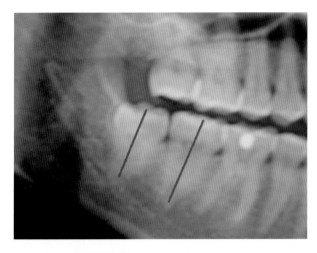

图 1-39　智牙以第二磨牙为标识,智牙的牙体长轴与第二磨牙牙体长轴构成平行线的状态为垂直。正位智牙也是智牙,智牙与第二磨牙相平行。本图智牙远中冠部有下颌升支的骨附在,无对颌智牙

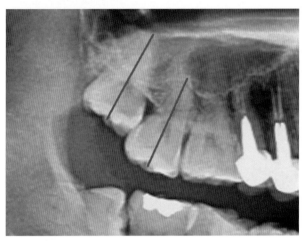

图 1-40　虽然智牙的牙体长轴与第二磨牙牙体长轴呈平行的状态,但智牙的冠部殆面位于第二磨牙外形高点以下,所以称其垂直阻生

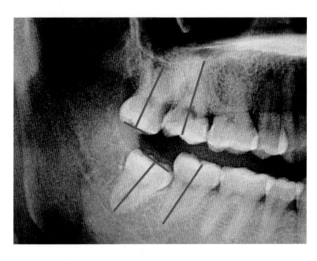

图 1-41　下颌智牙,虽有正位上颌智牙,但是下颌智牙冠部近中位于第二磨牙冠部外形高点以下,智牙冠部远中位于下颌升支骨的向前挤压下,使智牙略有前倾状态

六、水平

智牙的牙体长轴与第二磨牙的牙体长轴呈垂直状态时称水平阻生智牙。多见于智牙冠部近中朝向,少见于颊侧朝向。

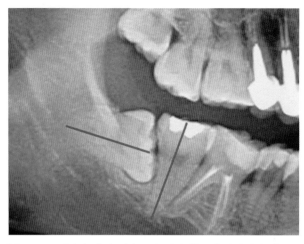

图 1-42　两条红线分别表示智牙和第二磨牙的中轴线,以第二磨牙为标准,智牙中轴线与第二磨中轴线所成角度90°左右的状态称水平阻生

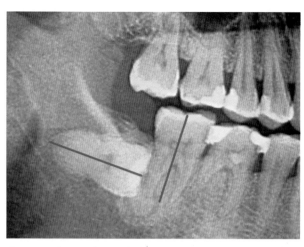

图 1-43　智牙的中轴线在第二磨牙的根部水平,智牙完全埋伏在颌骨内

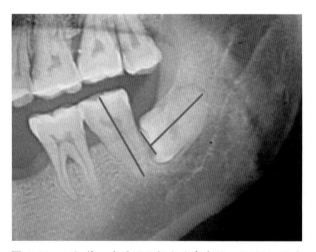

图 1-44　如把第二磨牙冠颈根分为高中低三段的话,这个智牙的状态为近中低位水平阻生

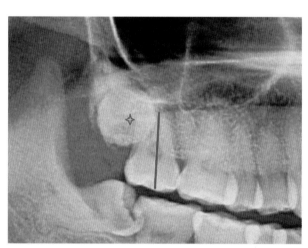

图 1-45　可见上颌智牙的冠部朝向颊侧位于第二磨牙根部(第二磨牙上部)的垂直位即智牙的冠部朝向颊侧,智牙根部朝向腭侧的水平状

七、反向

智牙的殆面朝向远方,智牙的牙体长轴与第二磨牙牙体长轴的延长线相交,交角小于90°为倾斜,90°为水平。智牙殆面中心点与第二磨牙距离分成间中和远中。

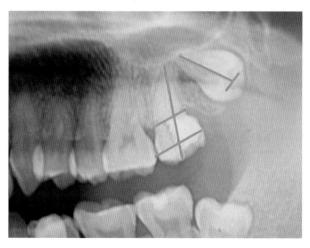

图 1-46　左侧上颌反向倾斜远中高位阻生第三磨牙

八、下方

在下颌阻生智牙中，沿着智牙和第二磨牙的牙体长轴各画一条红线，如以智牙的轴线与𬌗面的焦点向第二磨牙的长轴引线，其延长线在第二磨牙根尖的下方称其智牙阻生状态为下方。

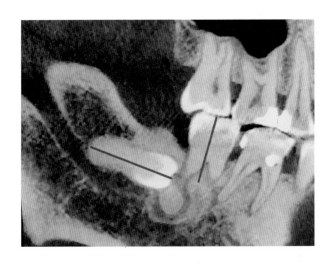

图 1-47　智牙呈水平状态，智牙的中轴线向前延伸的话，位于第二磨牙根部的下方

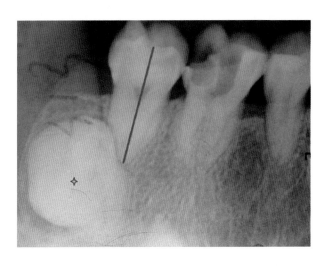

图 1-48　智牙冠部朝向颊侧，智牙的中轴线与第二磨牙中轴线相垂直，智牙中轴线与其𬌗面的交点位于第二磨牙下方

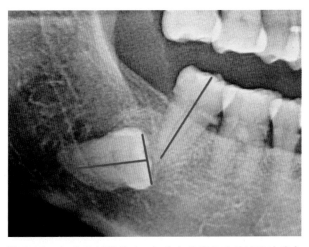

图 1-49　智牙呈倾斜状态，智牙中轴线与𬌗面近远连线相交的点位于第二磨牙根部下方

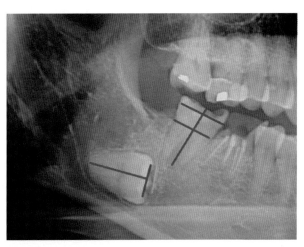

图 1-50　画上几条红线就可准确描述出智牙所处的状态。智牙近中倾斜下方阻生

九、上方

如在上颌阻生智牙中，沿着第二磨牙和智牙的牙体长轴各画一条红线，再以智牙𬌗面的焦点向第二磨牙的长轴引线，其延长线在第二磨牙根尖的上方的阻生智牙的状态为上方。

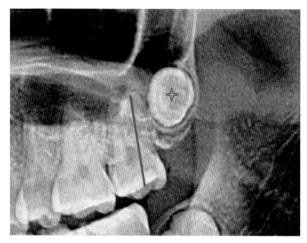

图 1-51 近中上方（或高位）颊向水平阻生智牙

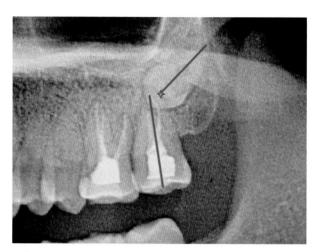

图 1-52 嵌入（3/4）上方（或高位）阻生智牙

十、前方和后方

以第二磨牙为标志物，阻生智牙如位于第二磨牙的根方或根的前方称其前方。若是阻生智牙位于距离第二磨牙约智牙冠近远中直径的位置就称后方。适用于上下阻生智牙。

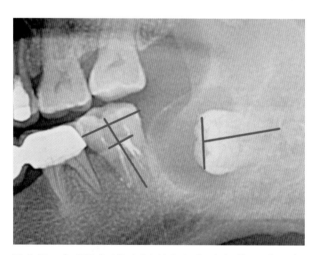

图 1-53 智牙远中（或后方）低位水平（或倾斜）阻生状态。
在这张图片中，远中和后方的概念相近，水平与倾斜相近

十一、倒置

阻生智牙的冠部朝向第二磨牙的根方的状态称为阻生智牙倒置。严格来讲，是第二磨牙和阻生智牙的中轴线反向平行的状态为倒置。但这几乎是不存在的。所以，阻生智牙的中轴线与第二磨牙的中轴线超过90°即视为倒置状态。

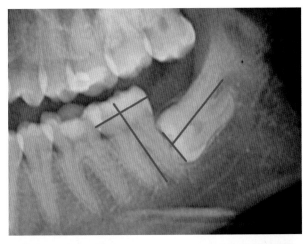

图 1-54　智牙的中轴线与第二磨牙的中轴线大于 90° 的状态时，超越了水平状态。近中倒置水平阻生智牙

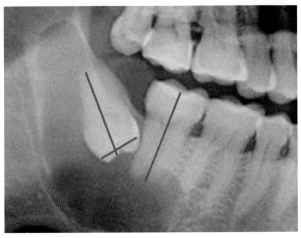

图 1-55　智牙的倒置根部受到下颌升支的限制。近中倒置倾斜阻生智牙

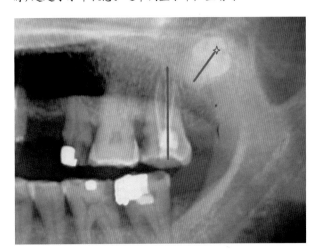

图 1-56　上方倒置远中倾斜高位阻生第三磨牙

十二、高位、中位、低位

在第二磨牙的中轴线上画两条水平线并与中轴线垂直，一条是冠部近远中外形高点连线，另一条是在第二磨牙的髓室底。这两条水平线把第二磨牙分成三部分；在下颌第二磨牙中冠部外形高点以上部分为高位；冠部外形高点的连线与髓室底的连线之间部分为中位；从髓室底的连线到根尖部分为低位。在上颌第二磨牙与下颌第二磨牙的定位正好相反。在阻生智牙的中轴线上画一条垂直线即殆面近远中的直线。两条线相交的殆面中点向第二磨牙水平引线。这条线与第二磨牙的相交处就是判断阻生智牙的位置。

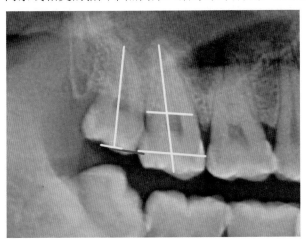

图 1-57　上颌近中垂直低位阻生智牙

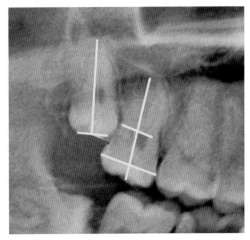

图 1-58　上颌近中倾斜中位阻生智牙

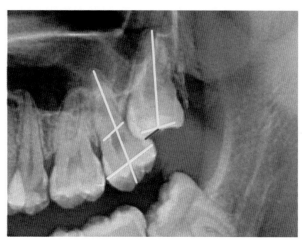

图 1-59　上颌近中倾斜中位阻生智牙

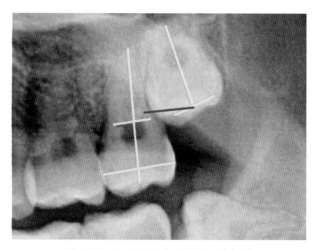

图 1-60　上颌近中垂直高位阻生智牙

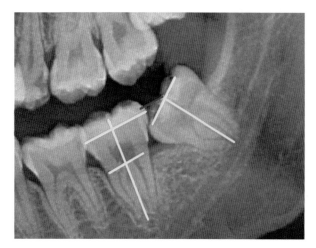

图 1-61　下颌近中倾斜高位阻生智牙

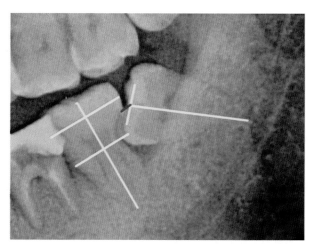

图 1-62　下颌近中倾斜中位阻生智牙

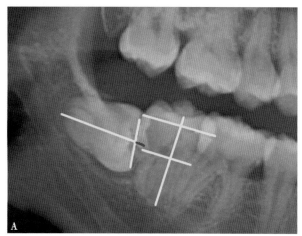

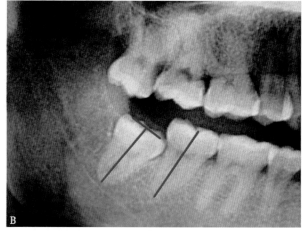

图 1-63　下颌近中中位阻生智牙
A. 水平　B. 垂直

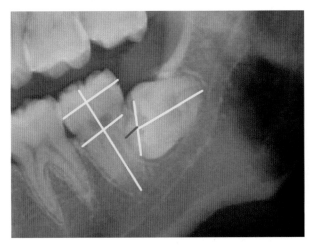
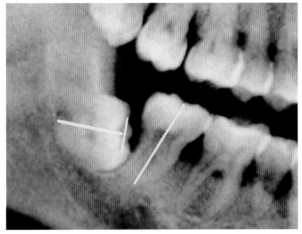

图 1-64　下颌近中倾斜低位阻生智牙

十三、错位

第二磨牙的中轴线位于牙弓曲线上，若智牙的中轴线垂直偏离牙弓曲线的颊侧或腭侧或舌侧称其错位。上颌或下颌智牙的牙体长轴偏离牙弓曲线即第二磨牙牙体长轴颊侧的后方移位称颊侧错位。

下颌智牙的牙体长轴向舌侧偏离牙弓曲线即下颌第二磨牙牙体长轴向舌侧的后方移位称舌侧错位。

上颌智牙的牙体长轴偏离牙弓曲线即智牙向上颌第二磨牙牙体长轴腭侧的后方移位称腭侧错位。

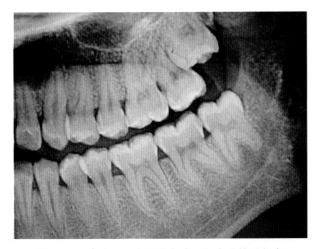
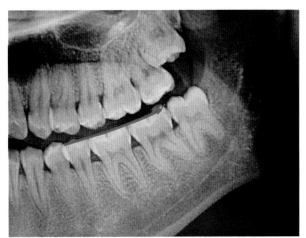

图 1-65　单从曲面体层片中看下颌磨牙排列整齐　　　　图 1-66　实际上第三磨牙并没排列在牙弓曲线之内

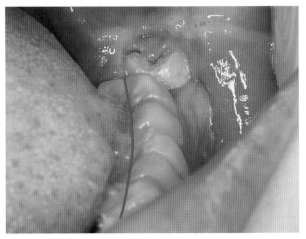
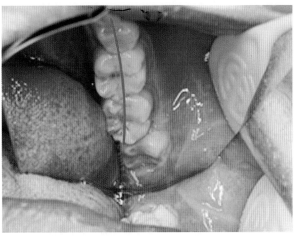

图 1-67　智牙的牙体长轴颊侧错位　　　　　　　　图 1-68　这是反光板中下颌智牙颊侧错位

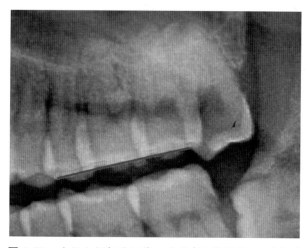

图 1-69　左侧上颌智牙与第二磨牙有重叠影像，但是智牙位于腭侧或颊侧无法确定。智牙下垂状态

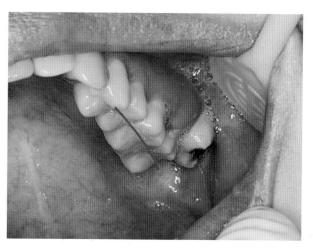

图 1-70　接上图，上颌智牙颊侧错位完全脱离上颌牙弓曲线

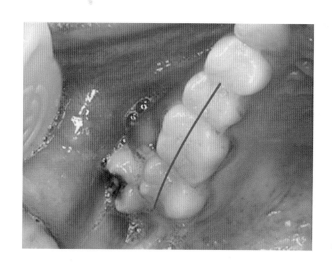

图 1-71　智牙与第二磨牙颊侧远中相贴。可见到智牙腭侧和后牙列腭侧附着龈

十四、颊向、舌向和腭向

"向"是指冠部的朝向。智牙的冠部朝向颊侧、腭侧或舌侧，但是其智牙的牙体长轴往往还没有脱离牙弓曲线。

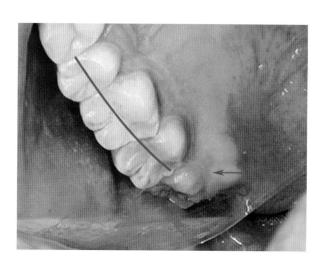

图 1-72　仅仅是智牙冠部偏于颊向，智牙的中轴线还位于牙弓曲线上

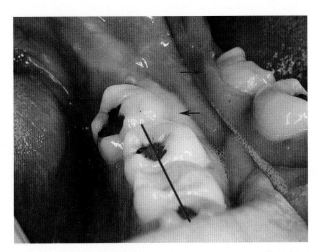

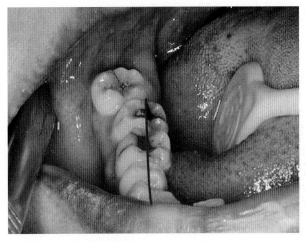

图 1-73　下颌智牙冠部舌向倾斜智牙颊侧龈缘与第二磨牙龈缘几乎在一条曲线上。舌侧龈缘略有下移

图 1-74　这是下颌颊侧错位高位垂直阻生智牙。可以见到与上颌智牙同样颊侧错位

第二章　影响智牙阻生的因素及其机制

Chapter Two　Factors Affecting Impacted Wisdom Teeth and their Mechanism

鲁大鹏

在漫长人类进化史上,随着食物链的改变,使得人类上颌骨发生明显退化,但是生长在颌骨内的牙齿并没有发生改变。由于上颌骨和上颌牙列正常多覆盖在下颌牙列上,所以,通过控制下颌牙列正常排列而限制了下颌骨向前生长发育,同时也限制了下颌骨向颊侧生长拓宽。正因为这样,上颌骨的牙量/骨量比小于下颌骨的牙量/骨量比,然而上颌智牙的阻生率却远远低于下颌智牙的阻生率。

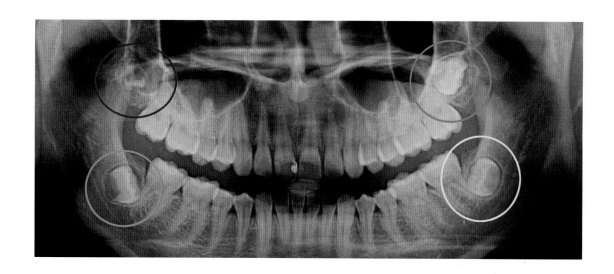

第一节　影响智牙阻生三大因素

第二节　智牙阻生形成机制

第一节 影响智牙阻生三大因素
Section One Three Factors Affecting Impacted Wisdom Teeth

　　智牙是人的一生中最后生长萌出的牙，它应沿着正常萌出轨迹生长，但颌骨的退化和生长的限制留给它生长的空间是有限的，当它遇到障碍就会停留在阻生状态。

　　影响下颌智牙阻生的因素主要有三个：智牙前间隙大小、智牙冠部𬌗面倾斜角度和第二磨牙后间隙大小。其中，影响上颌智牙阻生的主要是前两大因素。

一、第二磨牙后间隙

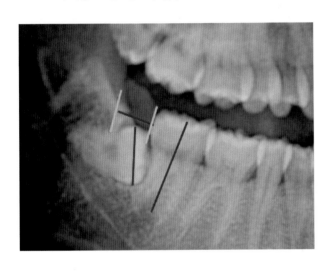

图 2-1　第二磨牙冠部远中外形高点向下颌升支引线的长度即是第二磨牙后间隙的宽度。这个宽度大于智牙冠部近远中直径是智牙萌出必备的条件之一

二、智牙倾斜角度

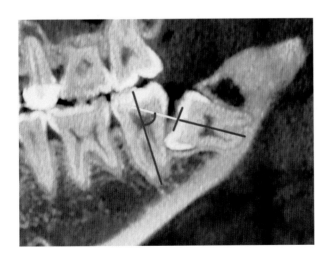

图 2-2　智牙的中轴线与第二磨牙的中轴线所形成的角度必须小于26°，这是智牙萌出条件之一

三、智牙前间隙

　　即使第二磨牙后间隙的宽度大于智牙冠部近远中直径，智牙的倾斜角度大于26°以上的智牙也可能不能正常萌出。智牙前间隙不足也是阻生智牙发生的原因之一。

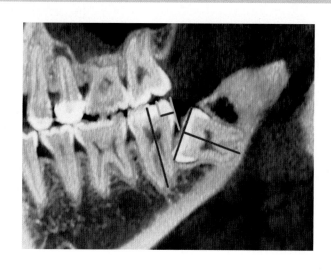

图 2-3　首先在第二磨牙上画中轴线，然后过第二磨牙远中根面最凹点画与第二磨牙中轴线的平行线，过第二磨牙冠部远中外形高点也画与第二磨牙中轴线的平行线。当后两条平行线之间的距离如果小于智牙近中冠缘到第二磨牙远中最凹点的距离时，智牙有萌出可能

第二节　智牙阻生形成机制
Section Two　Formation Mechanism of Impacted Wisdom Teeth

　　每一颗牙都可在颌骨的一定空间中完成正常生长萌出轨迹。智牙是牙列中最后生长萌出的牙，它生长在"剩余空间"里，该空间常是"不足空间"，因此，在生长萌出过程中，常常受到阻碍而导致智牙发生阻生。

　　这种生长空间不足是多种复杂因素造成的结果。

一、上颌骨前牙覆盖限制下颌骨的向前发育生长

　　上颌骨牙槽嵴上的牙列所形成的牙弓覆盖在下颌骨的牙列上和其外侧。它限制了下颌骨牙槽嵴上牙列的排列。

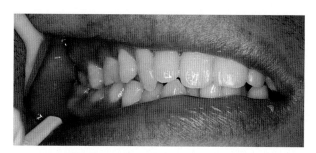

图 2-4　上颌前牙列位于下颌牙列唇侧

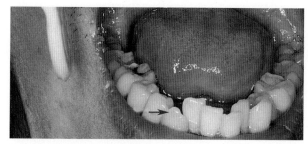

图 2-5　下颌前牙列处于拥挤状态

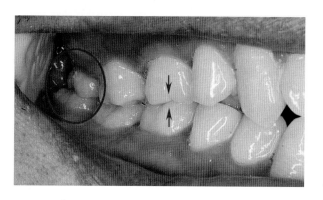

图 2-6　第一磨牙（6岁左右萌出）是第一颗萌出的恒牙，上下颌第一磨牙形成咬合关系即限定了磨牙向前的移位和下颌骨后段向前的发育生长，也限定了上颌磨牙对下颌磨牙的覆盖关系和下颌牙弓宽度的生长。图中为中性错𬌗（安氏Ⅰ类）

二、安氏𬌗关系对第二磨牙后间隙的影响

安氏𬌗的三个分类与下颌第二磨牙后间隙大小关系密切。儿童早期𬌗关系确立后即决定了第二磨牙后间隙大小的变化。继之第二磨牙后间隙大小又关系到智牙萌出率。

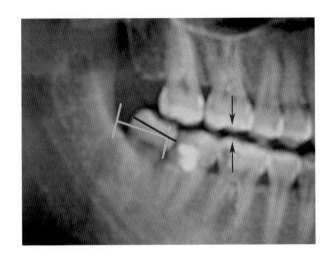

图2-7　这是安氏Ⅲ类,第二磨牙后间隙常常大于智牙冠部近远中直径,智牙萌出率高于其他两类

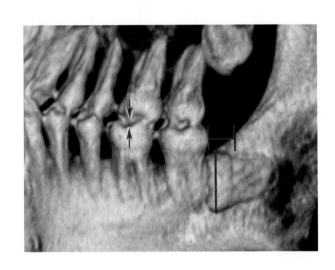

图2-8　这是安氏Ⅰ类,第二磨牙后间隙常常大于安氏Ⅱ类的第二磨牙后间隙,小于安氏Ⅲ类的第二磨牙后间隙,智牙萌出率介于其他两类之间

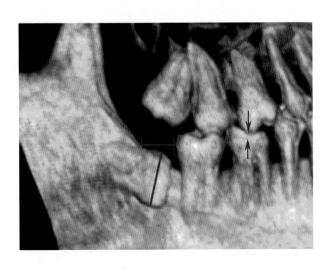

图2-9　安氏Ⅱ类,第二磨牙后间隙常常小于智牙冠部近远中直径,智牙萌出率低于其他两类

三、下颌升支角度对第二磨牙后间隙的影响

第二磨牙后间隙是第二磨牙冠部远中外形高点到下颌升支前缘的直线距离。第二磨牙冠部远中外形高点是第二磨牙后间隙点的前壁，下颌升支前缘是第二磨牙后间隙的后壁。第二磨牙后间隙是智牙生长萌出的空间。智牙牙胚是在此间隙的下后方产生、发育生长、前上移动萌出的。因而，下颌升支前缘与智牙有着密切的关系。

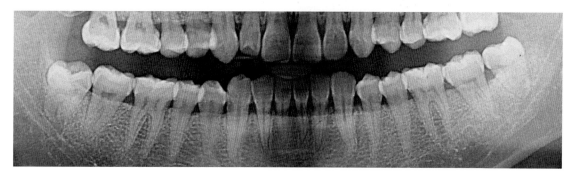

图2-10 下颌升支前缘覆盖智牙冠部远中冠缘

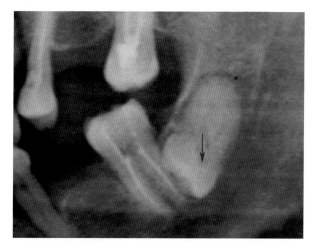

图2-11 智牙倒置状态，几乎全部被下颌升支前缘所包裹。第二磨牙后间隙非常狭窄

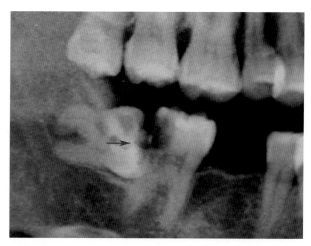

图2-12 除智牙远中冠缘，智牙大部都埋伏在下颌升支前缘。第二磨牙后间隙小于冠部近远中直径

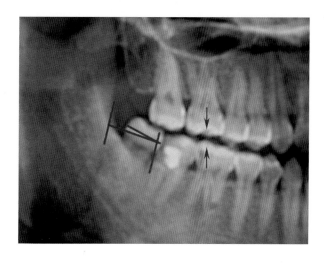

图2-13 第二磨牙后间隙远远大于智牙冠部近远中冠部的直径。第二磨牙后间隙和下颌升支前缘对智牙萌出毫无影响。下颌骨体生长较长使得第二磨牙后间隙和下颌升支前缘对智牙产生的影响被解除

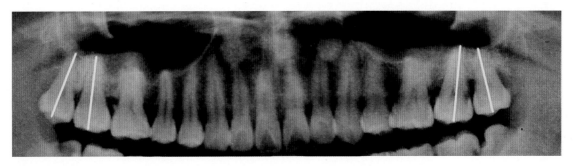

图 2-14   上颌骨与下颌骨形态结构不同,上颌有上颌结节。上颌智牙较少发生阻生,即使是垂直阻生,主要也是缘于第二磨牙远中冠部外形高点的阻碍

第三章　智牙的毗邻关系

Chapter Three　Adjacent Relationship of Wisdom Teeth

吉　东　鲁大鹏

　　智牙在颌骨中从牙胚发生开始，到正常萌出或是被阻生在某个状态，与其周围有密切的关系，这种解剖关系是智牙引发各种疾病的基础。

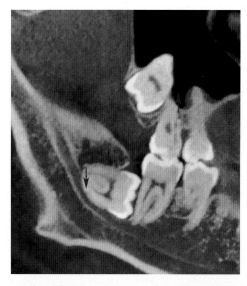

第一节　上颌智牙的毗邻关系

第二节　下颌智牙的毗邻关系

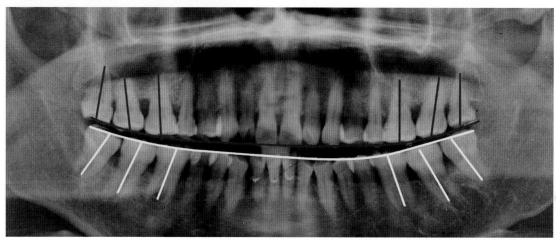

第一节 上颌智牙的毗邻关系
Section One Adjacent Relationship of Maxillary Wisdom Teeth

　　拔除智牙,首先要知道正位智牙的毗邻关系。智牙阻生后会激发周围一系列疾患发生,这也给手术拔除增加了难度。

　　上颌阻生主要对上颌第二磨牙产生伤害。

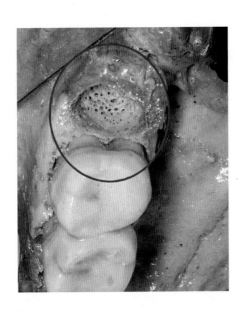

图 3-1　上颌智牙牙槽窝位于牙槽突内。牙槽窝内壁有许多小孔构成筛状板

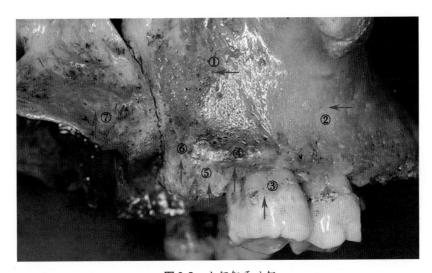

图 3-2　上颌智牙毗邻
①牙槽孔;②颧突支柱;③第二磨牙;④颊侧牙槽嵴;⑤智牙牙槽窝;⑥上颌结节;⑦翼突外板

一、与上颌第二磨牙关系

　　第二磨牙常常是正位磨牙,所以也常把第二磨牙作为检验智牙是否阻生的标准。当智牙阻生状态时往往会破坏了智牙与第二磨牙的正常关系。

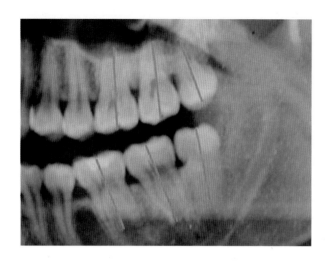

图3-3　智牙牙体长轴与第二磨牙牙体长轴相平行,智牙殆面与第二磨牙殆面在同一水平面

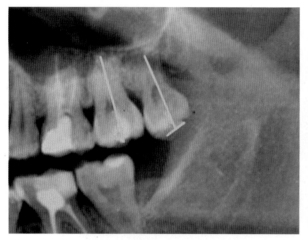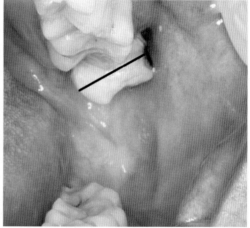

图3-4　智牙下垂,智牙殆面与第二磨牙殆面不在同一水平面

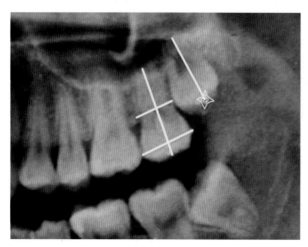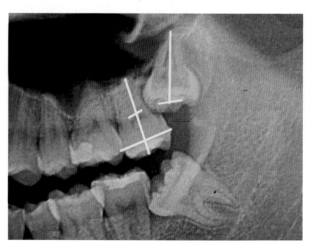

图3-5　智牙殆面高于第二磨牙殆面,两牙之间牙槽间隔消失　　　　图3-6　智牙近中冠缘嵌入到第二磨牙颈根部

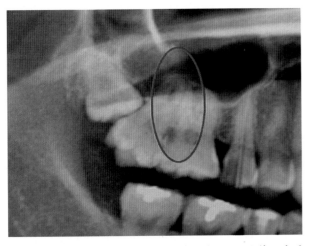

图3-7　智牙近中倾斜并向前挤压第二磨牙,致使第二磨牙
与第一磨牙冠根相贴

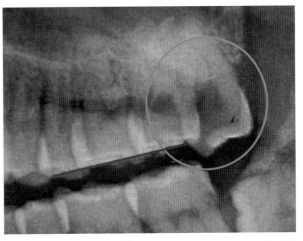

图3-8　可见左侧上颌智牙下垂和与第二磨牙部分重叠影像

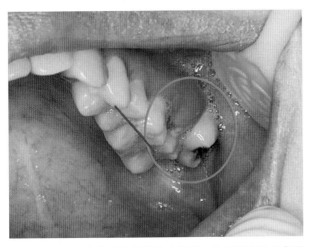

图3-9　左侧上颌智牙颊侧错位和倾斜。智牙冠部占据智牙
颊侧附着龈

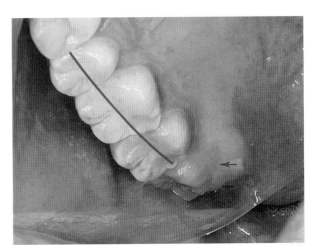

图3-10　智牙腭侧附着龈向颊侧移位

二、与下颌牙的关系

　　正常上颌牙对下颌牙是覆𬌗覆盖关系,当上颌智牙阻生或下颌智牙阻生时,或上下颌智牙都阻生时,局部的𬌗关系就发生了改变。

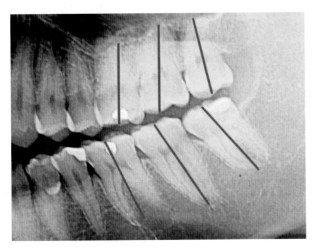

图3-11　上下颌磨牙有正常咬合关系

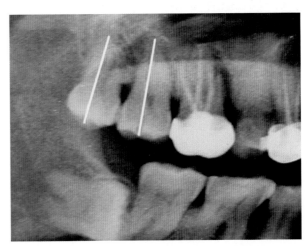

图3-12　正位上颌智牙咬合在磨牙后区黏膜上

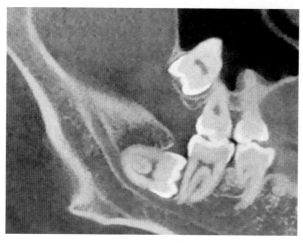

图 3-13　上下颌智牙都分别埋伏在颌骨中，上下智牙没有直接关系

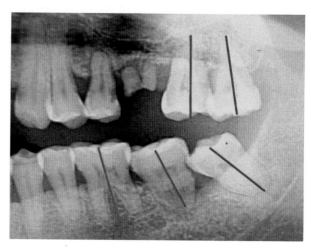

图 3-14　上颌正位智牙咬合在下颌智牙冠部远中冠缘上，产生侧向压力传到第二磨牙。第二磨牙（融合根）前倾状

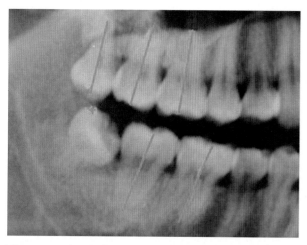

图 3-15　上颌正位智牙咬合在下颌智牙冠部远中冠缘上，但智牙前间隙较大，第二磨牙没有受到侧向压力

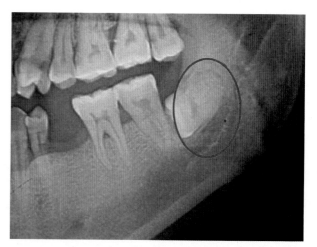

图 3-16　下颌智牙水平低位埋伏，上部空隙较大，上颌智牙有伸长趋势

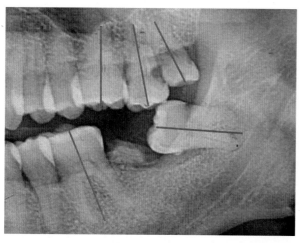

图 3-17　上颌智牙挤向前牙，第二磨牙被挤出伸长状，第二磨牙远中牙合面咬在下颌智牙远中冠缘。下颌智牙呈被压倒状态，智牙近中牙槽骨骨密度减低

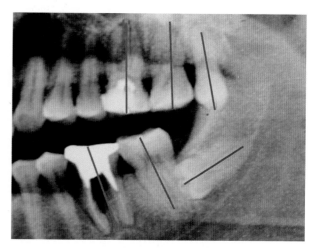

图 3-18　上颌智牙明显下垂

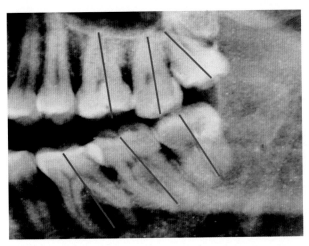

图 3-19　上颌第二磨牙被挤突向下，但第二磨牙远中𬌗面咬合在下颌智牙近中𬌗面

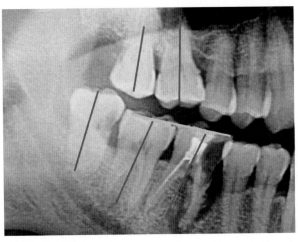

图 3-20　没有上颌智牙，下颌智牙就会向上长入这个空间中

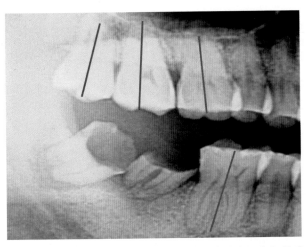

图 3-21　上颌磨牙正位，下颌智牙和第二磨牙向近中倾斜并龋坏已成残根

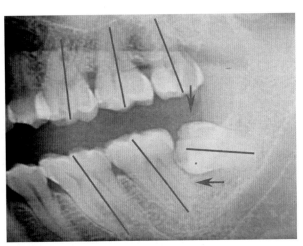

图 3-22　上颌智牙向下的咬合压力，由下颌智牙近中侧向力，嵌入第二磨牙（有近远中根）远中颈根部

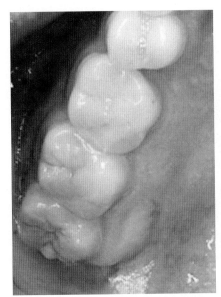
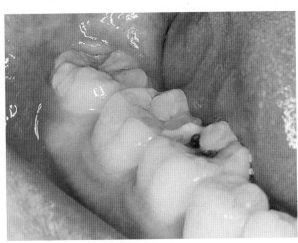

图 3-23　上、下颌磨牙牙列

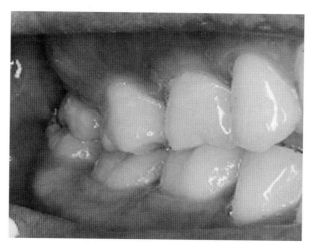

图 3-24　上下颌牙列咬合

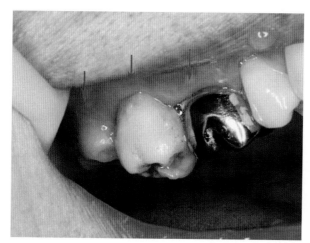 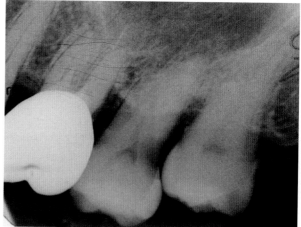

图 3-25　三颗磨牙𬌗面不在同一水平面上，智牙高于第二磨牙𬌗面；智牙冠部近中冠缘顶在第二磨牙远中冠缘外形高点之下

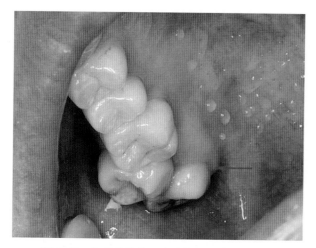 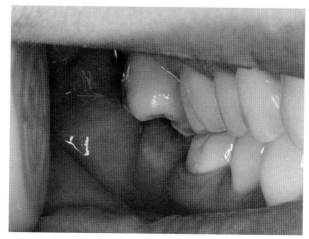

图 3-26　智牙排挤第二磨牙向颊侧移位和偏斜　　　　　图 3-27　当上下颌咬合时上颌第二磨牙腭侧位于下颌第二
　　　　　　　　　　　　　　　　　　　　　　　　　　　　　　　磨牙冠部颊侧

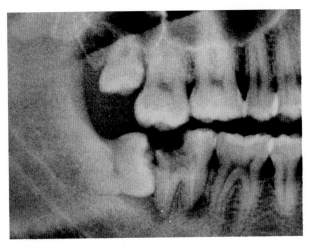

图 3-28　第二磨牙呈下垂状,智牙近中垂直中位阻生

三、与牙槽骨的关系

　　正位智牙仅有牙根位于颌骨内,阻生智牙埋伏在颌骨内时,它在颌骨里的深度不同、智牙的形态不同以及位置不同与其周围牙槽骨的关系也有不同的改变。

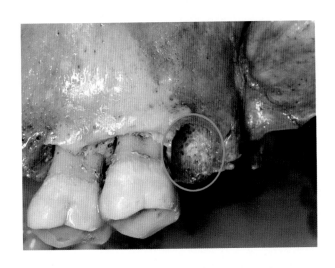

图 3-29　上颌智牙根部周围都是牙槽骨,其与第二磨牙之间是牙槽间隔,牙槽间隔是骨松质,是智牙根周最薄弱的壁

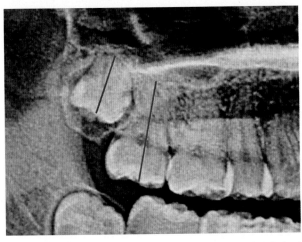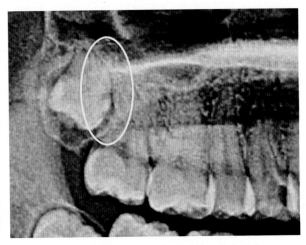

图 3-30　上颌智牙牙体长轴与第二磨牙牙体长轴平行;智牙近中与第二磨牙远中根面牙槽间隔完全消失

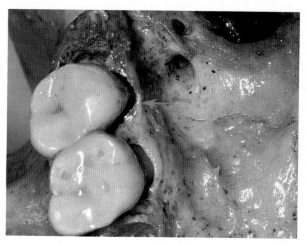 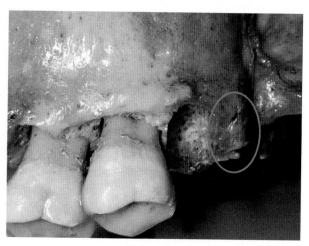

图3-31 上颌智牙根部的内外侧壁虽然较薄但是骨皮质　　图3-32 上颌智牙根部的后壁是上颌结节,薄厚因人而异

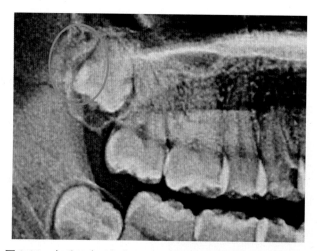

图3-33 智牙远中冠根部邻于上颌远中的牙槽骨,即上颌结节

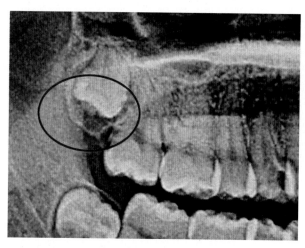 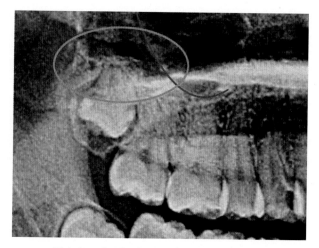

图3-34 智牙的冠部有骨覆盖　　　　　　　　图3-35 根周和根尖周有骨与上颌窦相隔

四、与上颌窦的关系

正位上颌智牙时，上颌窦的底距离第一磨牙根端最近，其次是第二前磨牙和第二磨牙的根端，再其次才是智牙的根端。当上颌智牙埋伏阻生时，智牙牙体位于上颌窦的下后壁的颌骨中，即上颌结节的前内上部位。上颌骨这个部分体积几乎不比智牙体积大。所以上颌智牙阻生时，特别是高位埋伏阻生智牙，几乎都和上颌窦相近或部分位于上颌窦内。

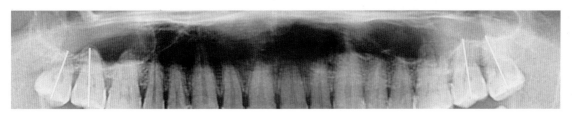

图 3-36 第一磨牙根尖部突入上颌窦底壁进入上颌窦，第二磨牙和第三磨牙根尖与其窦底平齐

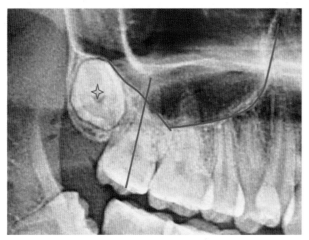

图 3-37 智牙的颈部与上颌窦底部平齐

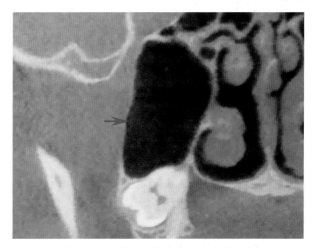

图 3-38 智牙的颈根部位于上颌窦底部

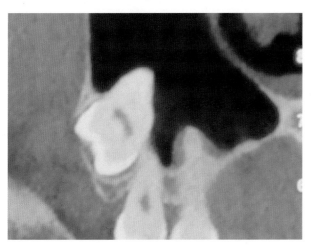

图 3-39 智牙根部都位于上颌窦内

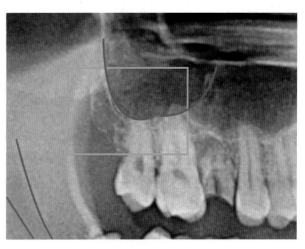

图 3-40 智牙和第二磨牙根尖部与上颌窦底平齐

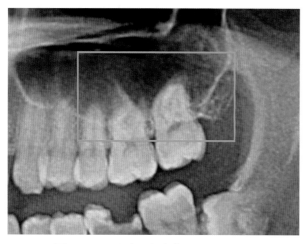

图 3-41   三个磨牙根部都位于上颌窦内

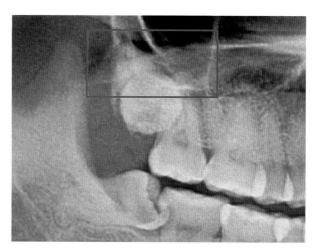

图 3-42   智牙近中高位颊侧错位水平阻生

五、与牙龈的关系

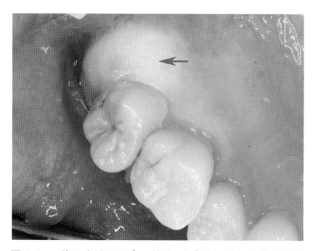

图 3-43   第二磨牙后区有龈覆盖，内有上颌结节和智牙埋伏其中。图为注射麻药后

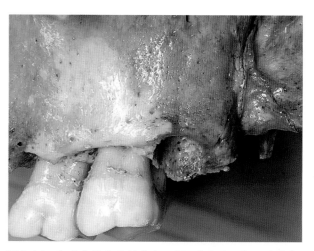

图 3-44   智牙生长在牙槽窝内，牙龈覆盖牙颈部和牙槽嵴。附着龈覆盖在智牙两侧的牙槽骨和后方的上颌结节部

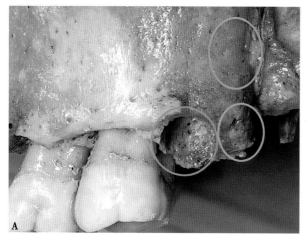

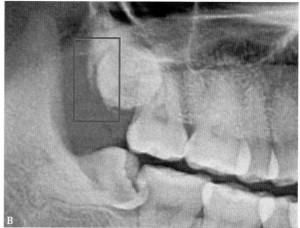

图 3-45   非正位智牙时牙槽窝周围会受到不同程度的破坏，牙龈常呈不规则覆盖（黄圈部位）；远中中位埋伏智牙时上颌结节的骨壁变的薄弱（蓝圈内和B）；高位阻生智牙位于上颌窦和上颌骨后壁骨内（绿圈内）
A. 智牙周围的牙槽骨   B. 上颌结节

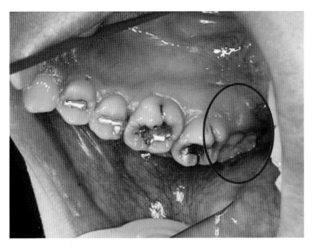

图 3-46　上颌智牙腭侧附着龈与智牙𬌗面平齐

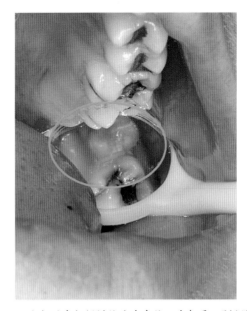

图 3-47　上颌近中颊侧错位垂直中位阻生智牙，腭侧附着龈宽厚，颊侧薄弱

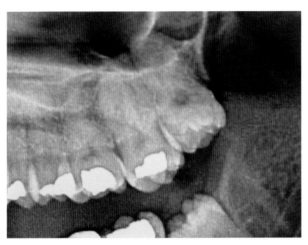

图 3-48　智牙牙体与第二磨牙之间牙槽间隔消失，智牙𬌗面高于第二磨牙𬌗面

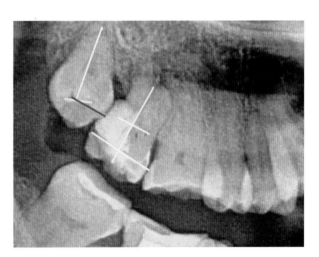

图 3-49　近中倾斜中位阻生智牙

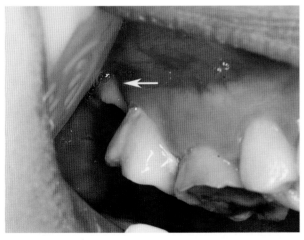

图 3-50　智牙牙龈明显向上方移位，还可见到冠的 1/3

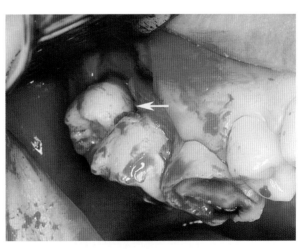

图 3-51　当切开再翻开龈瓣可见到近中倾斜的全冠部

六、与神经的关系

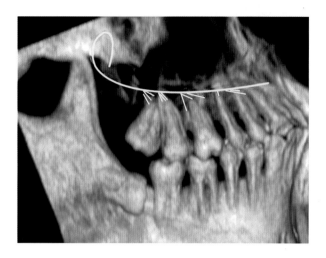

图 3-52 上牙槽后神经是在翼腭窝内上颌神经发出的分支，经翼突上颌裂进入颞下窝，上颌窦后壁分两支，一支为上龈支沿上颌骨体后面向前外侧下降，布于上颌磨牙颊侧的黏膜和牙龈；另一支与上牙槽后动脉伴行进入上颌窦后壁的牙槽孔前行于牙槽管内，与上牙槽中神经及前神经相互交织成上牙槽神经丛经根尖孔进入牙髓腔、牙周膜、牙槽骨及上颌窦黏膜

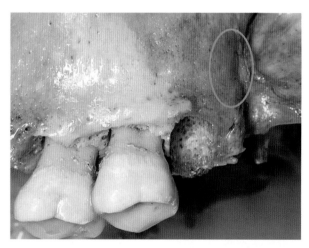

图 3-53 上颌结节上方的骨壁有许多小孔，上牙槽后神经从此进入上颌骨。再行上牙槽后神经阻滞麻醉时，麻醉药物应注入牙槽孔周围

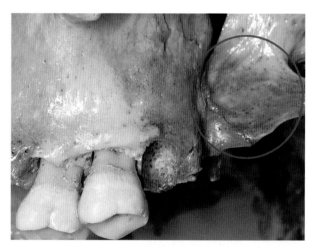

图 3-54 此为翼突外板，其外侧面朝向前外方，构成颞下窝的内侧壁

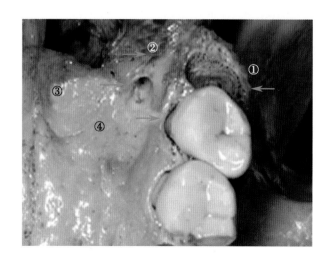

图 3-55 智牙毗邻解剖标志
①智牙牙槽窝颊侧牙槽嵴；②为腭小孔，腭中和腭后神经出此孔；③腭大孔；④第二磨牙腭侧牙槽嵴

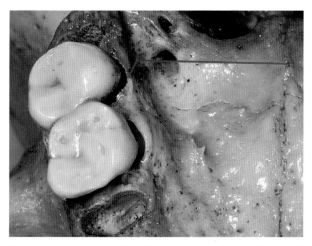

图 3-56　腭大孔位于第二磨牙腭侧牙槽嵴到腭中缝中外 1/3 处

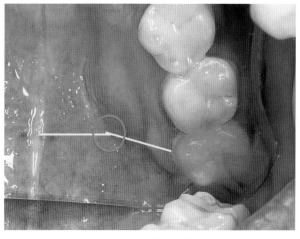

图 3-57　腭大孔位于第二磨牙腭侧牙龈缘到腭中缝 1/2 处

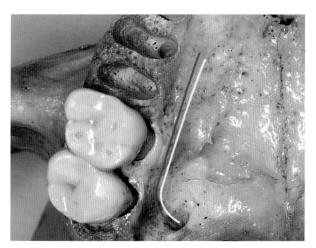

图 3-58　腭神经在翼腭管中分三支，出腭大孔的腭前神经（亦称腭大神经）行于上颌骨腭突下面纵行的沟内。有腭大动脉伴行

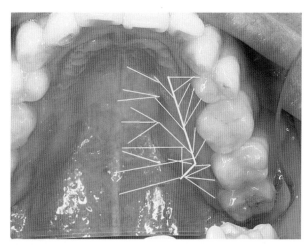

图 3-59　分布于上颌后牙及尖牙的腭侧黏骨膜及牙龈，并在上颌尖牙的腭侧黏骨膜内与鼻腭神经吻合

第二节　下颌智牙的毗邻关系
Section Two　Adjacent Relationship of Mandibular Wisdom Teeth

　　智牙如果处于正常的毗邻关系，智牙和周围组织则可处于健康和正常发挥功能的状态中。一旦智牙阻生，周围组织的平衡就会被打破。

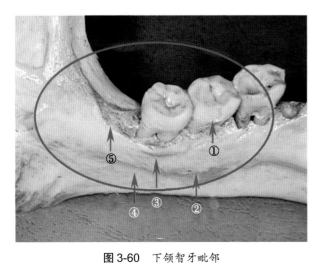

图3-60　下颌智牙毗邻
①第二磨牙；②内斜线；③智牙舌侧牙槽嵴；④下颌下腺窝；⑤磨牙后三角

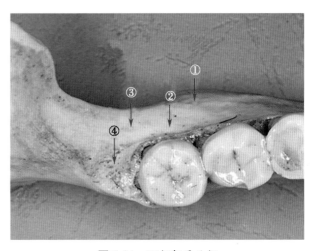

图3-61　下颌智牙毗邻
①咬肌粗隆；②智牙颊侧牙槽嵴；③外斜线；④磨牙后三角

一、与下颌第二磨牙及前牙的关系

多数阻生智牙对第二磨牙甚至第一磨牙产生挤推压的力量，导致其倾斜、错位，甚至𬌗关系紊乱。

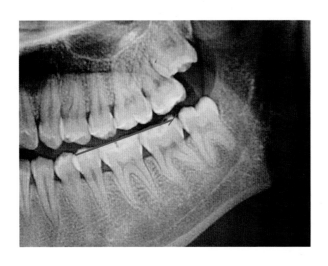

图3-62　乍看此图下颌智牙正位，仔细看时下颌升支近中有少许月牙状阴影与智牙远中冠缘镶嵌

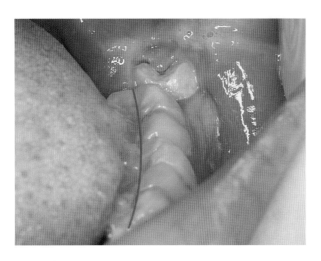

图3-63　上图相对应的口内照片，下颌智牙不在牙弓曲线上，智牙𬌗面远中有龈瓣覆盖，智牙近中颊侧错位

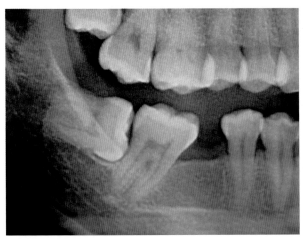

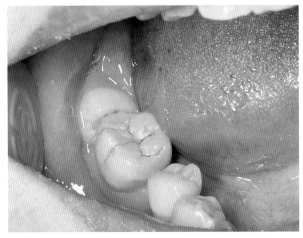

图 3-64   智牙水平阻生,智牙与第二磨牙之间牙槽间隔大部分吸收,第二磨牙前倾,上颌第一磨牙的咬合力压在下颌第二磨牙上,使第二磨牙向前倾斜加大。下颌第一磨牙早期缺失因此减轻了对侧阻力

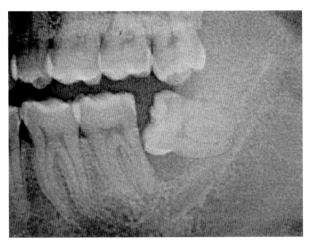

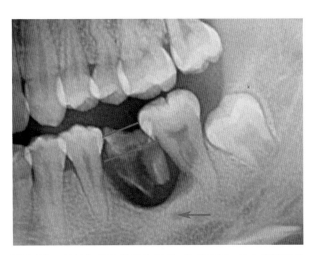

图 3-65   智牙近中冠缘挤压在第二磨牙远中根面中部,两牙之间牙槽间隔已吸收消失。上颌智牙咬在下颌智牙远中冠缘,产生压力,为智牙助力

图 3-66   下颌智牙虽根还未形成,智牙前倾,智牙前间隙为零,第二磨牙独根且细根,智牙向前的挤压力使第一磨牙根周牙槽骨严重吸收

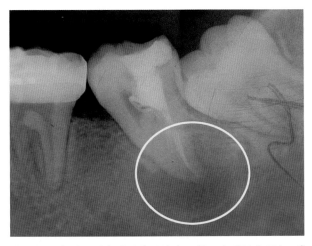

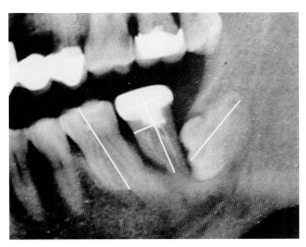

图 3-67   智牙倾斜智牙近中冠缘嵌入第二磨牙远中颈部,第二磨牙单根前倾,根尖周牙槽骨透过性阴影。第二磨牙与第一磨牙之间牙槽骨呈等边三角形

图 3-68   智牙冠部倒置,智牙𬌗面与第二磨牙远中根面相接并挤靠第二磨牙,第二磨牙根尖周和其牙周牙槽骨均呈透过性阴影

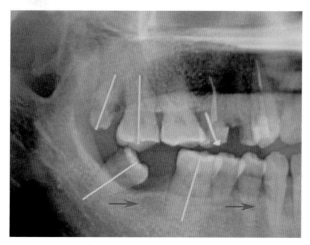

图 3-69　下颌第二磨牙近中倾斜致使第二磨牙缺失，上颌第二磨牙咬合在智牙远中冠缘，加重智牙向前倾倒。第一磨牙和前磨牙都呈向前倾斜状态

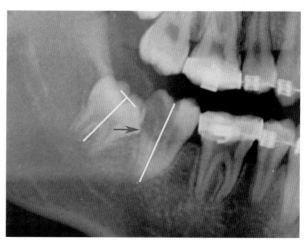

图 3-70　下颌智牙近中倾斜，其近中冠缘嵌入第二磨牙，第二磨牙冠部和颈部大面积呈透过性阴影

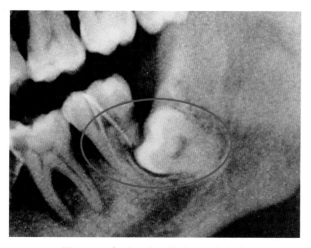

图 3-71　智牙近中冠缘嵌入远中根部

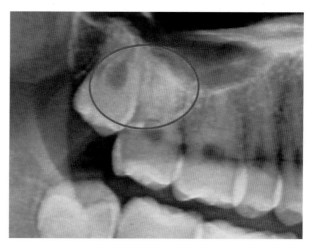

图 3-72　智牙近中冠颈部与第二磨牙远中颈根部紧紧相贴

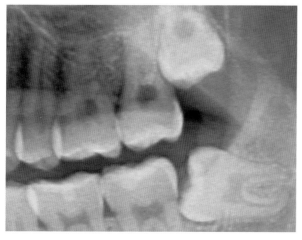

图 3-73　智牙近中冠颈部与第二磨牙远中根部紧紧相贴

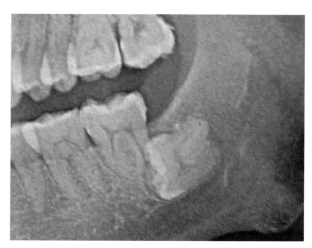

图 3-74　智牙近中水平低位根部嵌入阻生

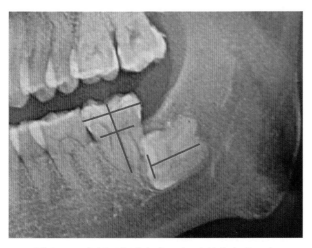

图 3-75 左侧下颌近中嵌入（1/4）低位水平阻生

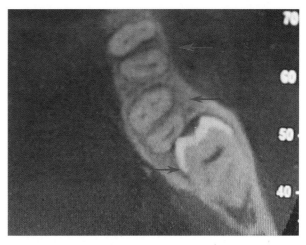

图 3-76 图 3-75 的 CBCT 片，智牙被水平横断上三分之一的状态，第二磨牙远中根完整，智牙髓室部分切面。第一磨牙和第二磨牙近远中根管清晰可见

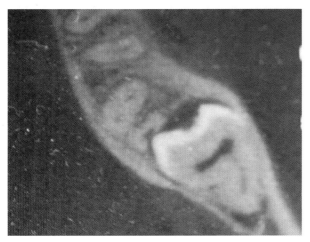

图 3-77 图 3-75 的 CBCT 片，智牙被水平横断上二分之一的状态，智牙髓室较上图变大切面。可见智牙嵌入第二磨牙远中根管

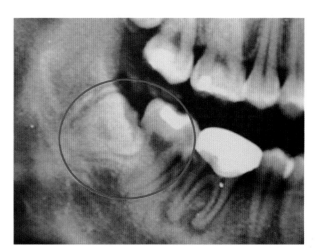

图 3-78 智牙近中冠缘嵌入第二磨牙远中颈根部

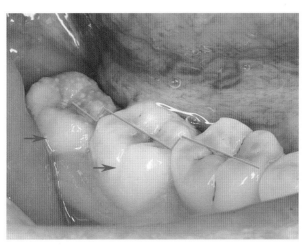

图 3-79 智牙向前拥挤，导致磨牙区咬合面形成阶梯状

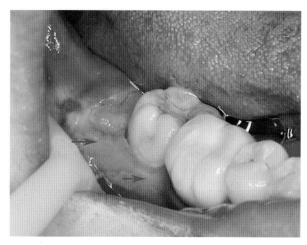

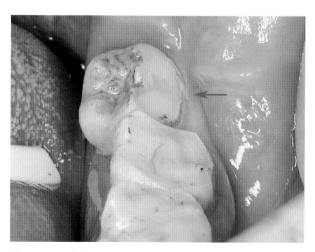

图3-80 下颌智牙近中垂直中位阻生，智牙挤靠在第二磨牙远中，致使第二磨牙舌侧倾斜和错位，而第一磨牙因第二磨牙向前挤压呈颊侧倾斜状态

图3-81 下颌智牙舌侧错位和偏斜，上颌智牙腭侧咬合在下颌智牙的颊侧冠部，磨牙的颊侧冠部都造成严重磨损

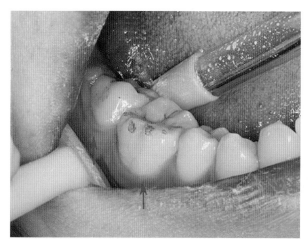

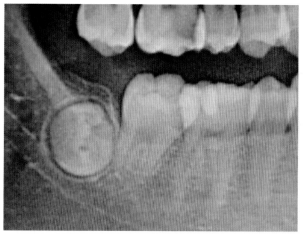

图3-82 图中未见智牙萌出，但可以见到第二磨牙舌侧倾斜，第一磨牙颊侧冠缘留有上颌第一磨牙颊尖腭侧咬合的红色印记。X线片可见第二磨牙向前倾斜，也可看到第二磨牙近中冠部和第一磨牙远中冠部重叠影像（实为第二磨牙舌侧偏斜在曲面体层片留下的影像）。其原因是下颌智牙近中低位颊向水平阻生

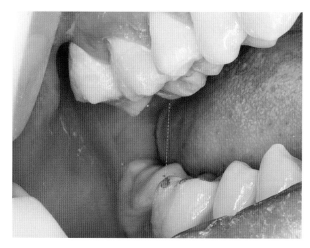

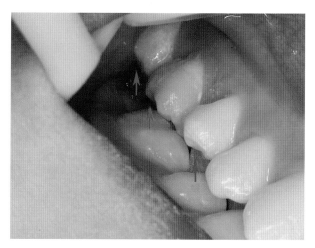

图3-83 张口可见到上下牙列的状态

图3-84 闭口咬合时的状态，可见上颌第二磨牙𬌗面与下颌第二磨牙没有形成咬合关系

二、与对殆牙的关系

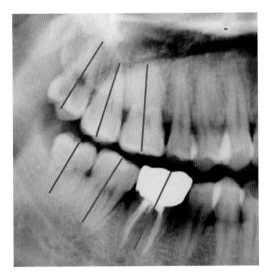

图 3-85　正位智牙的存在表达了殆关系之间的咬合力的正确传导方向

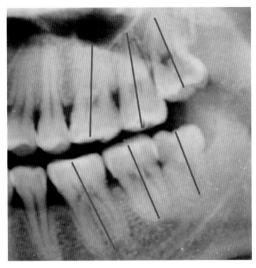

图 3-86　上颌智牙垂直中位阻生，下颌智牙近中冠部与上颌第二磨牙冠部远中构成咬合关系

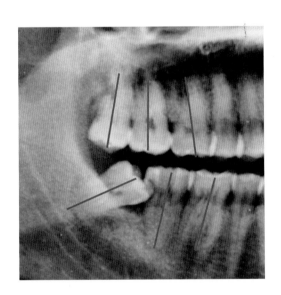

图 3-87　下颌智牙近中倾斜中位嵌入阻生，上颌智牙咬合力压在下颌智牙远中冠缘上

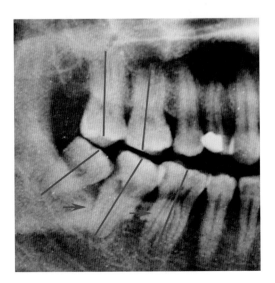

图 3-88　智牙近中倾斜中位嵌入第二磨牙，第二磨牙近中倾斜高位嵌入第一磨牙。上颌第一和第二磨牙分别咬合在下颌第二磨牙和智牙上

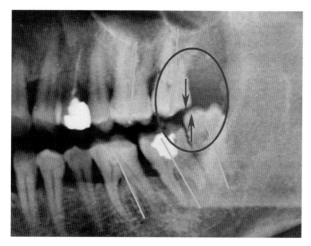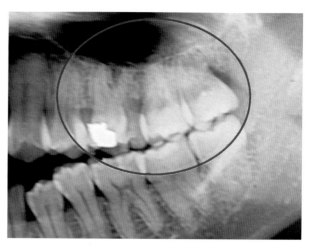

图 3-89　中性殆时有时可形成部分咬合关系　　　　图 3-90　下颌磨牙与上颌磨牙形成咬合关系

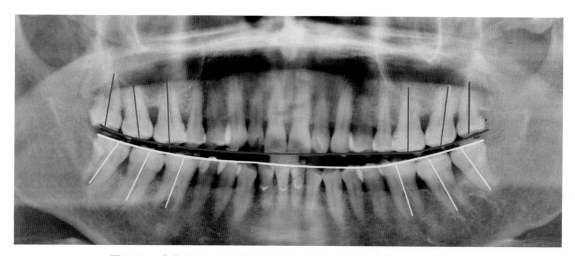

图 3-91　前伸殆时,下颌正位智牙与上颌第二磨牙可形成部分咬合关系

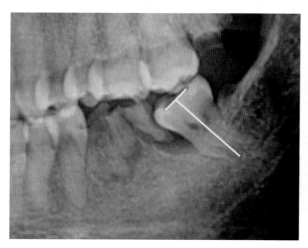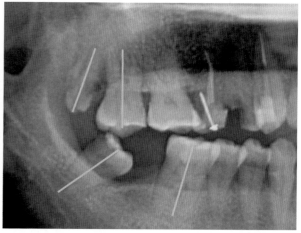

图 3-92　下颌智牙近中倾斜对第二磨牙的影响

左图下颌智牙前倾致使第一磨牙和第二磨牙已被挤压龋坏吸收成残根,智牙与上颌第二磨牙相咬合;右图下颌智牙远中冠缘被上颌智牙咬压着

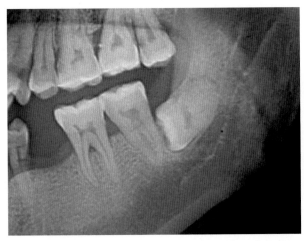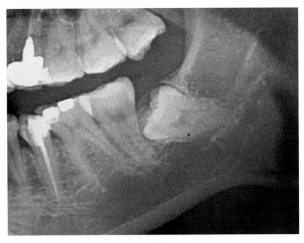

图 3-93　下颌埋伏智牙对第二磨牙的影响

左图下颌智牙近中低位水平阻生,其远中上方空间,会有上颌智牙逐渐下垂发生;右图下颌智牙近中倾斜,虽其远中上方有空间,但被上颌智牙明显下垂

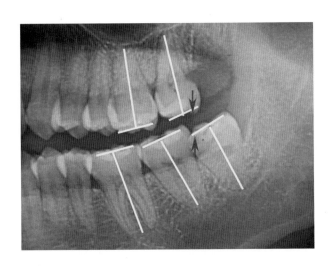

图 3-94　下颌智牙近中牙合面与上颌第二磨牙远中牙合面咬合在一起

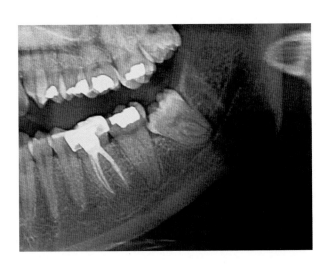

图 3-95　下颌智牙近中高位倾斜,其远中冠缘略高于牙合面。上颌智牙受下颌智牙阻生而呈近中中位阻生

三、与下颌骨的关系

智牙的牙胚和其他牙胚一样是在颌骨中发生和形成牙齿的,同时又在颌骨中完成其生物学行为即飘移和萌出。当智牙的这种生物学行为受到某种阻力或障碍时,智牙牙体就会以某种形态停留,这时将与周围颌骨产生新的关系。

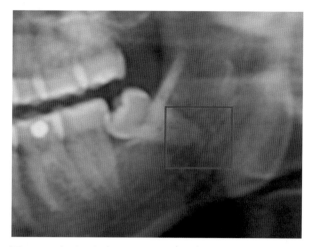

图 3-96　智牙的根部指向下颌角,使薄弱的下颌角更显薄弱

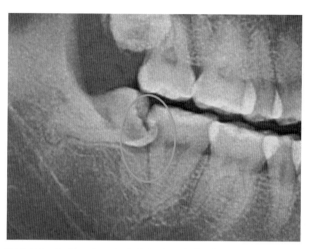

图 3-97　智牙远中颈部失去颌骨的包裹,智牙的近中冠缘又贴附在牙槽嵴上

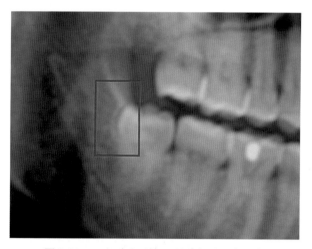

图 3-98　下颌升支近中限制着智牙远中冠缘

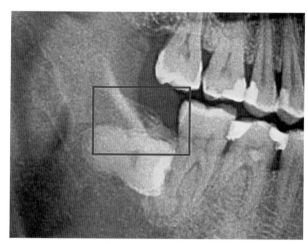

图 3-99　颌骨覆盖在智牙远中冠颈根,构成牙槽嵴顶

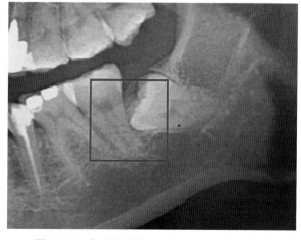

图 3-100　智牙根越长埋伏越深,下颌角越薄弱

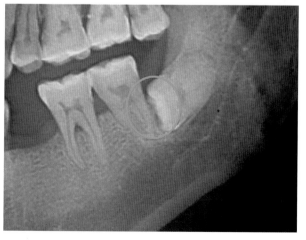

图 3-101　智牙与第二磨牙之间的牙槽间隔消失

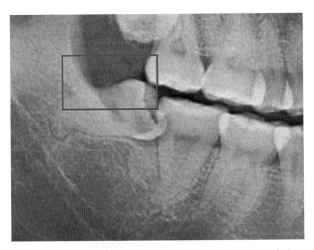

图 3-102　高位水平阻生远中冠颈甚至根的上部都无骨覆盖

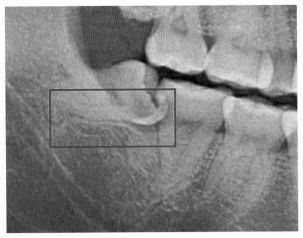

图 3-103　高位水平阻生近中冠颈根几乎都躺在牙槽嵴上

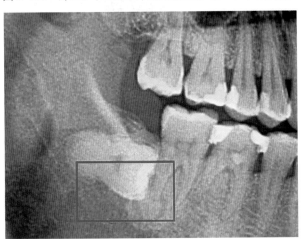

图 3-104　智牙咬合面对着第二磨牙远中根面,其他五面都是下颌骨骨壁包裹

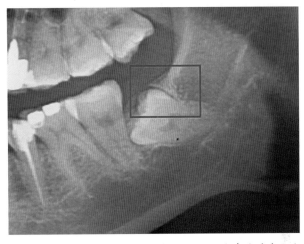

图 3-105　近中倾斜中位阻生智牙咬合面对着牙槽嵴方向无骨覆盖,智牙近中冠缘与第二磨牙远中根面相接触,其他四面都是下颌骨骨壁包裹

四、与下牙槽神经管的关系

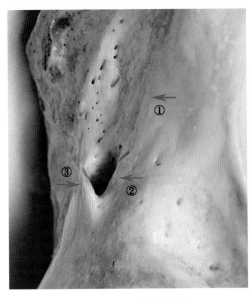

图 3-106　下颌升支内侧
①下颌牙槽神经沟;②下颌牙槽神经管入口;③下颌小舌

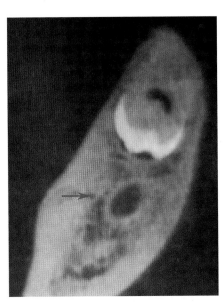

图 3-107　箭头所示是下颌牙槽神经管,管壁是密质骨构成。上方是倒置埋伏阻生牙

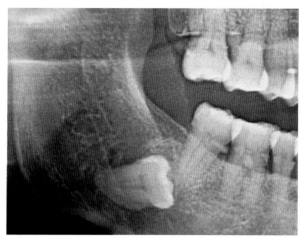

图 3-108　近中倾斜下方阻生。智牙根部位于下颌神经管内侧

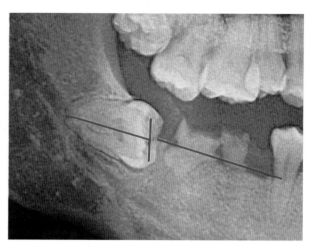

图 3-109　下颌牙槽神经管位于智牙近中冠颈根

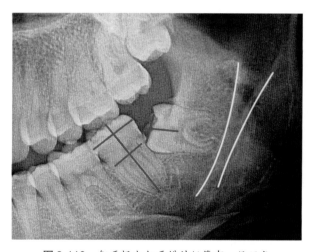

图 3-110　智牙根尖与牙槽神经管有一段距离

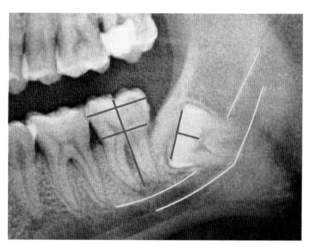

图 3-111　智牙的近远中根尖都位于下牙槽神经管中

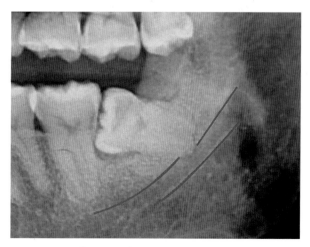

图 3-112　智牙的近中根尖进到下牙槽神经管的上壁

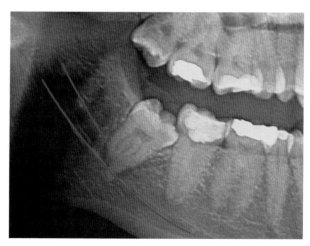

图 3-113　智牙的近中根尖插至下牙槽神经管的下壁。智牙的远中根尖部分位于下牙槽神经管中

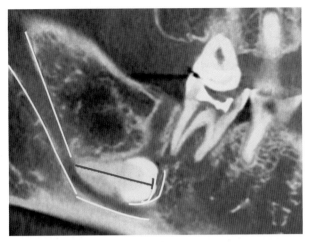

图 3-114 智牙冠颈根躺在下牙槽神经管的上壁

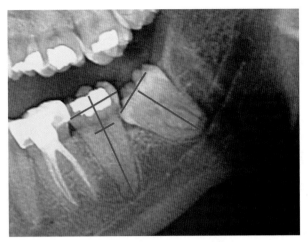

图 3-115 智牙根尖部分突入下牙槽神经管的上壁

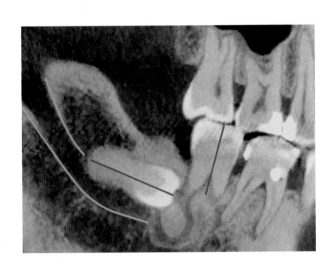

图 3-116 下牙槽神经管的上壁也有可能在智牙冠颈根舌侧通过

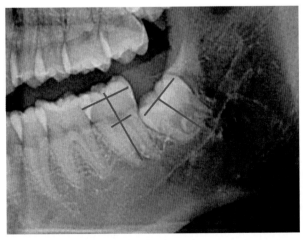

图 3-117 智牙宽大近远中根都进入下牙槽神经管上壁

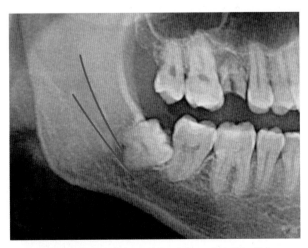

图 3-118 智牙的近远中根骑在下牙槽神经管上

五、与下颌升支的关系

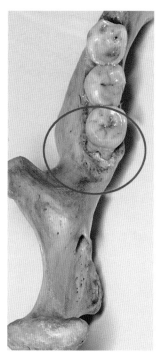

图 3-119　正位智牙远中牙槽嵴位于颈部；正位智牙位于下颌骨体的最后边

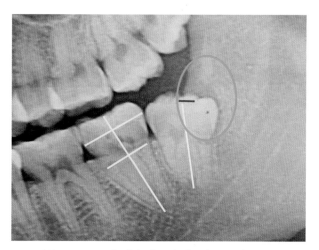

图 3-120　下颌升支前下缘覆盖智牙远中冠缘

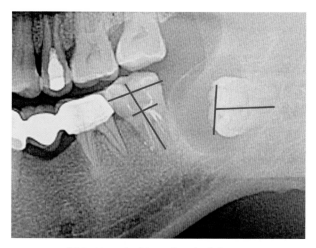

图 3-121　智牙埋伏在下颌升支下方

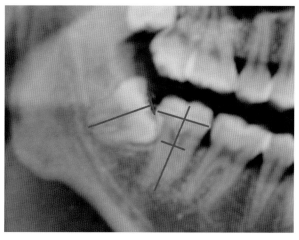

图 3-122　智牙倾斜状态位于下颌角部

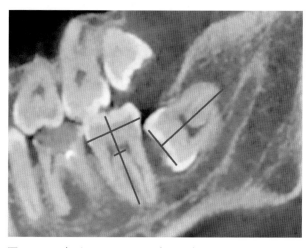

图 3-123　智牙倒置位于下颌骨体远中和下颌升支前缘之间

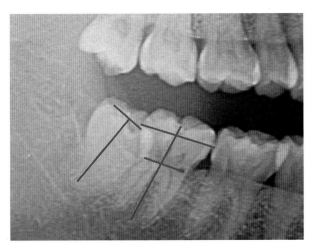

图3-124 智牙近中倾斜高位阻生

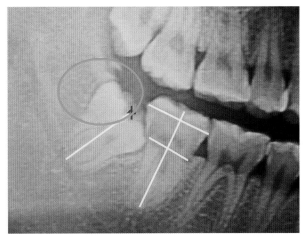

图3-125 智牙近中倾斜中位阻生。埋伏深度越深下颌角越显薄弱

六、与血管的关系

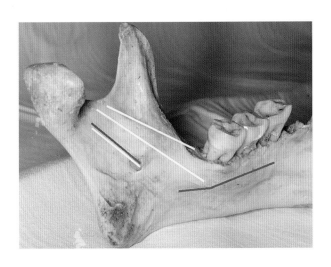

图3-126 舌下动脉经过口底下颌前磨牙或第一磨牙区时，其表面组织薄弱

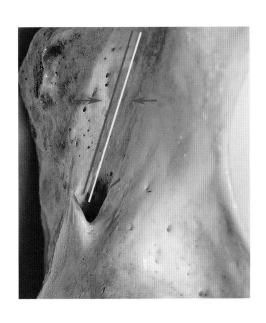

图3-127 下牙槽动脉起自于上颌动脉下壁，紧贴下颌支的内侧面的下颌舌骨沟内伴随下牙槽神经后方，进入下颌孔

七、与神经的关系

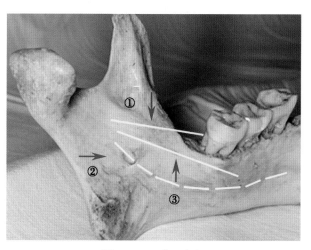

图 3-129　神经走行

从外侧向内侧分别是：①颊神经；②下牙槽神经（间断线）和③舌神经

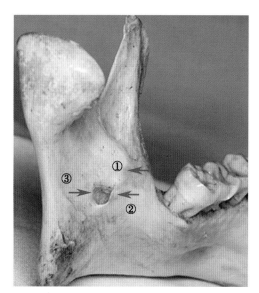

图 3-128　下颌升支内侧解剖标志
①下颌隆突；②下颌小舌；③下颌孔

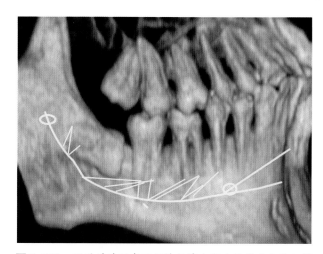

图 3-130　下牙槽神经在下颌神经管内发出许多小支进入根尖孔、牙周膜和牙槽骨。在颏孔出一支前行；另一支出颏孔

八、与牙龈的关系

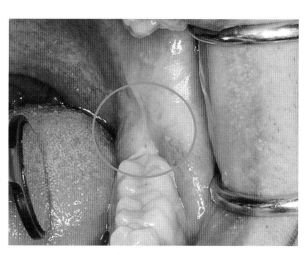

图 3-131　第二磨牙后垫区略有隆起，触之内里高低不平有硬感。第二磨牙远中牙龈缘高于智牙颈部

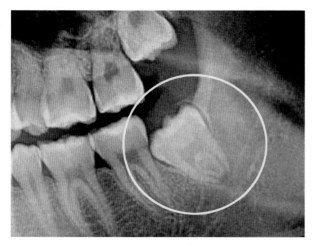

图 3-132　智牙近中倾斜中位阻生状态

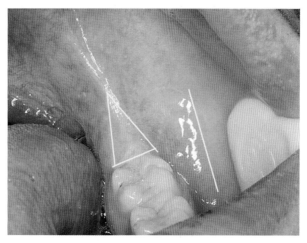

图 3-133　磨牙后垫下是骨性的磨牙后三角。黄色直线下是下颌升支前缘

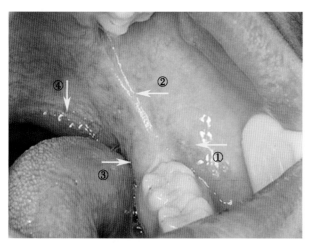

图 3-134　磨牙后垫区毗邻

①颊黏膜；②翼下颌皱襞，其深面是翼下颌韧带；③舌侧附着龈，其深面是舌侧古板；④舌腭弓

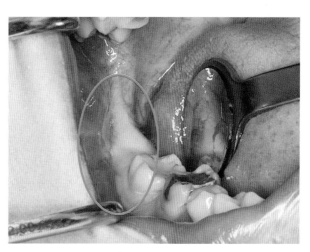

图 3-135　第二磨牙后垫区软组织膨隆

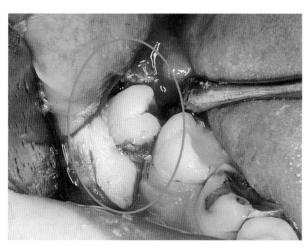

图 3-136　切开翻瓣可见智牙近中倾斜阻生

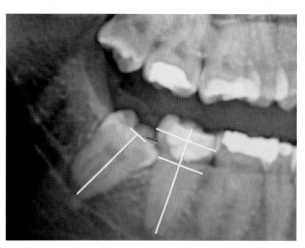

图 3-137　下颌近中倾斜中位阻生

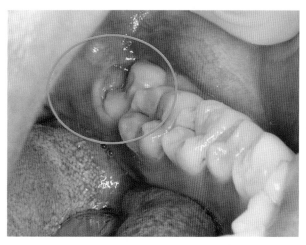

图 3-138　下颌智牙颊侧错位,远中殆面有龈瓣覆盖

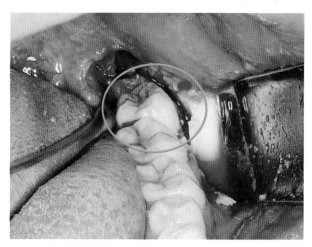

图 3-139　切开翻开龈瓣可见到智牙冠部

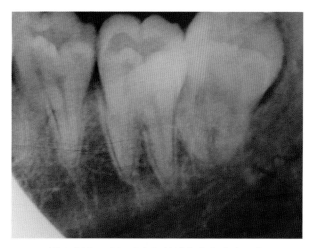

图 3-140　下颌近中颊侧错位高位垂直阻生

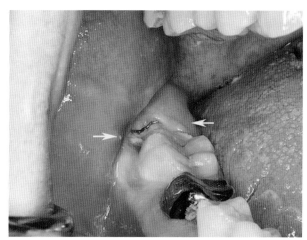

图 3-141　下颌智牙冠周和殆面远中都有牙龈包裹

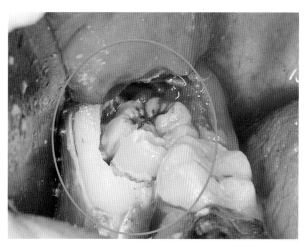

图 3-142　切开颊侧和远中龈瓣,显露智牙

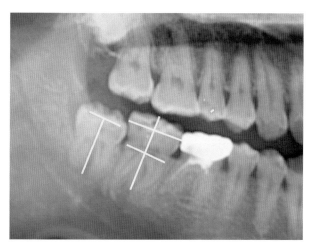

图 3-143　下颌颊侧垂直中位阻生

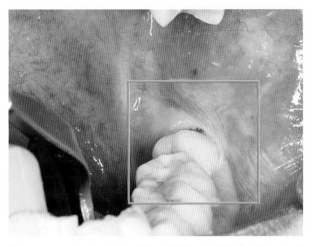

图 3-144 下颌智牙近中冠缘顶在第二磨牙远中颈部。智牙附着龈呈白色

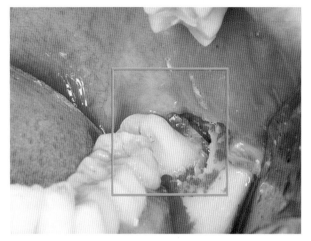

图 3-145 首先切开,将龈瓣分离,暴露智牙颈部

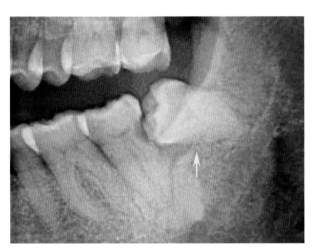

图 3-146 下颌近中倾斜中位嵌入阻生

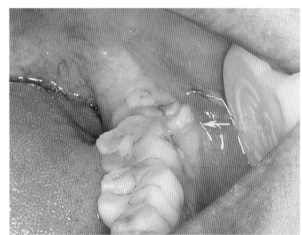

图 3-147 下颌智牙颊侧错位中位垂直阻生。龈瓣覆盖大部冠部

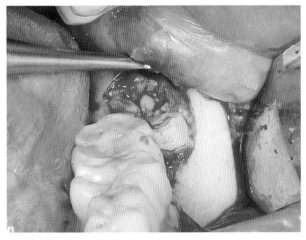

图 3-148 切开翻瓣,部分显露冠部

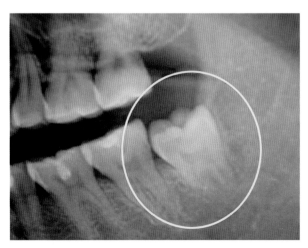

图 3-149 下颌垂直中位阻生智牙

第四章　阻生智牙的阻力分类

Chapter Four　Resistance Classification of Wisdom Teeth

鲁大鹏　刘洪飞

　　智牙在生长萌出过程中，受到周围的阻碍而滞留在颌骨内的某个状态时称为阻生智牙。在临床上要想拔除或者说使智牙顺利脱位，我们首先就要知道智牙本身和周围有哪些阻力的存在，还要知道智牙冠部的大小、根部的长短、弯曲的程度等，以及与周围软硬组织关系。

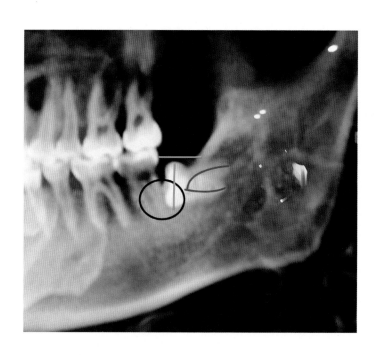

第一节　软组织阻力

第二节　硬组织阻力

第一节　软组织阻力
Section One　Soft Tissue Resistance

　　正常智牙沿着生长轨迹破骨和破龈萌出。在这个过程中，遇到某种阻力干扰，智牙就不能在牙槽脊顶萌出。在磨牙后垫区的软组织就不能退到智牙颈部。牙龈、附着龈或口腔黏膜覆盖在智牙冠部的咬合面、舌侧冠部、颊侧冠部或腭侧冠部，形成盲袋。覆盖在智牙冠部的龈瓣对智牙的拔除或脱位将产生阻碍。

一、部分龈瓣阻力

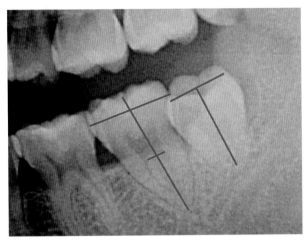

图4-1　智牙𬌗面低于第二磨牙𬌗面，且智牙𬌗面偏斜于颊侧

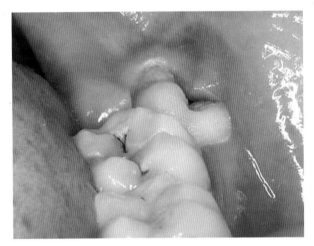

图4-2　智牙舌侧牙龈肥厚，牙龈沟加深；智牙𬌗面有龈瓣覆盖；智牙颊侧远中龈缘消失与颊黏膜相连，其近中龈颊沟变浅

例1. 垂直阻生智牙部分龈瓣阻力切开拔除
男，31岁。
主诉：左下后牙经常咬合疼痛。

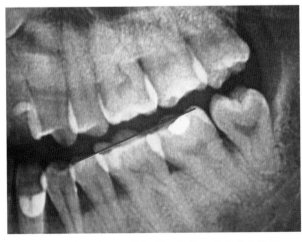

图4-3　智牙𬌗面几乎与第一和第二磨牙𬌗面平齐

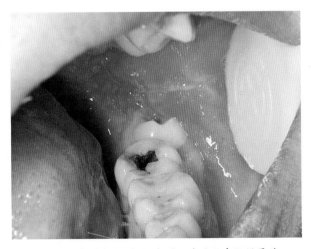

图4-4　智牙颊侧错位，智牙远中𬌗面有龈瓣覆盖

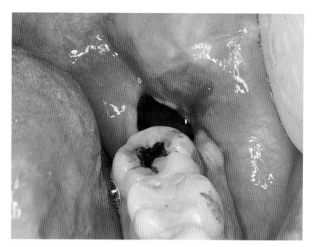

图 4-5 切开龈瓣（消除阻力）拔除智牙

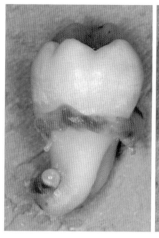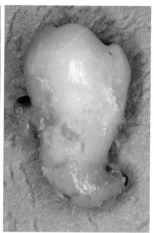

图 4-6 根向远中弯曲，但是在曲面体层片中看不到根弯曲的影像

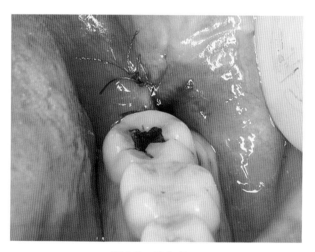

图 4-7 缝合创口

例 2. 近中倾斜阻生智牙部分龈瓣阻力切开拔除

男，25 岁。

主诉：经常有后牙颊侧不适和肿胀感。

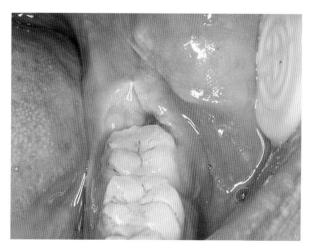

图 4-8 从磨牙后垫区向第二磨牙颊侧附着龈及颊黏膜充血和隆起

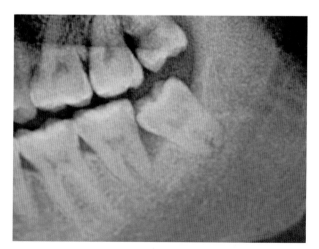

图 4-9 第二磨牙和第三磨牙之间牙槽间隔部分吸收，在 X 线片呈三角形骨密度减低区

例3. 近中倾斜嵌入阻生智牙部分龈瓣阻力切开拔除

女，28岁。

主诉：后牙区反复疼痛肿胀。

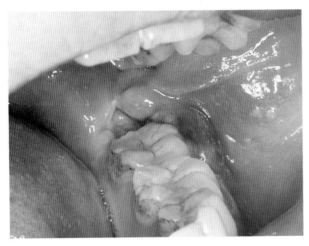 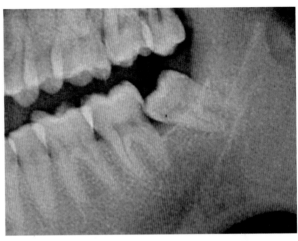

图4-10　智牙殆面被大部分软组织覆盖，感染常常波及第二磨牙颌周组织及咬肌间隙、颊间隙和翼下颌间隙等。此例患者还出现第二磨牙牙髓炎的症状

图4-11　近中倾斜中位嵌入阻生智牙，可见到第二磨牙远中颈部蚕食状透过性阴影

二、全龈阻力

例1. 近中水平中位阻生智牙全龈覆盖切开拔除

男，29岁。

主诉：左下后牙咬合偶有不适。

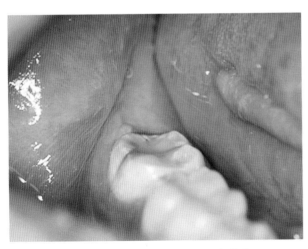 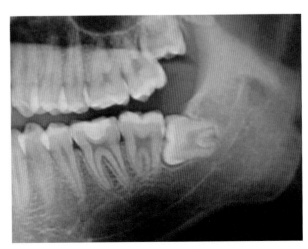

图4-12　第二磨牙后区软组织全覆盖

图4-13　近中水平中位阻生智牙

例2. 下颌倒置阻生智牙全龈覆盖切开拔除

男, 63岁。

主诉: 义齿左下不适。

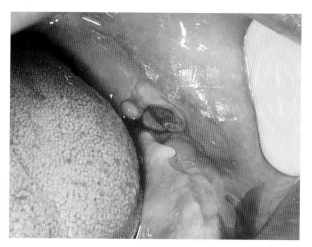

图4-14 左侧后牙区牙槽嵴部牙龈红肿和压痛

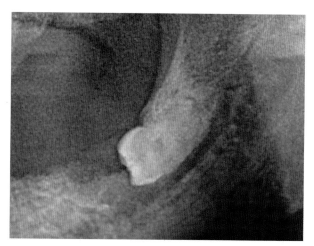

图4-15 左侧下颌倒置埋伏智牙

第二节 硬组织阻力
Section Two Hard Tissue Resistance

　　智牙不能完全萌出或完全埋伏在颌骨中, 欲拔除智牙或使智牙脱位时, 智牙周围的牙齿、骨以及智牙自身的冠颈根都是阻力。

一、骨阻力

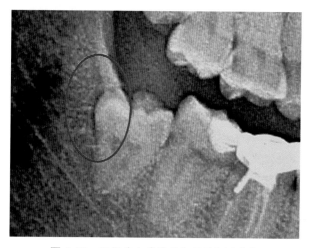

图4-16 下颌升支骨覆盖智牙冠部远中部

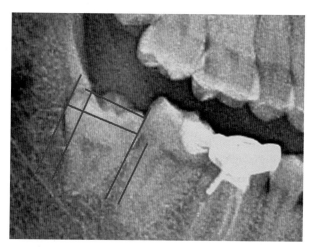

图4-17 垂直阻生智牙, 磨牙后间隙近远中距离小于智牙冠部近远中直径, 智牙近中冠缘位于第二磨牙冠部远中外形高点以外

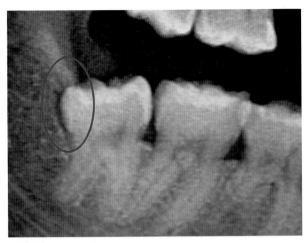

图 4-18　由于下颌升支骨压迫在智牙冠部远中咬合面，智牙的牙体长轴和冠部向远中倾斜

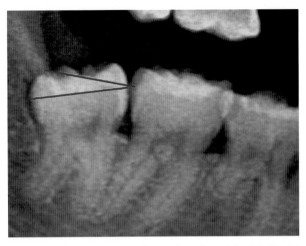

图 4-19　第二磨牙后间隙的近远中距离小于智牙冠部近远中直径，智牙远中骨阻力

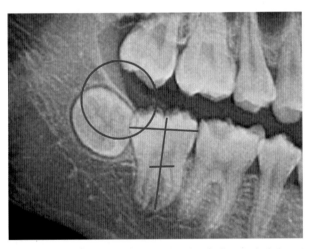

图 4-20　右侧下颌颊向高位水平阻生，磨牙后间隙狭小，下颌升支部完全骨覆盖

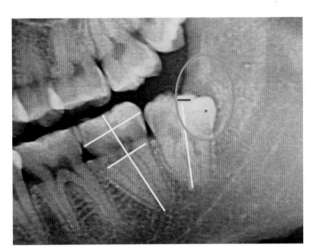

图 4-21　骨阻生是边缘性骨髓炎发生的主要因素

二、骨阻力与牙阻力

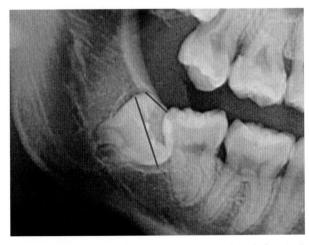

图 4-22　智牙近中冠缘有第二磨牙阻力；远中冠缘有下颌升支形成的骨阻力

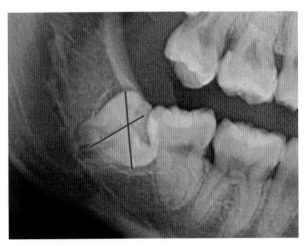

图 4-23　前图如两次分割可消除这两阻力：冠斜切和冠根横断

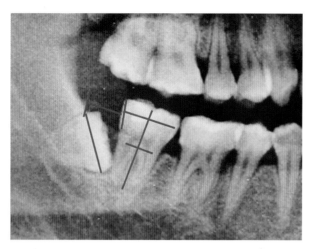

图 4-24　第二磨牙对智牙有阻力，下颌升支前缘对智牙有阻力

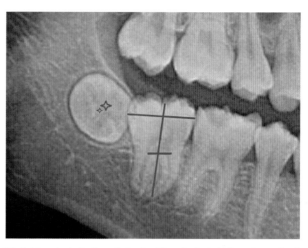

图 4-25　颊向水平阻生智牙，第二磨牙对其有阻力，下颌升支前缘特别是颊侧的骨阻力

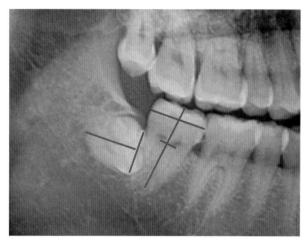

图 4-26　水平低位阻生智牙，两大阻力：第二磨牙阻力和下颌升支前缘骨阻力

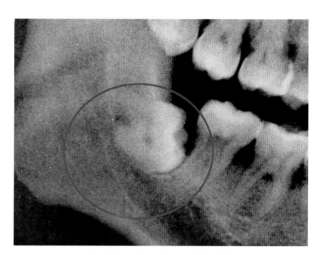

图 4-27　骨阻力大，牙阻力小

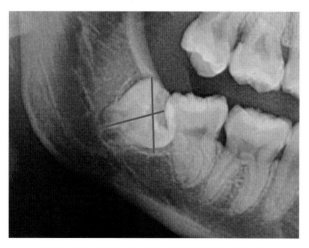

图 4-28　智牙近中牙阻生；智牙远中骨阻生

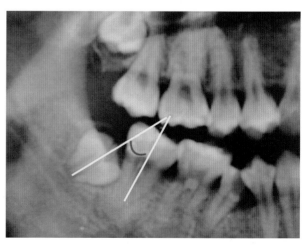

图 4-29　智牙近中倾斜角度是第二磨牙和智牙中轴线的交角。智牙近中冠缘牙阻生，远中冠缘骨阻生。智牙倾斜角度越大牙阻生的面积越大

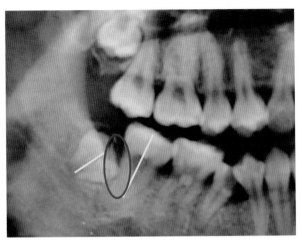

图 4-30　智牙前间隙越小第二磨牙受到智牙的压力越大；智牙受到的第二磨牙的阻力也大

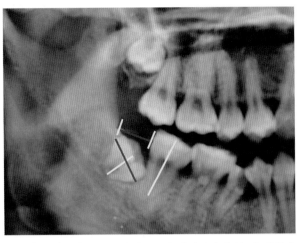

图 4-31　第二磨牙后间隙越小于智牙近远中直径，智牙近中的牙阻力和智牙远中骨阻力越大

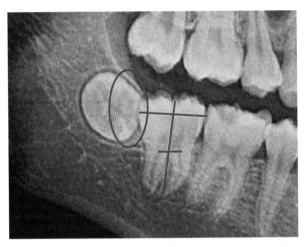

图 4-32　智牙颊向水平高位，智牙近中第二磨牙阻生，其他五个面骨阻生

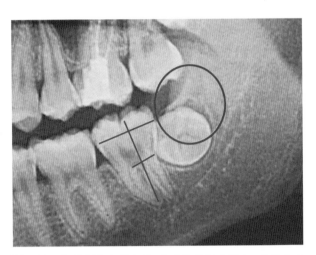

图 4-33　智牙颊向水平中位，智牙埋伏深度增大，智牙上方骨覆盖增厚，智牙下方距下牙槽神经管近，骨阻生增大，手术难度和风险增大

三、牙阻力

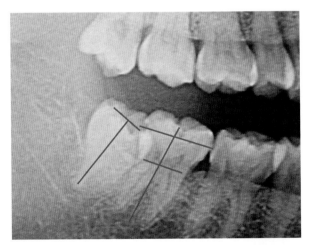

图 4-34　第二磨牙对智牙有阻力，智牙近中倾斜也挤压第二磨牙向前倾斜

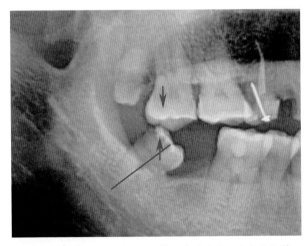

图 4-35　下颌智牙近中倾斜，第二磨牙缺失，继发上颌第二磨牙咬合在下颌智牙远中冠缘，上颌第二磨牙对下颌智牙正位生长产生阻力

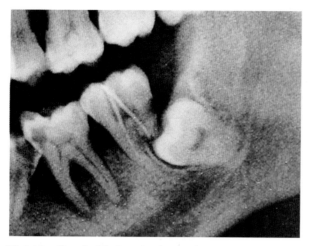

图 4-36 第二磨牙根部阻生,智牙近中倾斜低位嵌入,智牙根尖位于下牙槽神经管内

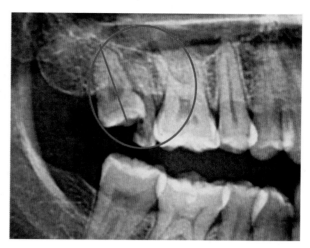

图 4-37 智牙近中倾斜挤压第二磨牙冠根大部分吸收

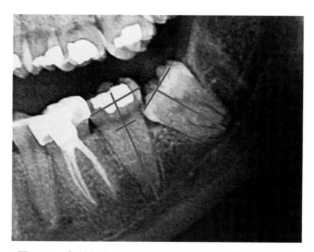

图 4-38 智牙轴向脱位拔除的阻力是第二磨牙远中冠部

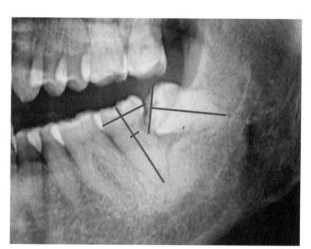

图 4-39 第二磨牙远中冠颈部是智牙脱位的阻力

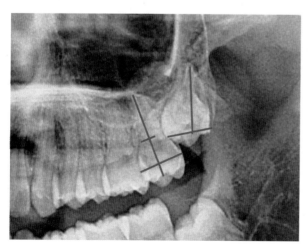

图 4-40 智牙近中冠部挤压在第二磨牙远中颈根部

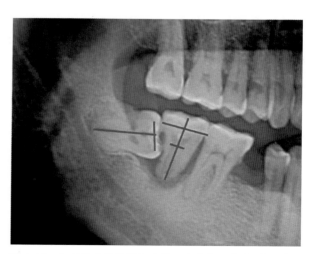

图 4-41 智牙的生长力量大于第二磨牙的阻力时,第二磨牙牙周牙槽骨吸收

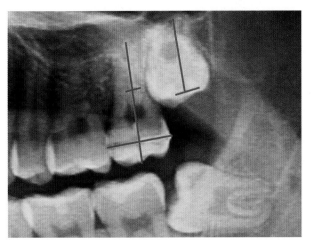

图 4-42 智牙近中垂直中位阻生

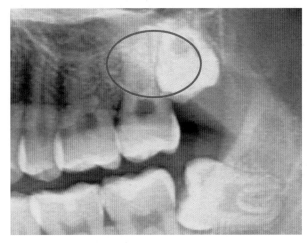

图 4-43 智牙近中冠颈与第二磨牙远中根部紧贴,智牙与第二磨牙之间的牙槽间隔完全吸收消失

四、根阻力

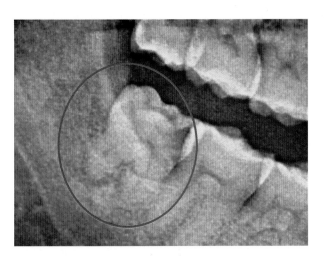

图 4-44 智牙的近中根和远中根都粗大,且两根分叉的近远中直线距离大于冠部的近远中直径

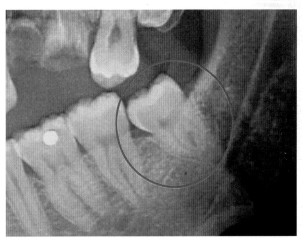

图 4-45 智牙近中根向远中弯曲,远中根向近中弯曲,两根环抱牙根间隔

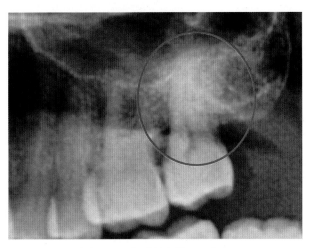

图 4-46 智牙根细长,且弯曲

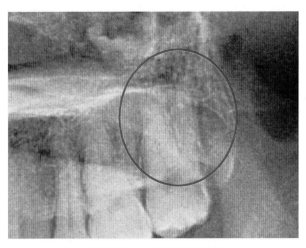

图 4-47 智牙根长且多根

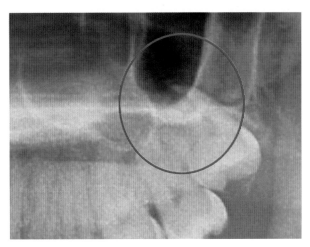

图 4-48 智牙多根细弯，且根尖部位于上颌骨窦内

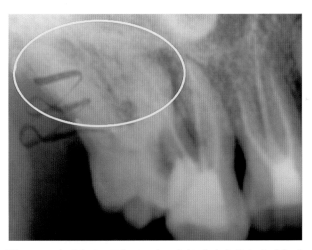

图 4-49 智牙根"八"字形，近远中根的跨度约大于冠部近远中直径的 2 倍

五、骨阻力与根阻力

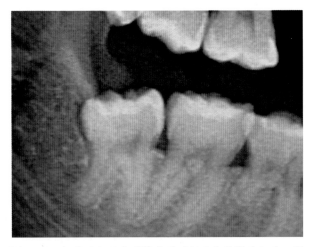

图 4-50 智牙冠部远中冠缘受到下颌升支前缘的阻力。近远中根的粗壮和分叉大构成智牙脱位的阻力

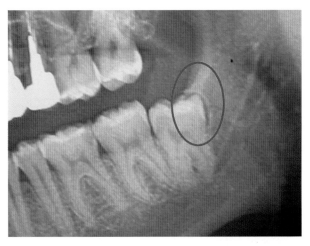

图 4-51 智牙远中冠部的下颌升支前缘呈弧状骨吸收。也就是下颌升支前缘骨呈弧状覆盖在远中冠缘，形成骨阻力

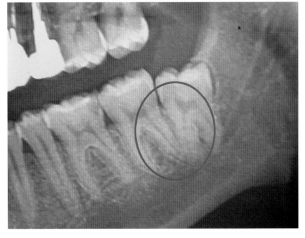

图 4-52 智牙根较粗壮，并与第二磨牙远中根相贴。拔除智牙脱位时不但存在智牙远中冠缘的骨阻力，也存在智牙根部的根阻力

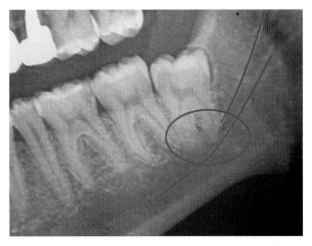

图 4-53 智牙近中根部分位于下牙槽神经管内，远中根尖部抵在下牙槽神经管下壁

六、牙阻力和根阻力

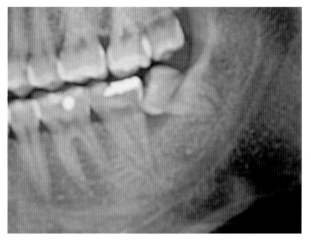

图4-54　智牙近中冠缘挤抵在第二磨牙远中颈部，也就是智牙受到牙阻力

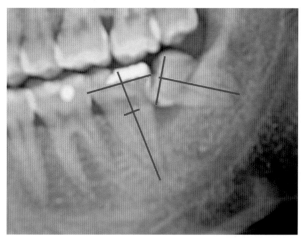

图4-55　智牙远中根尖向近中弯曲，智牙向前上脱位受到根部弯曲的阻力

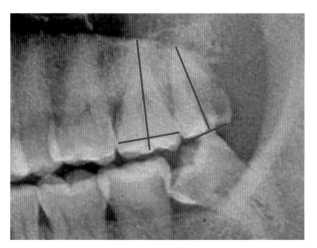

图4-56　智牙生长和脱位其近中冠缘受到第二磨牙阻力，智牙远中冠缘受到上颌智牙的咬合

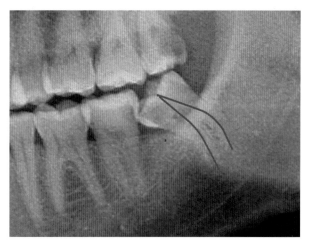

图4-57　智牙根部弯曲较大也受到上方和前方生长和脱位的阻力

七、根阻力、牙阻力和骨阻力

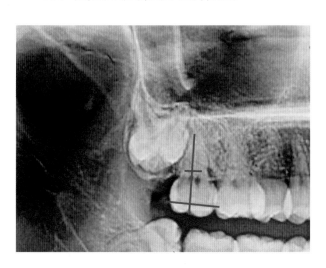

图4-58　智牙近中冠缘挤抵到第二磨牙远中根部形成牙阻力；可见智牙𬌗面有骨覆盖的影像即有骨阻力；根分叉较大，根又较细。拔除时易发生根折

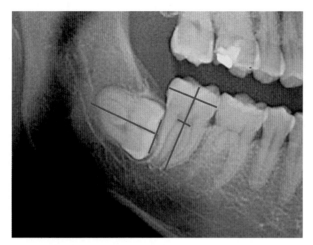

图 4-59　右侧下颌近中低位水平阻生智牙

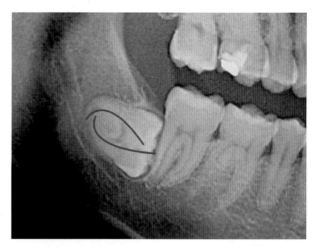

图 4-60　前有牙阻力；上有骨阻力；后有根阻力

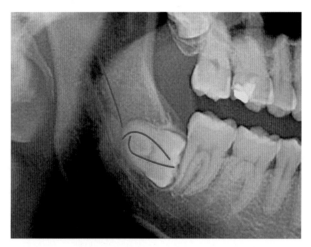

图 4-61　智牙近中冠颈根面横卧下牙槽神经管上壁

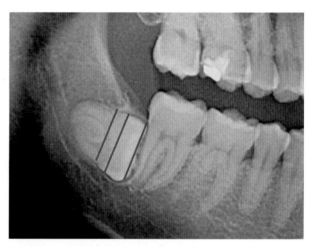

图 4-62　首先开窗去骨就是消除骨阻力。要消除牙和根的
阻力：去牙增隙；冠横切；冠颈横切

第五章　智牙及其引发的疾患

Chapter Five　Wisdom Teeth and Caused Disease

吉　东　鲁大鹏

　　智牙是人类牙齿最晚萌出的磨牙，是牙齿排列中最后的磨牙，也是口中最深处的牙。由于人类的颌骨退化，颌骨的骨量小于生长在颌骨中的总牙量，最晚来到牙列中的智牙即得不到足够的空间生存。智牙周围的软硬组织都妨碍智牙正常生长；智牙本身自洁和清洁效果不佳，易龋坏。在临床上，只要智牙的生长位置不正，它就对周围组织有不同的破坏作用。即使完全埋伏在颌骨中，智牙的冠部仍然保有向前的推力（智牙生长萌出的力），但是智牙的体位不正，这个力就是破坏力，也容易引发智牙周围组织变化和疾病。

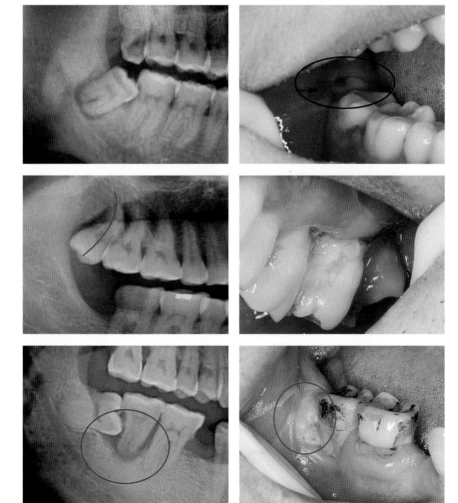

第一节　智牙引发的软组织疾患

第二节　智牙引发的硬组织疾患

第一节　智牙引发的软组织疾患
Section One　Soft Tissue Disease Caused by Wisdom Teeth

智牙阻生普遍存在，由于正位智牙及其周围的组织结构和解剖毗邻关系在发生智牙阻生后，智牙周围的软组织和硬组织产生阻碍，同时智牙对周围组织产生不同的破坏。阻生智牙造成智牙与周围毗邻关系的改变，是阻生智牙引发疾病发生的基础。阻生智牙引发软组织疾病发病率最高的是冠周炎、间隙感染、黏膜创伤等。另外，智牙阻生引发𬌗关系改变，致使咬合肌群和颞下颌关节韧带损伤。

一、冠周炎

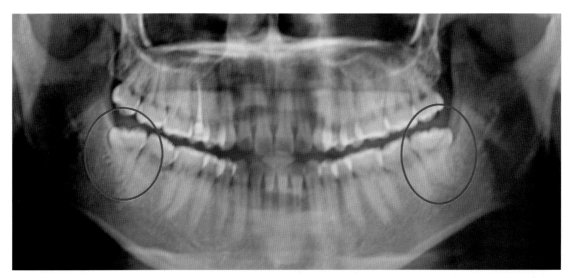

图 5-1　智牙冠部远中冠缘与下颌升支前缘没有空隙和间隙较小者都有不程度的软组织覆盖

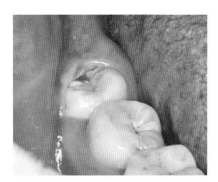 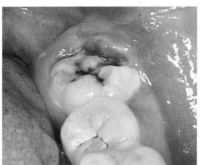 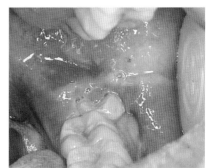

图 5-2　智牙周围的软组织部分覆盖和冠周盲袋

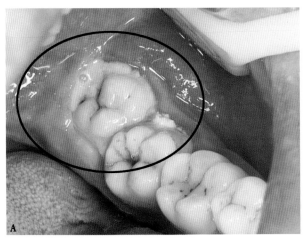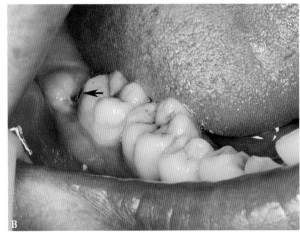

图5-3　智齿冠周炎
A. 智牙垂直阻生,盲袋内充满脓液　B. 近中倾斜中位阻生,两牙间隙中有感染分泌物

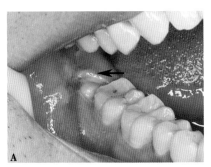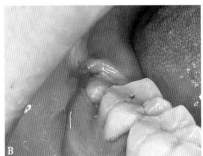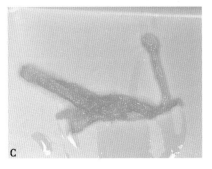

图5-4　治疗过程
A. 盲袋内有脓性分泌物　B. 双氧水冲洗后　C. 放入药捻

二、间隙感染

例1. 咬肌间隙感染

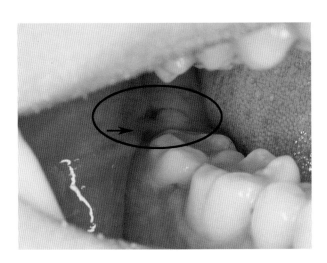

图5-5　右侧下颌近中倾斜中位阻生智牙,龈瓣覆盖。第二磨牙后垫区软组织红肿,颊侧龈颊沟隆起,肿胀、压痛

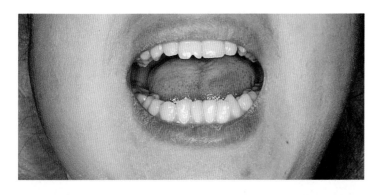

图5-6　张口受限,张口度为一指

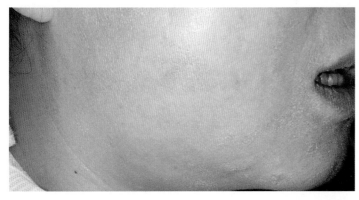

图5-7　腮腺咬肌区和下颌下三角区软组织隆起,皮肤张力增大,右下颌下淋巴结肿大和触痛

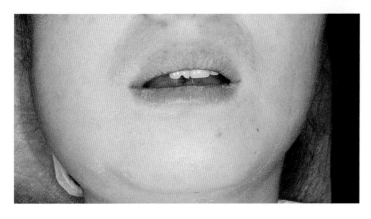

图5-8　可见到右侧面部隆起的轮廓

例2. 翼下颌间隙感染

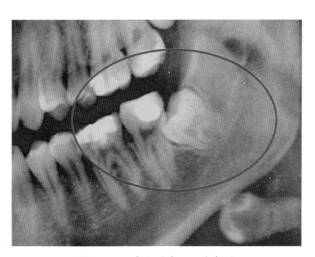

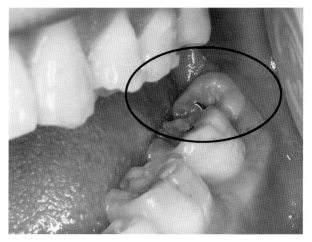

图5-9　近中倾斜中位阻生智牙

图5-10　可见智牙阻生状态。颊侧黏膜未见异常。左侧腮腺咬肌区软组织也未见异常

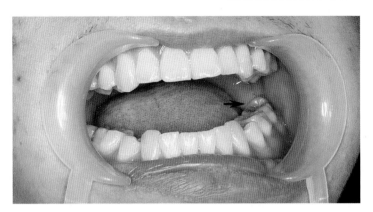

图 5-11　智牙舌侧远中赤红触痛

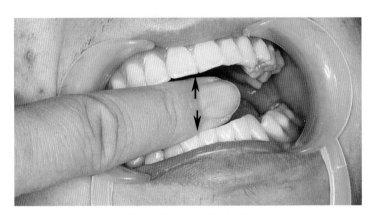

图 5-12　张口度仅一指

三、颌周脓肿

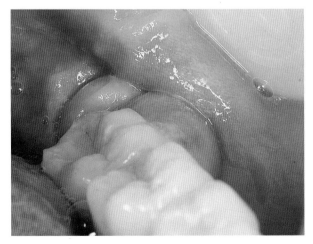

图 5-13　智牙远中及颊侧和第二磨牙颊侧龈缘和附着龈隆
起约 1cm，颊侧龈颊沟消失。直径约 2cm，柔软压痛

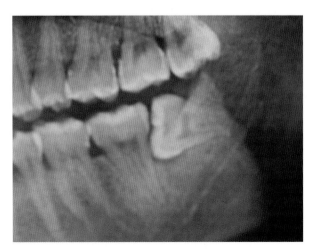

图 5-14　近中水平中位阻生

第二节　智牙引发的硬组织疾患
Section Two　Hard Tissue Disease Caused by Wisdom Teeth

阻生智牙位处于不同的生长状态，就会导致其周围组织发生相应的病变，引发不同的疾患，如前牙或前牙列的拥挤、前牙的龋坏、牙髓病和牙周病、根尖病及颌骨骨髓炎等。

一、龋病

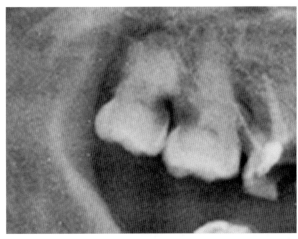

图5-15　智牙近中冠颈根与第二磨牙远中冠颈根紧紧相贴，牙槽嵴和牙间乳头消失，无法自洁，第二磨牙远中颈部和智牙近中颈部同时遭受龋坏

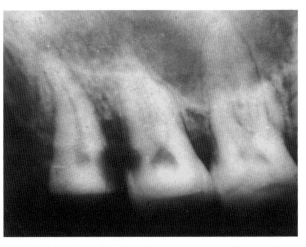

图5-16　智牙近中冠颈根与第二磨牙远中冠颈根之间较大，易引发食物嵌塞，牙槽嵴和牙间乳头受压迫消失，自洁不佳，第二磨牙远中冠部和智牙近中冠部也同时遭受龋坏

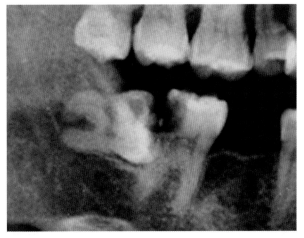

图5-17　智牙水平阻生，智牙远中冠部与第二磨牙远中冠部易食物嵌塞，发生龋坏

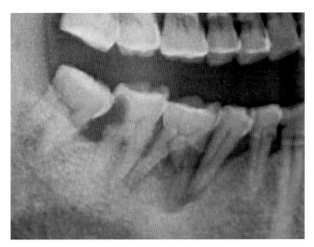

图5-18　智牙近中倾斜，智牙近中冠缘挤压在第二磨牙远中冠部，挤压下方龋坏

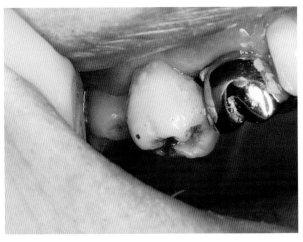

图 5-19　智牙的挤压使得第二磨牙高出其他牙殆平面

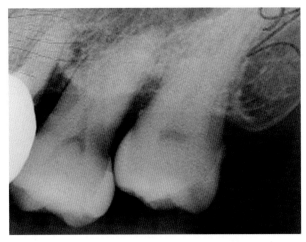

图 5-20　第二磨牙远中颈部蚕食状龋坏

二、牙髓病

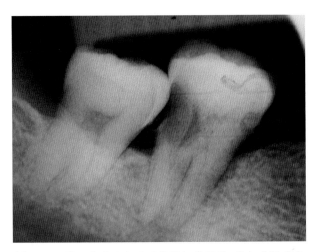

图 5-21　第二磨牙远中冠颈部龋坏至髓腔,引起牙髓病变

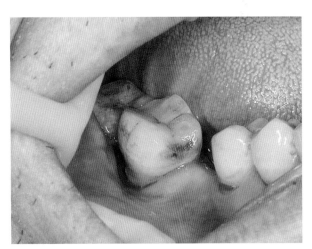

图 5-22　第二磨牙自发性疼痛

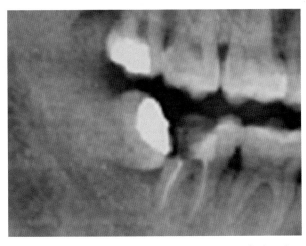

图 5-23　下颌高位水平阻生智牙。智牙冠部顶在第二磨牙冠颈部,冠部龋坏,引发第二磨牙牙髓炎之后根管充填的影像

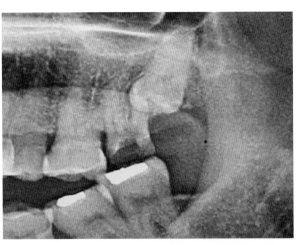

图 5-24　智牙阻生在第二磨牙远中根部,根部吸收,产生递行牙髓炎

三、牙周病

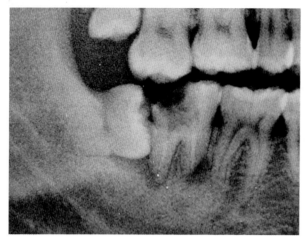

图 5-25　智牙水平阻生引发第二磨牙远中根向前根尖周病变

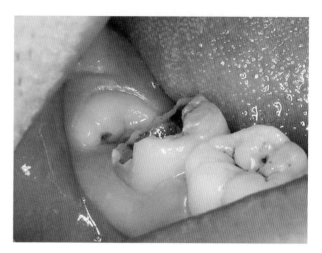

图 5-26　第二磨牙已松动

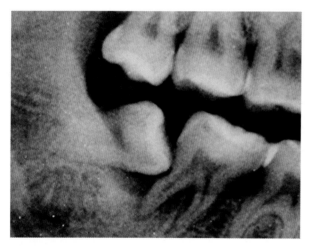

图 5-27　下颌近中倾斜中位阻生智牙。第二磨牙远中根部龋坏，根周膜增宽，根周骨密度减低

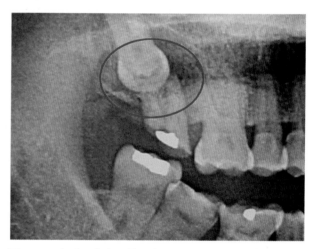

图 5-28　智牙冠部占据第二磨牙根周，根周大面积骨密度减低阴影

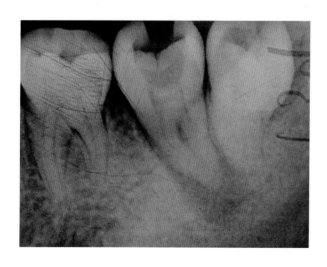

图 5-29　下颌近中垂直高位阻生智牙。智牙挤压第二磨牙，第二磨牙一个根，重心略有前移，有第一磨牙存在，第二磨牙根尖周骨密度减低

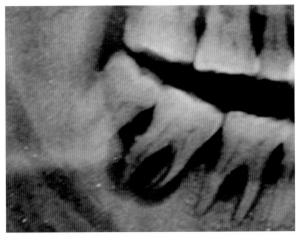

图5-30　下颌高位垂直阻生智牙。第二磨牙根尖周和牙周呈透过性阴影

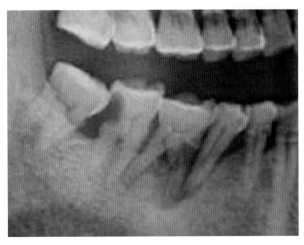

图5-31　智牙引发第二磨牙前倾,第一磨牙和第二前磨牙牙周病变

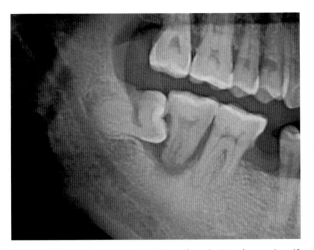

图5-32　可见智牙水平阻生,挤压第二磨牙远中冠颈根,第一磨牙有近远中两个根,根部分叉扎在颌骨中。第二磨牙融合根,根周膜和硬骨板消失,第二磨牙受到前挤后推呈"悬空"状

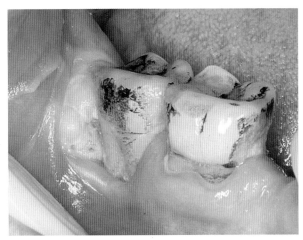

图5-33　三颗磨牙接触紧密,第二磨牙颊侧附着龈龈裂,牙龈下移,牙颈部和根上部裸露。牙齿松动

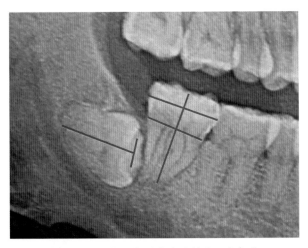

图5-34　右侧下颌近中水平低位阻生智牙

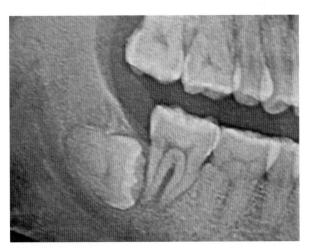

图5-35　第二磨牙远中根面、根分叉和根尖部骨密度减低

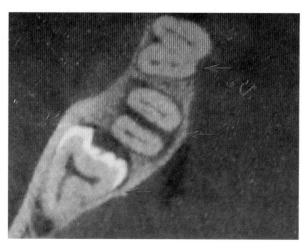

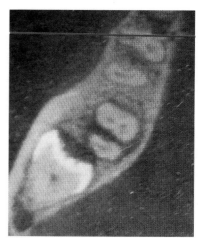

图 5-36　图 5-34 根分叉部的 CBCT 片，第二磨牙根周和智牙近中明晰的透过性阴影

图 5-37　图 5-34 根部的 CBCT 片，第二磨牙根周和智牙近中向冠通的透过性阴影

四、牙槽骨吸收

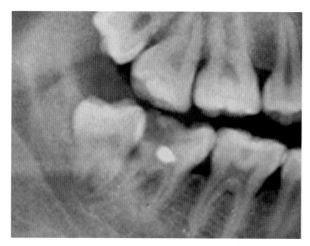

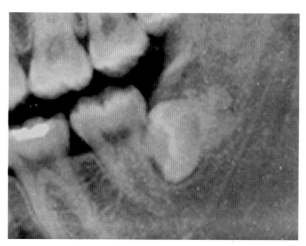

图 5-38　下颌近中垂直高位阻生智牙。智牙近中根面与第二磨牙远中根面相贴，牙槽间隔消失

图 5-39　下颌近中低位水平阻生智牙。智牙咬合面与第二磨牙远中根面相贴，牙槽间隔消失

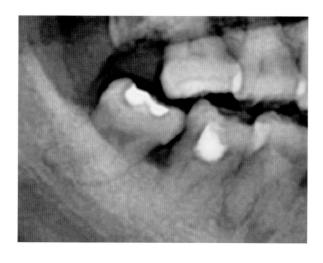

图 5-40　智牙垂直阻生，三颗磨牙高低错落阻生。智牙近中冠缘位于第二磨牙远中外形高点之下；第二磨牙近中冠缘位于第一磨牙远中外形高点之下；由于第一磨牙被托起，其根尖部呈透过性阴影

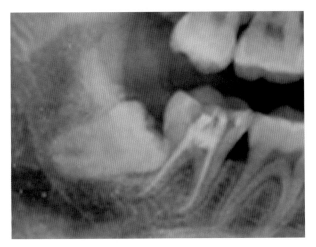

图 5-41　下颌近中倾斜中位阻生智牙。智牙冠部嵌入第二磨牙颈部,颈部龋坏,第二磨牙牙髓炎的根管治疗后根管充填的影像

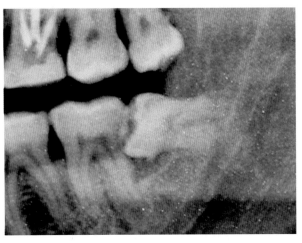

图 5-42　下颌近中中位水平阻生智牙(第二磨牙远中颈部龋坏),近中冠缘下方牙槽间隔炎性吸收阴影

五、牙列拥挤

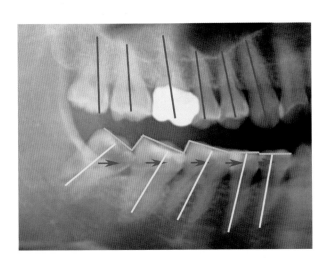

图 5-43　智牙向前倾倒,推挤其、加之上颌的咬合力,使前牙向前排比式倾斜

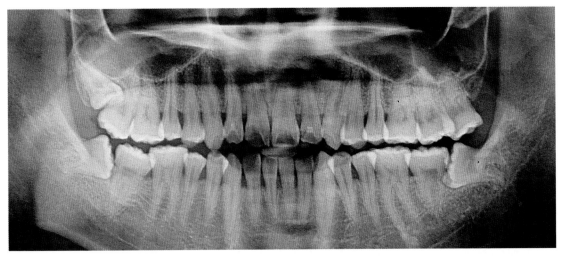

图 5-44　四颗阻生智牙引发四个磨牙区牙列的拥挤紊乱

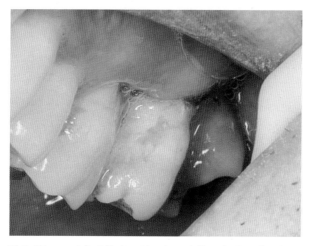

图 5-45　三颗磨牙挤成一堆，中间的第二磨牙几乎被挤出牙列

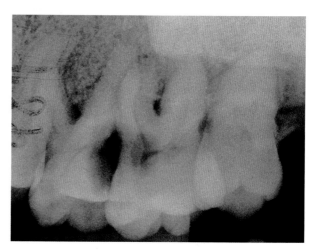

图 5-46　可见三颗磨牙的根互相交错状态

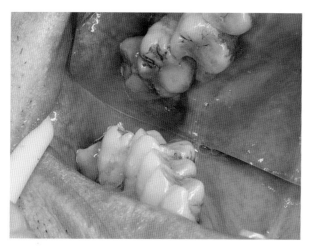

图 5-47　矢状面看三颗磨牙都不在一个牙弓曲线上

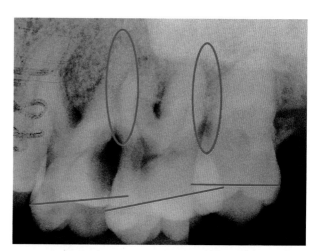

图 5-48　根间间隔和牙槽间隔都已吸收

例 1. 阻生智牙引发磨牙向近中倾斜呈台阶状

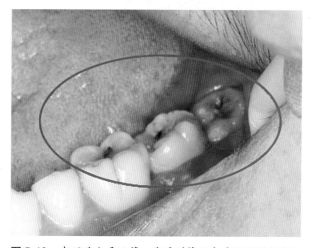

图 5-49　在照片上看从第一磨牙到第三磨牙呈现下台阶状

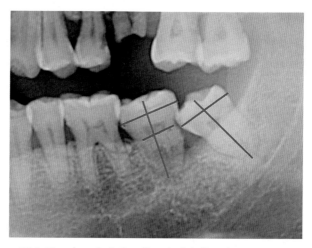

图 5-50　在 X 线片看从第三磨牙向第一磨牙呈倾倒状

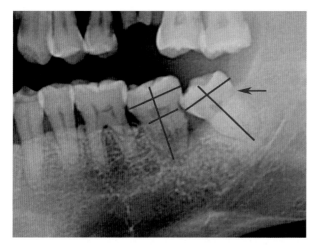

图 5-51 近中倾斜高位阻生智牙。智牙的近中冠缘挤顶第二磨牙远中冠颈部，第二磨牙的近中冠缘挤抵在第一磨牙远中冠部。智牙助力水平向前传导，倾倒的角度不同，向前的推力大小不同

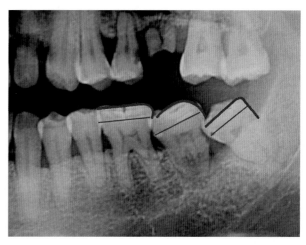

图 5-52 第二磨牙受到的推力最大，第二磨牙远中牙槽骨损伤也最大

例 2. 阻生智牙引发磨牙倾斜或错位

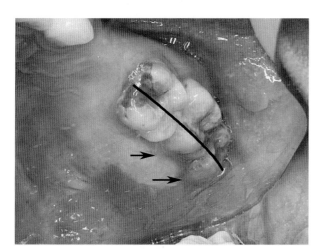

图 5-53 智牙和第二磨牙均向牙弓曲线的颊侧错位

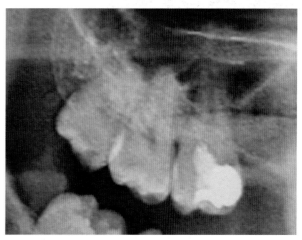

图 5-54 前图的 X 线片：智牙近中冠颈根挤向第二磨牙远中冠颈根

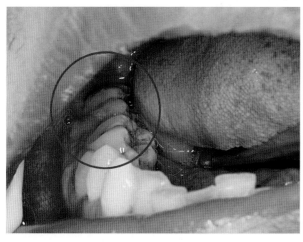

图 5-55 从第三磨牙到第二前磨牙均向舌侧倾倒

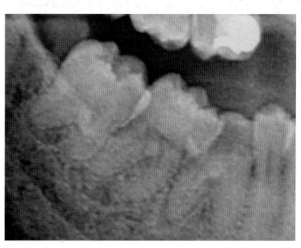

图 5-56 曲面体层片的二维图像里可见到向前倾斜的影像

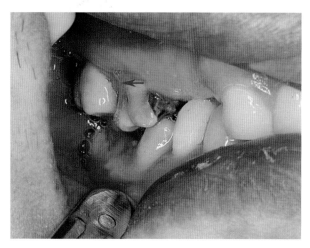

图5-57　上颌第二磨牙咬合在下颌第二磨牙的颊侧

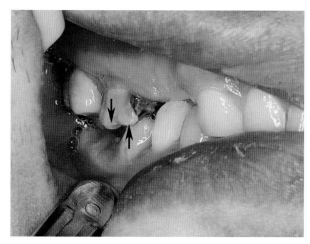

图5-58　上颌第一磨牙咬合在下颌第二前磨牙和第一磨牙的颊侧

例3. 阻生智牙引发第二磨牙倾斜或错位

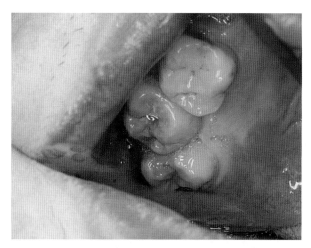

图5-59　三颗磨牙排列的状态

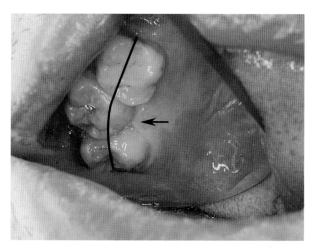

图5-60　第二磨牙偏离牙弓曲线，颊侧错位

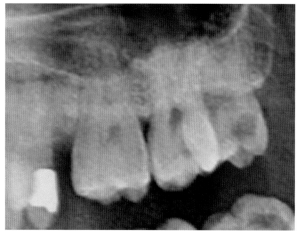

图5-61　前图的X线片：呈现第二磨牙远中与第三磨牙近中的重叠影像

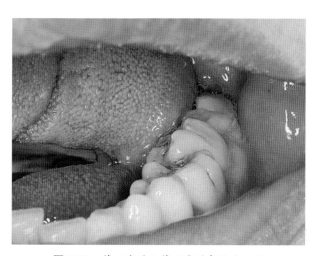

图5-62　第二磨牙和第三磨牙都偏向舌侧

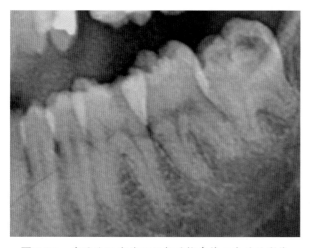

图5-63　前图的X线片可见智牙挤靠第二磨牙的影像

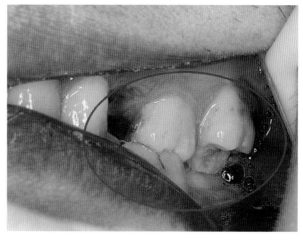

图5-64　上颌第二磨牙咬合在第一磨牙的颊侧

六、颌骨炎症

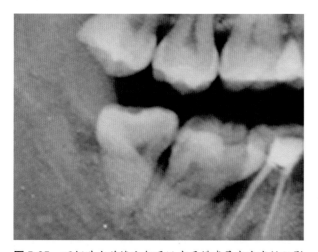

图5-65　下颌升支前缘和智牙远中牙槽嵴骨密度减低阴影

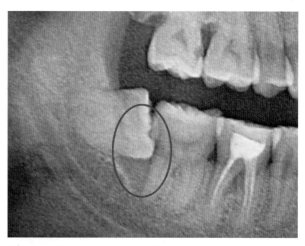

图5-66　第二磨牙远中根面,智牙近中冠缘下方呈"三角形"透过性阴影

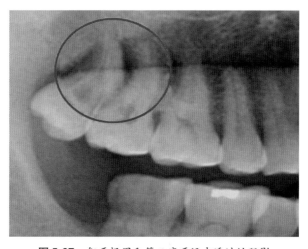

图5-67　智牙根周和第二磨牙远中透过性阴影

第六章　智牙生长状态的分类

Chapter Six　Classification of Wisdom Teeth Growing Status

许　朗　鲁大鹏

　　智牙是人类生长发育末期萌出的牙齿。智牙萌出前在颌骨中完成牙冠,牙颈和牙根的形成过程,同时完成"漂移"和"直立"过程。由于人类颌骨的"退化",智牙生长的空间仅仅是颌骨发育后期"剩余空间"而已,因此,智牙在颌骨中往往没能完成"漂移"和"直立"过程就被阻止在某个状态。所以,本书将其称为智牙生长状态。为了准确反映和描述其生长状态,以三维立体结构阐述智牙的垂直、水平、倾斜、错位、嵌入和方向等概念。

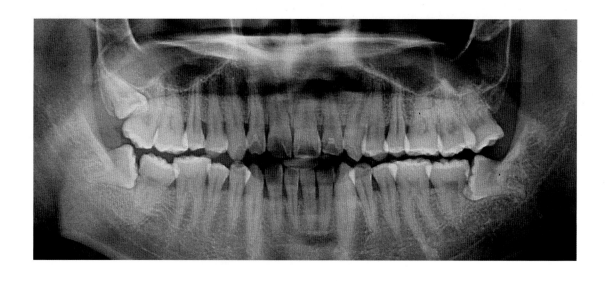

第一节 智牙生长状态分类规则
Section One Classification Rules of Wisdom Teeth Growing Status

智牙生长状态分类是依据智牙拔除阻力点、智牙埋伏深度、智牙在颌骨中的部位、智牙在颌骨中的三维体态进行分类,目的是为明确智牙阻生状态临床诊断、准确判定手术难度和确定使用何种手术术式,提供科学的依据。

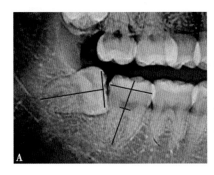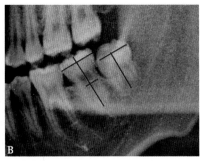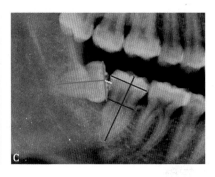

图6-1 第二磨牙与第三磨牙的关系

A. 冠部近中与远中外形高点的连线。髓室底的近远中横线与冠部近中与远中外形高点的连线平行。中轴线起于冠部咬合面中心止于根部中点与冠部近中与远中外形高点的连线垂直;髓室底的近远中横线垂直 B. 中轴线起于冠部咬合面中心止于根部中点与咬合面近远中连线垂直 C. 中轴线起于冠部咬合面中心点向第二磨牙引线

一、高位、中位和低位

上颌智牙是以相对于上颌第二磨牙𬌗面朝向下方的相对位置确定智牙低位、中位和高位。下颌智牙则是以相对于下颌第二磨牙𬌗面朝向上方的相对位置确定智牙高位、中位和低位。

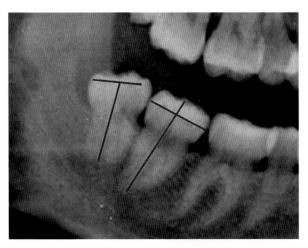

图6-2 下颌高位

下颌智牙𬌗平面高于第二磨牙冠部近远中外形高点

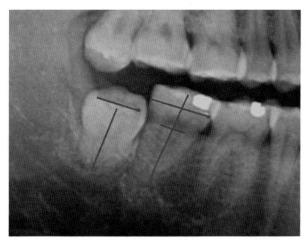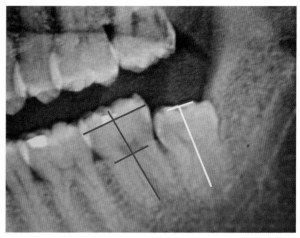

图6-3　下颌中位

下颌智牙殆平面低于第二磨牙冠部近远中外形高点,高于第二磨牙髓室底近远中平面

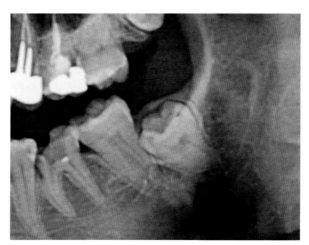

图6-4　下颌低位

下颌智牙殆平面低于第二磨牙髓室底近远中平面

二、近中、间中和远中

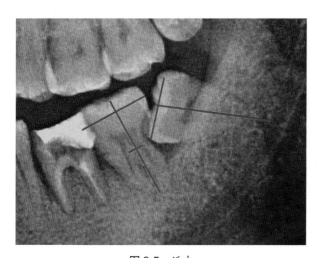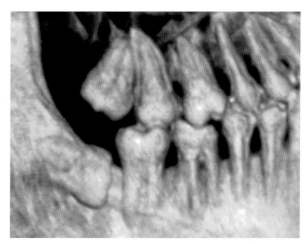

图6-5　近中	**图6-6　间中**
智牙的近中冠颈根与第二磨牙远中冠颈根相接触,牙槽间隔呈部分或全部消失的状态	智牙的近中冠缘与第二磨牙远中冠颈根有半个牙冠以内的距离

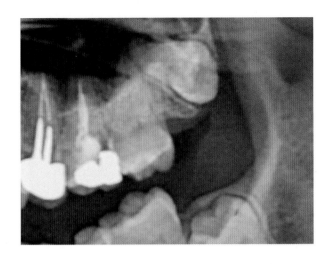

图 6-7　远中
智牙的近中冠颈根与第二磨牙远中冠颈根有大于半个牙冠以上的距离

三、倾斜、垂直和水平

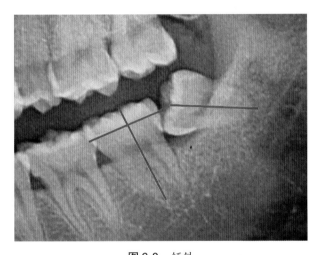

图 6-8　倾斜
以第二磨牙的中轴线为标准，智牙的中轴线冠端引线与第二磨牙中轴线相交小于 90° 角时为倾斜

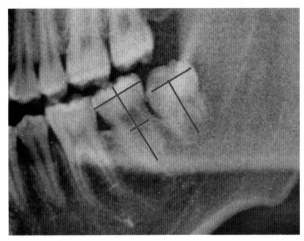

图 6-9　垂直
以第二磨牙的中轴线为标准，智牙的中轴线冠端引线与第二磨牙中轴线呈平行状态为垂直

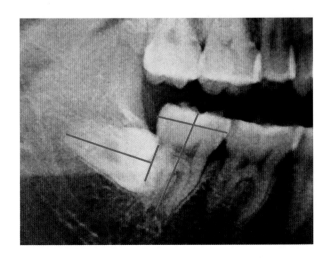

图 6-10　水平
以第二磨牙的中轴线为标准，智牙的中轴线冠端引线与第二磨牙中轴线相交呈 90° 角时为水平

四、错位、颊向、舌向（腭向）

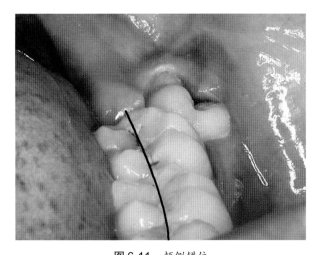

图 6-11　颊侧错位

以第二磨牙中轴线和牙弓曲线为标准,智牙中轴线向颊侧既偏离第二磨牙中轴线又偏离了牙弓曲线为颊侧错位

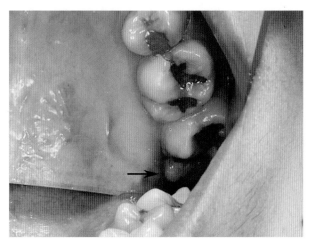

图 6-12　腭侧错位

以第二磨牙中轴线和牙弓曲线为标准,智牙中轴线向腭侧既偏离第二磨牙中轴线又偏离了牙弓曲线为腭侧错位

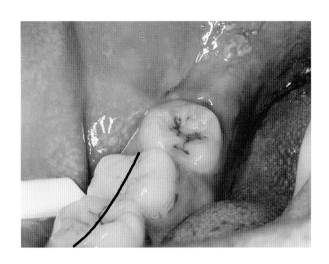

图 6-13　舌侧错位

以第二磨牙中轴线和牙弓曲线为标准,智牙中轴线向舌侧既偏离第二磨牙中轴线又偏离了牙弓曲线为舌侧错位

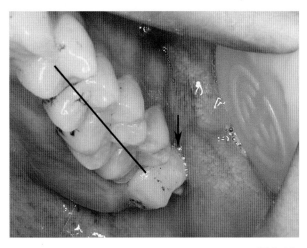

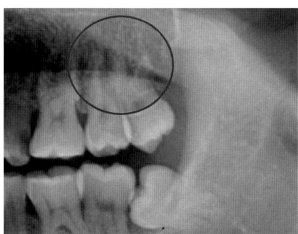

图 6-14　颊向倾斜

以第二磨牙中轴线和牙弓曲线为标准,智牙冠部向颊侧偏离中轴线,但是智牙的根部没有偏离第二磨牙中轴线为颊向倾斜

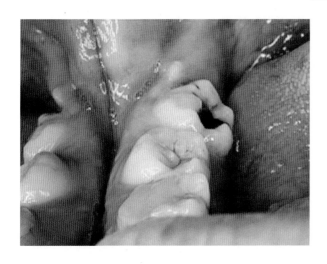

图 6-15 舌向倾斜

以第二磨牙中轴线和牙弓曲线为标准,智牙冠部向舌侧偏离中轴线,但是智牙的根部没有偏离第二磨牙中轴线

五、嵌入、倒置、逆向

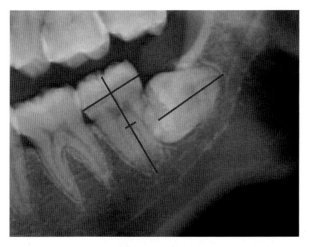

图 6-16 嵌入

智牙冠部嵌入到第二磨牙远中冠颈根的程度为嵌入(嵌入 1/4)

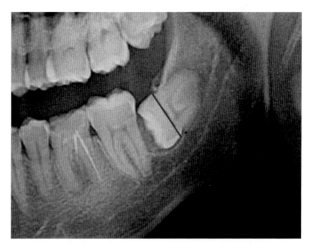

图 6-17 倒置

以第二磨牙的中轴线为标准,智牙的中轴线冠端引线与第二磨牙中轴线相交大于 90° 角时为倒置

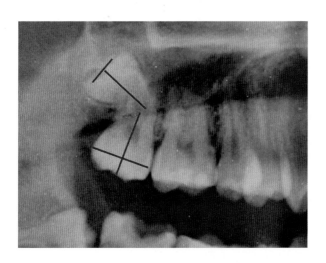

图 6-18 逆向

智牙的冠部朝向第二磨牙相反的方向时称为逆向(亦称反向)

六、上方、下方、前方和后方

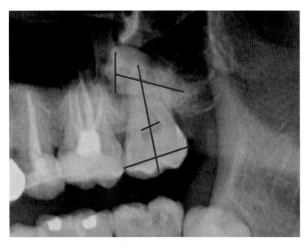

图 6-19　上方
上颌智牙的中轴线与其咬合面中心的交点平齐于第二磨牙根尖部或高于根尖部都称为上方

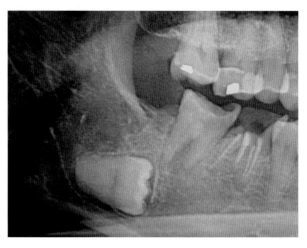

图 6-20　下方
下颌智牙的中轴线与其咬合面中心的交点平齐于第二磨牙根尖部或低于根尖部都称为下方

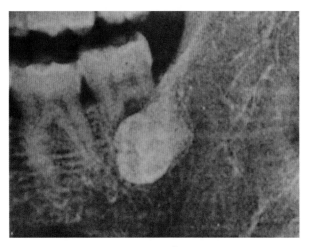

图 6-21　前方
智牙的中轴线与其咬合面中心的交点越过第二磨牙根尖部的中轴线称为前方

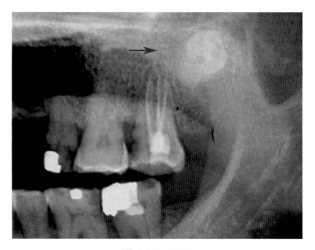

图 6-22　后方
智牙的中轴线与其咬合面中心的交点后退过第二磨牙根尖部的中轴线约智牙近远中冠的直径距离和其以上称为后方

第二节　倾斜阻生智牙
Section Two　Tilted Impacted Wisdom Teeth

倾斜中最常见到的是近中倾斜、近中嵌入倾斜、颊向倾斜、舌向倾斜和腭向倾斜。

一、下颌近中倾斜阻生智牙

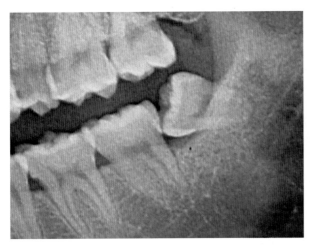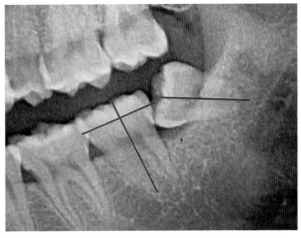

图 6-23 近中倾斜

第二磨牙冠部近远中外形高点画横线，再画垂直横线的中轴线。从智牙中轴线的冠端向前引线时就可明确诊断为：左侧下颌近中倾斜高位阻生智牙。智牙近中冠缘与第二磨牙远中冠部点接触

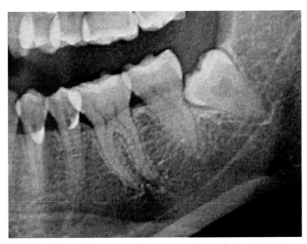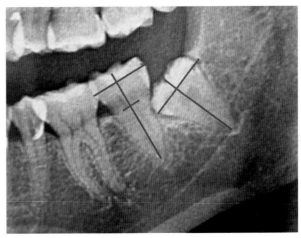

图 6-24 近中倾斜

第二磨牙冠部近远中外形高点画横线，髓室底画横线。再画垂直横线的中轴线。从智牙中轴线的冠端向前引线时就可明确诊断为：左侧下颌近中倾斜中位阻生智牙。智牙近中冠缘与第二磨牙远中颈根部点接触

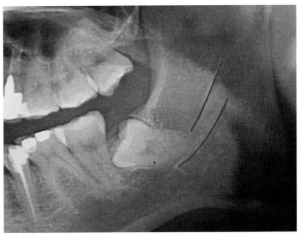

图 6-25 左侧下颌近中低位倾斜阻生智牙

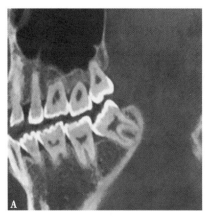
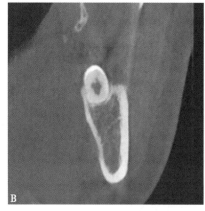
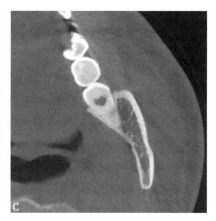

图 6-26 CBCT：左侧下颌近中倾斜高位阻生智牙
A. 矢状位 B. 冠状位 C. 轴位

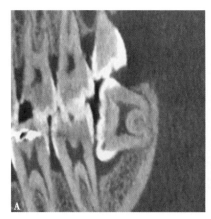
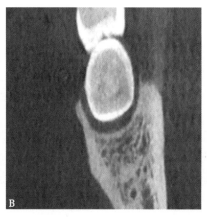
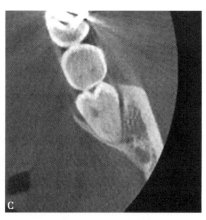

图 6-27 CBCT：左侧下颌近中倾斜中位阻生智牙
A. 矢状位 B. 冠状位 C. 轴位

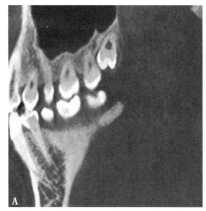
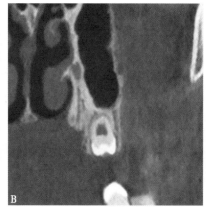
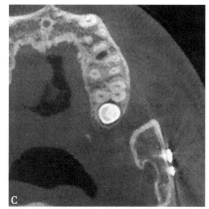

图 6-28 CBCT：左侧上颌近中倾斜中位阻生智牙
A. 矢状位 B. 冠状位 C. 轴位

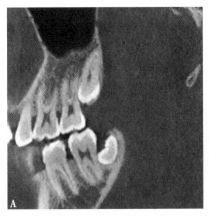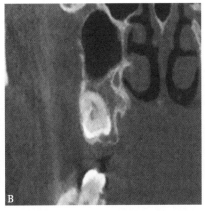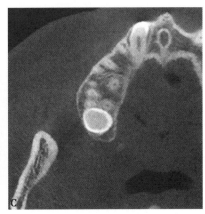

图 6-29　CBCT：右侧上颌近中倾斜高位阻生智牙
A. 矢状位　B. 冠状位　C. 轴位

二、下颌近中倾斜嵌入阻生智牙

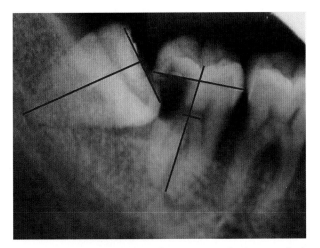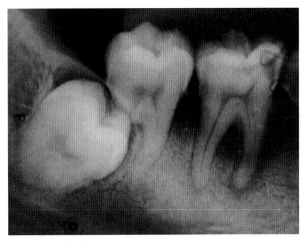

图 6-30　右侧下颌近中倾斜高位嵌入阻生智牙。冠颈部嵌入（1/4），智牙近中冠缘嵌入呈角形接触

图 6-31　右侧下颌近中倾斜低位嵌入阻生智牙。颈根部嵌入（1/2），智牙近中冠缘嵌入呈角形接触

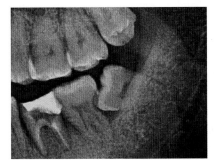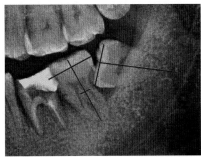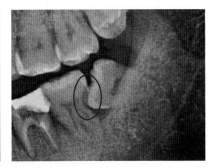

图 6-32　左侧下颌近中倾斜中位嵌入阻生智牙。冠颈根部嵌入（1/4），智牙近中冠缘嵌入呈角形接触

三、下颌近中舌向倾斜

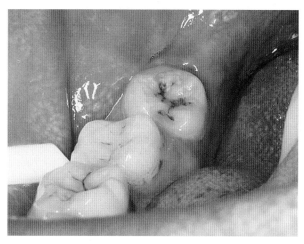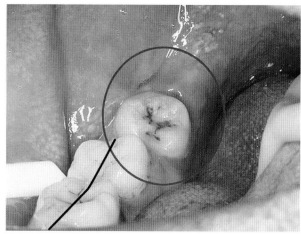

图6-33 舌侧倾斜高位阻生第三磨牙

右侧下颌智牙冠部向舌侧倾斜，舌侧牙龈缘向下方移位，其龈内舌侧牙槽骨板低或大部消失。智牙冠部偏离牙弓曲线朝向舌侧。诊断为：右侧下颌近中舌向倾斜高位阻生智牙

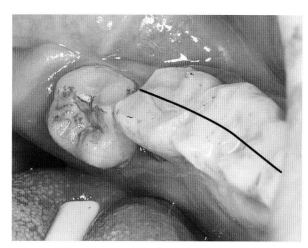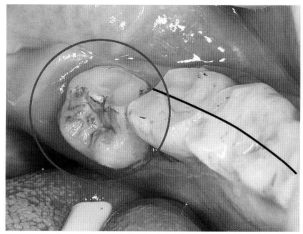

图6-34 舌侧倾斜中位阻生第三磨牙

左侧下颌智牙冠部向舌侧倾斜，智牙冠部向牙龈缘下方移位，其龈内舌侧牙槽骨板大部消失。智牙冠部明显偏离牙弓曲线朝向舌侧。诊断为：左侧下颌近中舌向倾斜中位阻生智牙。智牙冠部颊侧已形成和上颌智牙的咬合面

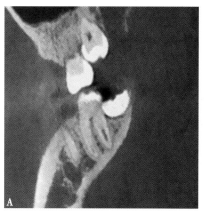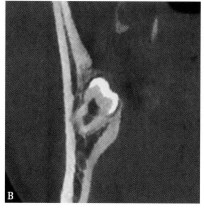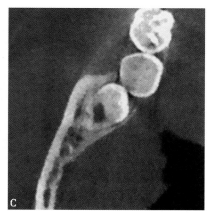

图6-35 CBCT：右侧下颌近中舌向倾斜高位阻生智牙

A. 矢状位 B. 冠状位 C. 轴位

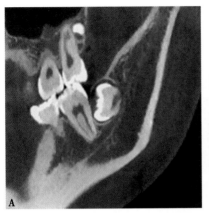
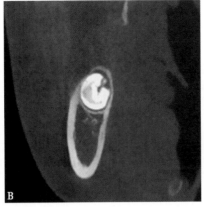
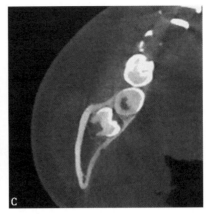

图 6-36　CBCT：右侧下颌近中舌向倾斜中位阻生智牙
A. 矢状位　B. 冠状位　C. 轴位

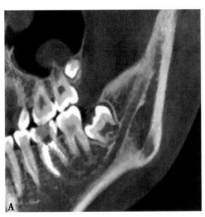
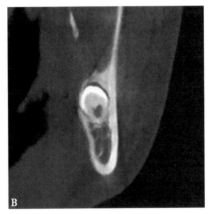
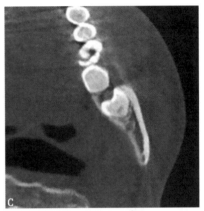

图 6-37　CBCT：左侧下颌近中舌向倾斜低位阻生智牙
A. 矢状位　B. 冠状位　C. 轴位

四、近中颊向倾斜

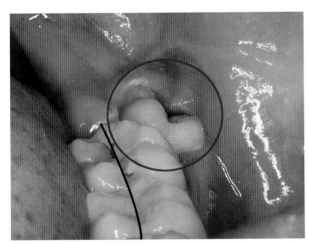
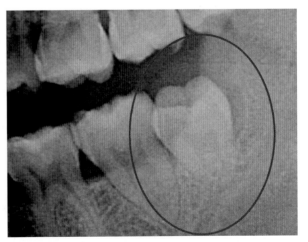

图 6-38　左侧下颌智牙冠部向颊侧倾斜，智牙冠部舌牙龈缘肥厚，其龈内舌侧牙槽骨板较宽厚。智牙冠缘已偏到龈颊沟。颊侧附着龈消失，智牙𬌗面远中有颊侧黏膜覆盖。右图：智牙冠部近中靠近第二磨牙远中颊侧。诊断为：左侧下颌近中颊向倾斜中位阻生智牙

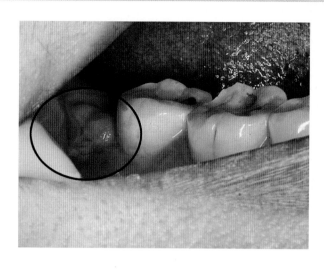

图 6-39 右侧下颌智牙冠部向颊侧倾斜,智牙冠缘位于第二磨牙冠部远中外形高点以下。智牙骀面朝向颊侧黏膜。诊断为:右侧下颌近中颊向倾斜低位阻生智牙

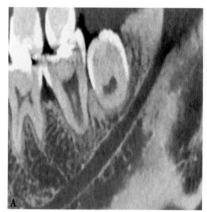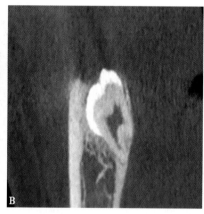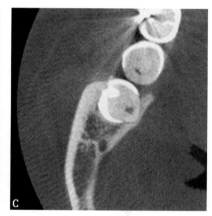

图 6-40 CBCT:左侧下颌颊向倾斜高位阻生智牙
A. 矢状位 B. 冠状位 C. 轴位

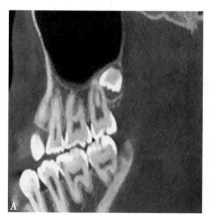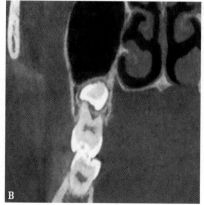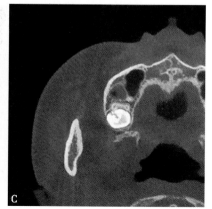

图 6-41 CBCT:右侧上颌颊向倾斜高位阻生智牙
A. 矢状位 B. 冠状位 C. 轴位

五、上颌颊向和腭向倾斜

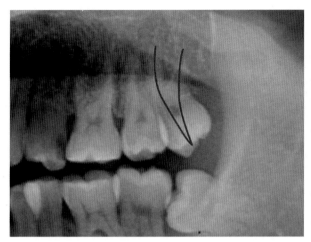 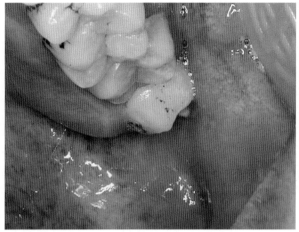

图 6-42 左侧上颌近中颊侧倾斜低位阻生智牙

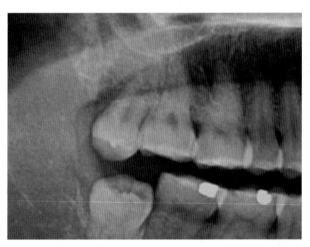 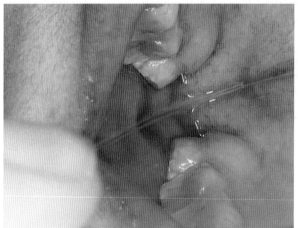

图 6-43 右侧上颌近中颊侧倾斜低位阻生智牙

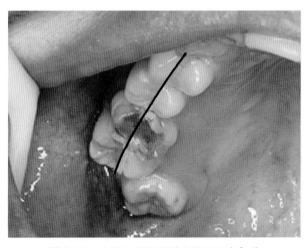

图 6-44 右侧上颌颊侧错位低位阻生智牙

六、下颌间中倾斜阻生智牙

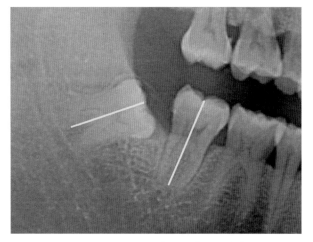

图 6-45　右侧下颌间中倾斜中位阻生智牙

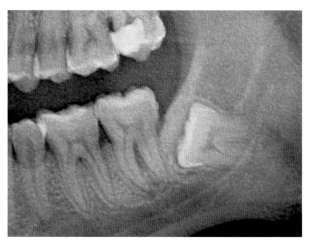

图 6-46　智牙根部横穿下牙槽神经管

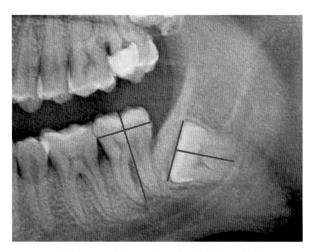

图 6-47　左侧下颌间中倾斜低位阻生智牙

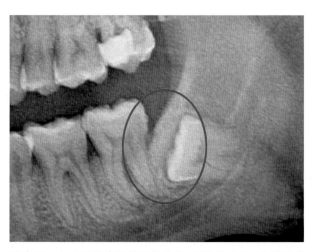

图 6-48　智牙冠部有较厚的骨覆盖，其骨是下颌升支前缘骨的延续

七、下颌远中倾斜阻生智牙

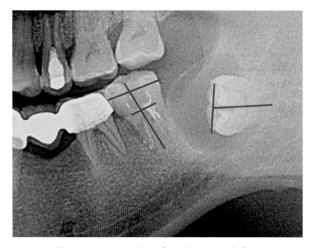

图 6-49　左侧下颌远中倾斜低位阻生智牙

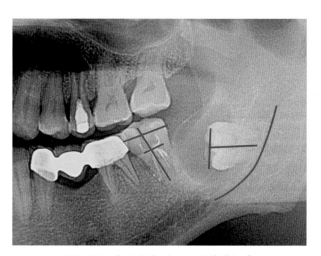

图 6-50　智牙根部进入下牙槽神经管

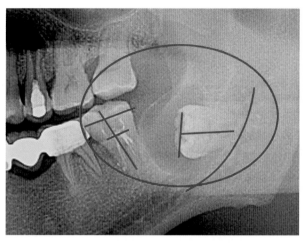

图 6-51　从智牙颈部形成圆形骨密度减低区

八、上颌逆向倾斜

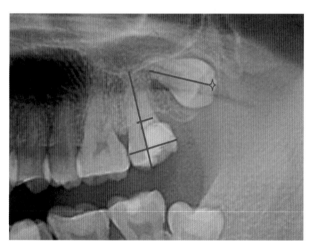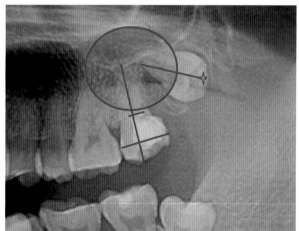

图 6-52　左侧上颌远中逆向倾斜高位阻生智牙。根尖部紧邻上颌窦

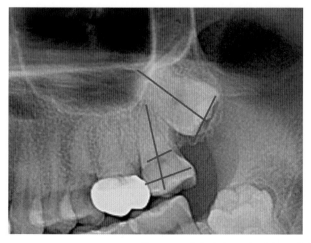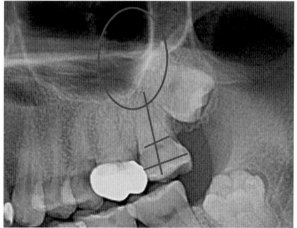

图 6-53　左侧上颌间中逆向倾斜高位阻生智牙。根尖部进入上颌窦

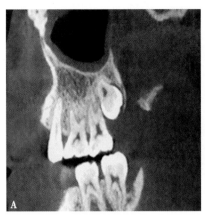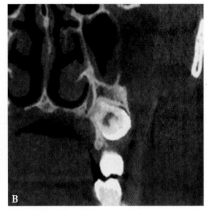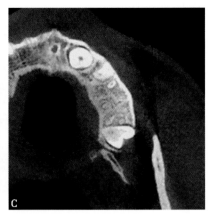

图 6-54 左侧上颌近中逆向倾斜高位阻生智牙
A. 矢状位 B. 冠状位 C. 轴位

九、上颌近中倾斜嵌入阻生智牙

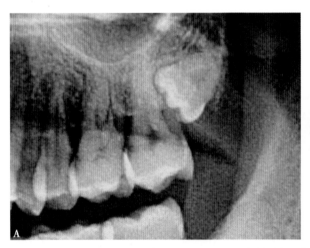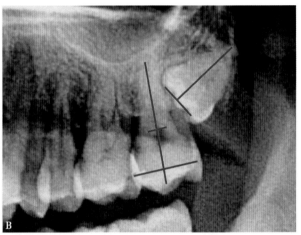

图 6-55 高位阻生智牙
A. 智牙冠部近中嵌入第二磨牙远中根部（1/3） B. 左侧上颌近中嵌入（1/3）

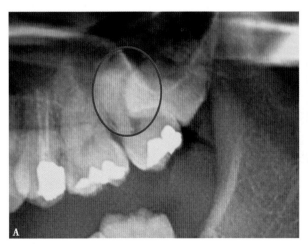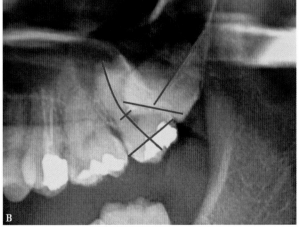

图 6-56 中位阻生智牙
A. 智牙冠部近中嵌入第二磨牙远中冠颈根部（3/4） B. 左侧上颌近中嵌入（3/4）

十、上颌腭向倾斜阻生智牙

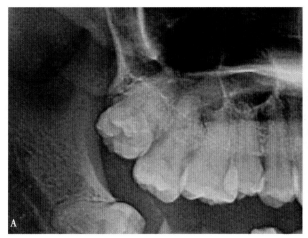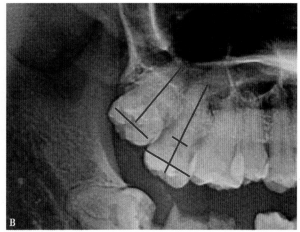

图 6-57　腭向倾斜中位阻生第三磨牙
A. 智牙咬合面朝向腭侧　B. 右侧上颌近中腭向倾斜中位阻生智牙

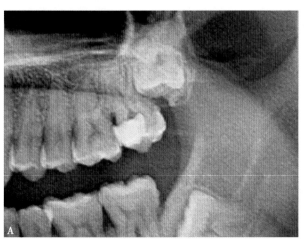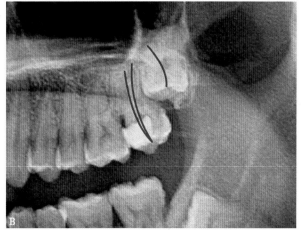

图 6-58　腭向倾斜高位阻生第三磨牙
A. 智牙咬合面朝向腭侧　B. 左侧上颌近中腭向倾斜高位阻生智牙

第三节　垂直阻生智牙
Section Three　Vertical Impacted Wisdom Teeth

　　下颌垂直阻生智牙常常是智牙近中有第二磨牙远中冠颈根的阻力，智牙远中有下颌升支前缘骨阻力。上颌垂直智牙主要是智牙近中有第二磨牙远中冠颈根的阻力。

一、上颌低位垂直阻生智牙

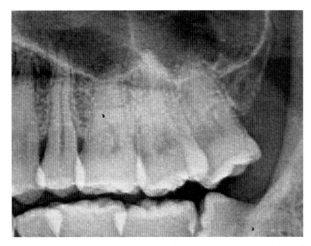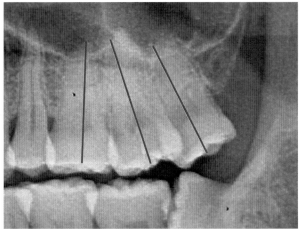

图 6-59 第二磨牙远中冠颈根与智牙近中冠颈根紧紧相互挤靠在一起。上颌智牙虽然有对殆牙，但是对殆牙为阻生智牙，上下智牙没有正常咬合关系。诊断为左侧上颌近中低位垂直阻生智牙

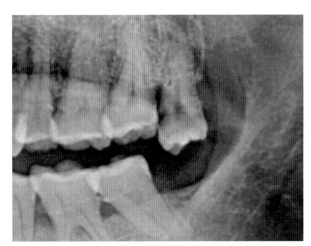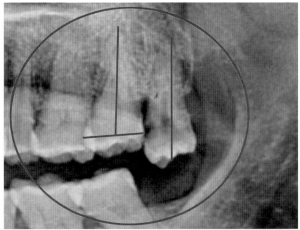

图 6-60 上颌智牙过长，无对殆牙。智牙近中颈部和第二磨牙远中颈部蚕食状阴影。诊断为左侧上颌低位垂直阻生智牙

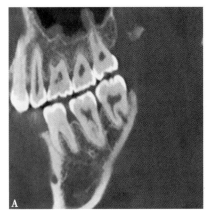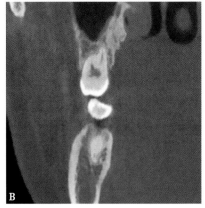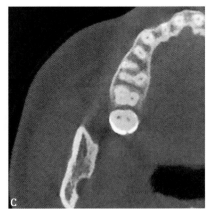

图 6-61 CBCT：右侧上颌垂直低位阻生智牙
A. 矢状位 B. 冠状位 C. 轴位

二、上颌中位垂直阻生智牙

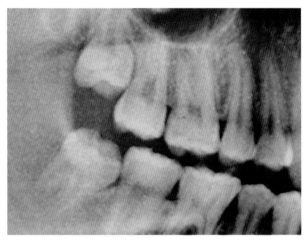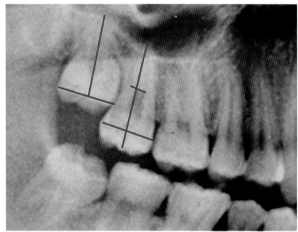

图 6-62 冠部是牙齿最宽大的部位,髓室底部和根部是牙齿最窄的地方。智牙的冠部挤顶在第二磨牙远中颈根部。两牙之间的牙槽间隔完全消失。诊断为右侧上颌近中中位垂直阻生智牙

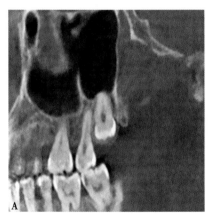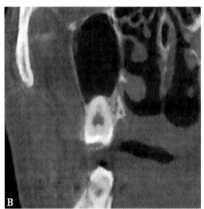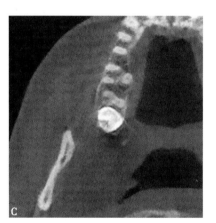

图 6-63 CBCT:右侧上颌近中垂直中位阻生智牙
A. 矢状位 B. 冠状位 C. 轴位

三、上颌高位垂直阻生智牙

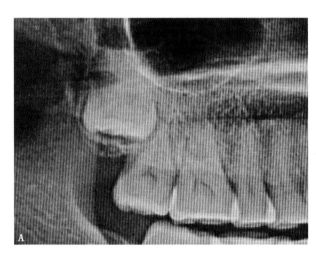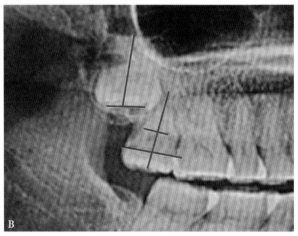

图 6-64 右侧上颌近中高位垂直阻生智牙
A. 智牙完全埋伏在上颌骨内 B. 智牙中轴线与第二磨牙中轴线相平行。智牙𬌗面中心与智牙中轴线的交点引水平线

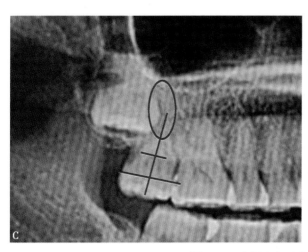
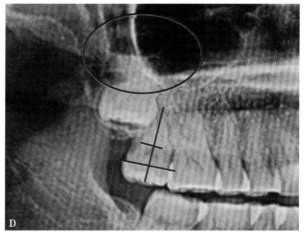

图6-64　右侧上颌近中高位垂直阻生智牙（续）

C. 第二磨牙近中根面与第一磨牙远中根面相贴，第二磨牙远中根面紧贴智牙近中冠缘　D. 智牙近中根面与上颌窦的底壁和后壁相贴

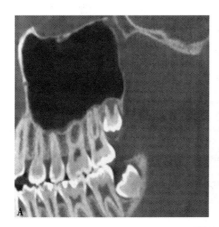
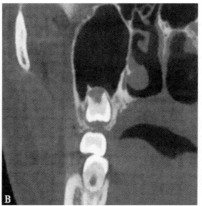
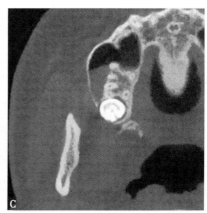

图6-65　CBCT：右侧上颌近中高位垂直阻生智牙
A. 矢状位　B. 冠状位　C. 轴位

四、上颌腭侧错位垂直低位阻生智牙

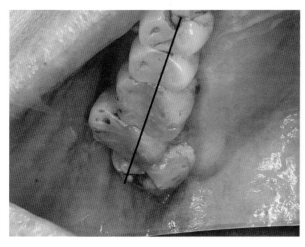
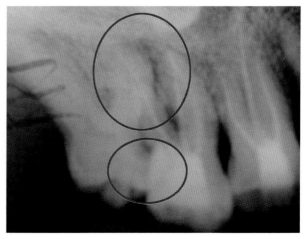

图6-66　右侧上颌智牙近中腭侧错位低位垂直阻生。X线片可见智牙近中根与第二磨牙远中根交叉，智牙冠部的近中颊侧缘与第二磨牙腭侧远中缘相重叠的影像

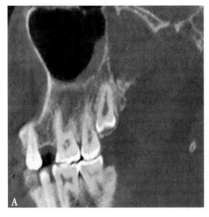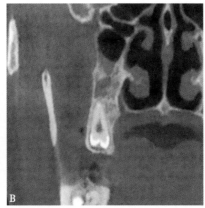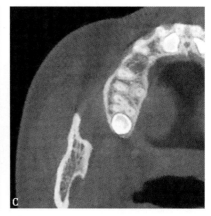

图 6-67　CBCT：右侧上颌腭侧错位高位阻生智牙
A. 矢状位　B. 冠状位　C. 轴位

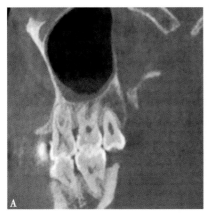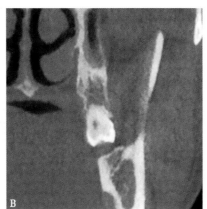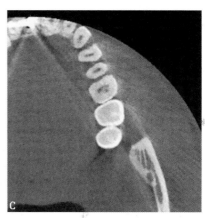

图 6-68　CBCT：左侧上颌近中腭侧错位低位垂直阻生智牙
A. 矢状位　B. 冠状位　C. 轴位

五、上颌颊侧错位垂直中位阻生智牙

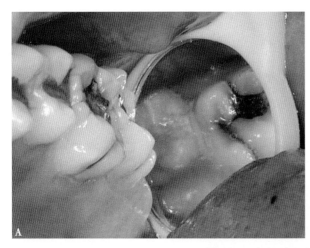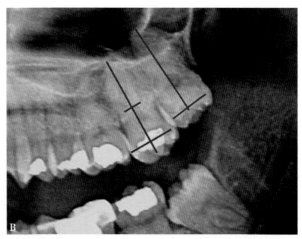

图 6-69　颊侧错位垂直中位阻生第三磨牙
A. 仅能见到智牙冠部的𬌗面，腭侧牙龈宽厚，颊侧龈上移，智牙长轴偏离牙弓曲线于颊侧　B. 左侧上颌颊侧错位中位阻生

六、上颌垂直高位嵌入阻生智牙

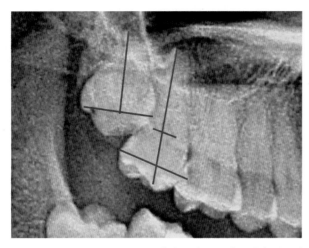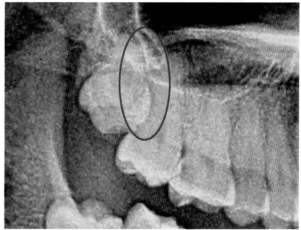

图6-70　右侧上颌近中高位嵌入垂直阻生智牙。智牙冠部较大,智牙近中冠缘嵌入(1/3)第二磨牙根部

七、下颌近中垂直高位阻生智牙

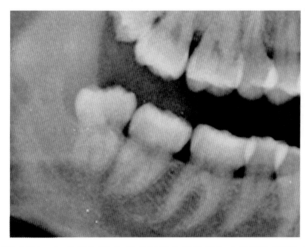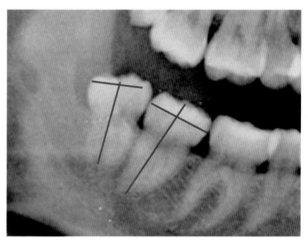

图6-71　智牙冠部远中有下颌升支前缘骨阻生的"弧形"骨密度减低影像。智牙近中根面与第二磨牙远中根面较近,智牙高出殆面,且牙体略有远中倾斜

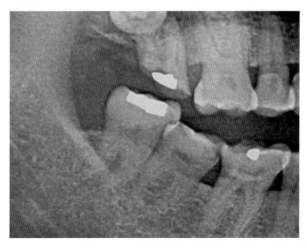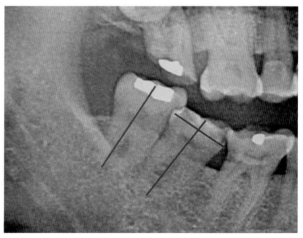

图6-72　智牙近中根面与第二磨牙远中根面相贴,智牙高出殆面,且智牙根部向远中弯曲

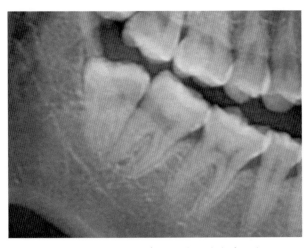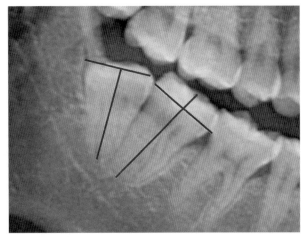

图 6-73　智牙冠部远中冠缘有下颌升支前缘骨阻生的"弧形"影像。智牙近中根面与第二磨牙远中根面相贴，智牙根部呈融合根状

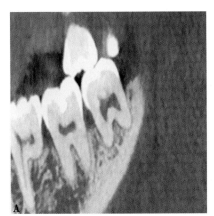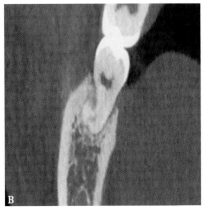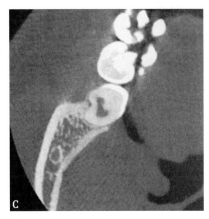

图 6-74　CBCT：右侧下颌垂直高位阻生智牙
A. 矢状位　B. 冠状位　C. 轴位

八、下颌近中垂直中位阻生智牙

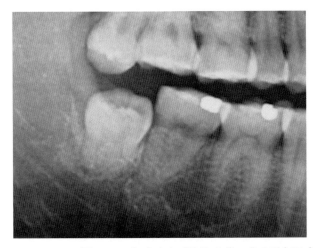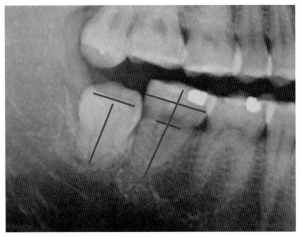

图 6-75　智牙近中冠缘位于第二磨牙冠部远中外形高点以下，两牙之间的牙槽间隔部分消失

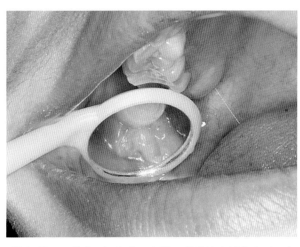
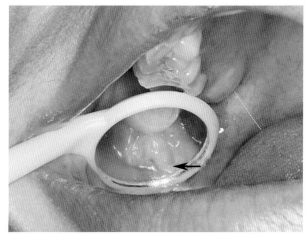

图 6-76 口镜内，智牙嵌入在第二磨牙远中冠部之下。智牙殆面周围有软组织覆盖。箭头所指是裸露的部分智牙殆面

九、下颌近中垂直低位阻生智牙

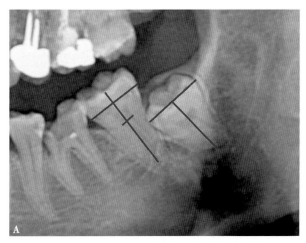
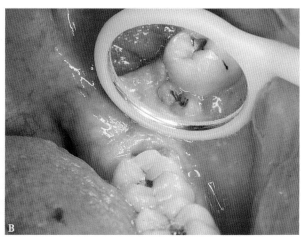

图 6-77 近中垂直低位阻生第三磨牙

A. 智牙殆面位于第二磨牙髓室底平面以下。智牙殆面舌侧部分骨覆盖。智牙近中有牙阻力，远中有骨阻力 B. 可见智牙位于第二磨牙颈部以下，还有部分软组织覆盖

十、下颌颊侧（或舌侧）错位垂直高位阻生智牙

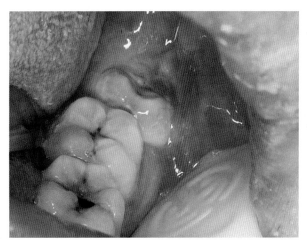
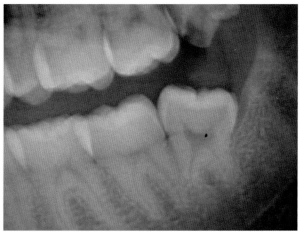

图 6-78 左侧下颌近中颊侧错位垂直高位阻生智牙
智牙轴心偏离牙弓曲线于颊侧。智牙近中冠颈根挤靠在第二磨牙远中颊侧冠颈根

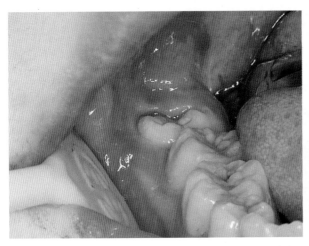
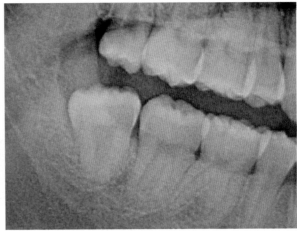

图6-79 右侧下颌颊侧错位垂直高位阻生智牙
智牙轴心偏离牙弓曲线于颊侧，且智牙𬌗面远中有龈瓣覆盖；智牙近中冠颈根在第二磨牙远中颊侧

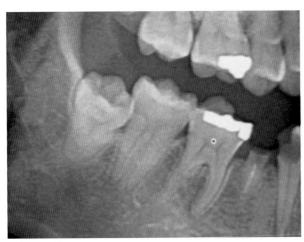
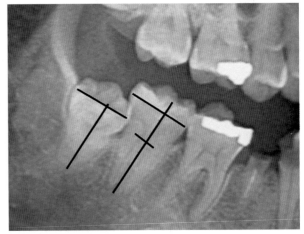

图6-80 右侧下颌颊侧错位垂直中位阻生智牙

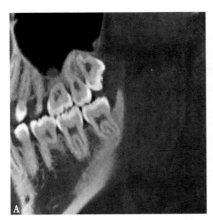
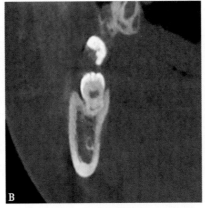
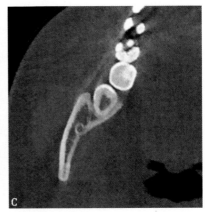

图6-81 CBCT：右侧下颌颊侧错位垂直高位阻生智牙
A. 矢状位 B. 冠状位 C. 轴位

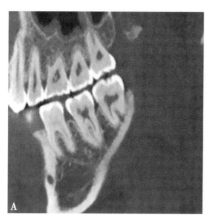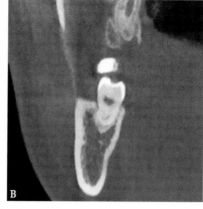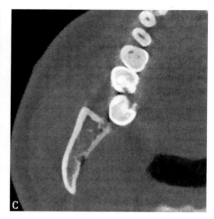

图 6-82 CBCT：右侧下颌舌侧错位垂直高位阻生智牙
A. 矢状位 B. 冠状位 C. 轴位

十一、下颌间中垂直中位阻生智牙

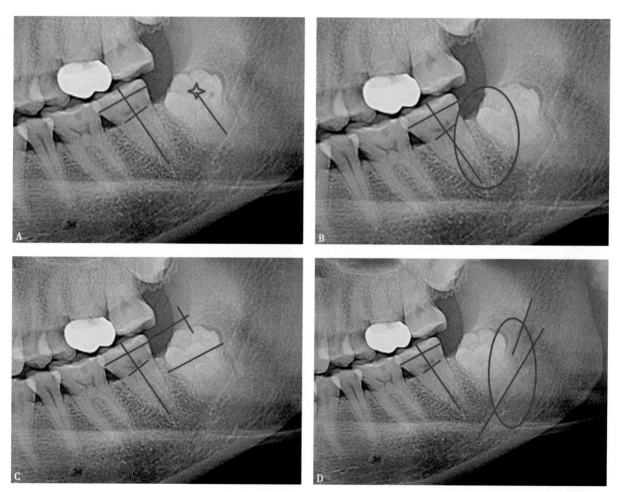

图 6-83 左侧下颌间中垂直中位阻生智牙

A. 智牙长轴与第二磨牙长轴呈平行状态。智牙冠部远中冠缘有下颌升支前缘骨阻力 B. 第二磨牙与智牙之间有较宽的牙槽间隔 C. 第二磨牙后间隙的近远中距离比智牙的冠部近远中直径小 D. 智牙根部位于下牙槽神经管内

第四节 水平阻生智牙
Section Four Horizontal Impacted Wisdom Teeth

水平阻生智牙是临床上较常见的阻生状态。可分为高位、中位、低位、嵌入、颊侧错位、舌侧错位、腭侧错位、间中、远中和逆向水平阻生等。

一、上颌近中颊侧颊向高位水平嵌入阻生智牙

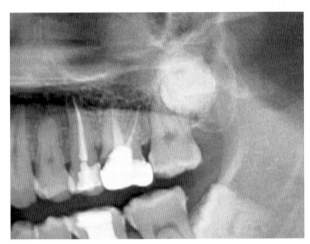 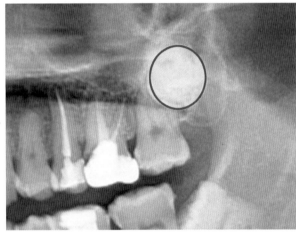

图6-84 上颌近中颊侧颊向高位水平嵌入阻生智牙。智牙横卧第二磨牙远中根部嵌入（1/2）；智牙冠部朝向颊侧

二、上颌近中腭侧水平阻生智牙

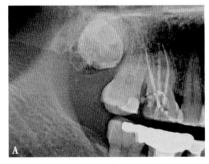 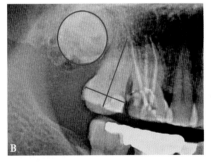 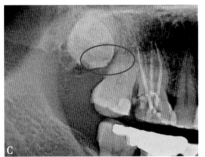

图6-85 右侧上颌颊侧颊向水平高位阻生智牙

三、下颌近中水平阻生智牙

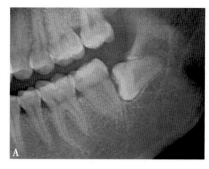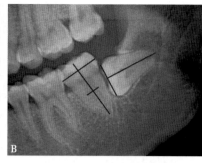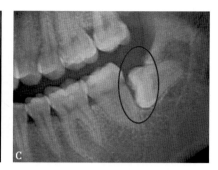

图 6-86　下颌近中水平阻生智牙

A. 智牙殆面正对第二磨牙远中颈根面　B. 近中中位水平阻生　C. 第二磨牙和智牙之间牙槽间隔大部消失

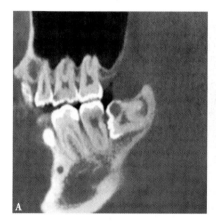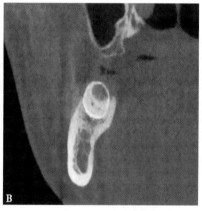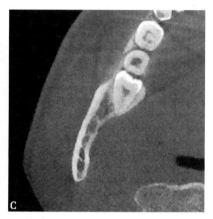

图 6-87　CBCT 示右侧下颌水平中位阻生智牙

A. 矢状位　B. 冠状位　C. 轴位

四、下颌近中低位水平嵌入阻生智牙

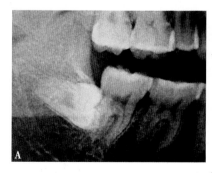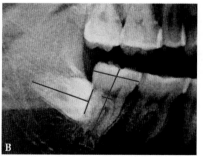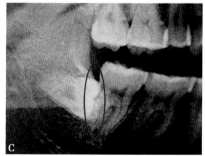

图 6-88　下颌近中低位水平嵌入阻生智牙

A. 智牙殆面嵌入第二磨牙远中根面　B. 近中嵌入（1/3）低位水平阻生　C. 第二磨牙和智牙之间牙槽间隔完全消失

五、下颌间中水平低位阻生智牙

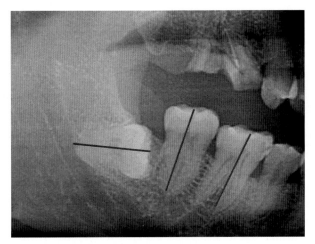

图 6-89　右侧下颌间中低位水平阻生智牙

六、下颌颊侧颊向水平阻生智牙

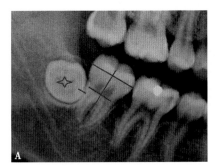 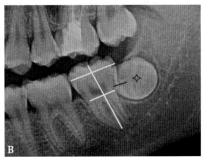 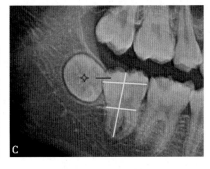

图 6-90　下颌颊侧颊向水平阻生智牙

A. 右侧下颌近中颊侧颊向低位水平阻生智牙　B. 左侧下颌近中颊侧颊向中位水平阻生智牙　C. 右侧下颌近中颊侧颊向高位水平阻生智牙

七、下颌中位水平阻生智牙

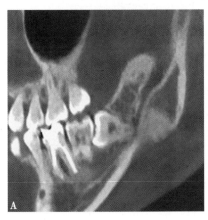 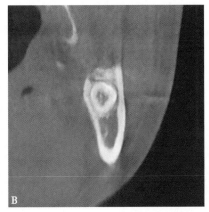 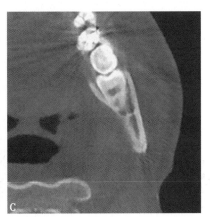

图 6-91　CBCT：左侧下颌水平舌向高位阻生智牙

A. 矢状位　B. 冠状位　C. 轴位

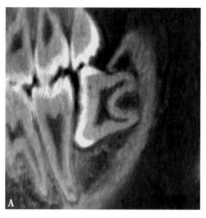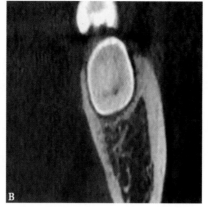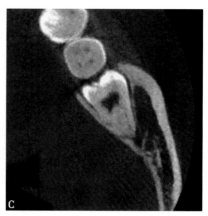

图 6-92 CBCT：左侧下颌舌侧错位水平中位阻生智牙
A. 矢状位 B. 冠状位 C. 轴位

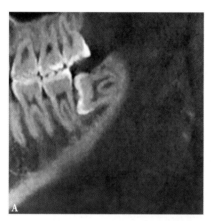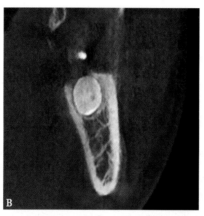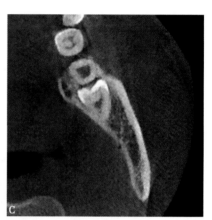

图 6-93 CBCT：左侧下颌颊向颊侧水平中位阻生智牙
A. 矢状位 B. 冠状位 C. 轴位

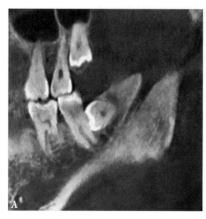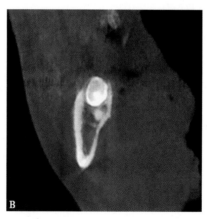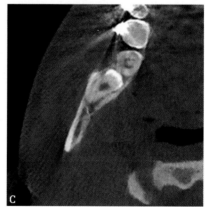

图 6-94 CBCT：右侧下颌舌向颊侧水平低位阻生智牙
A. 矢状位 B. 冠状位 C. 轴位

第五节 倒置／逆向阻生智牙
Section Five Inverted and Reversed Impacted Wisdom Teeth

　　智牙冠部的咬合面朝向与第二磨牙冠部相反的方向称倒置。智牙冠部的咬合面朝向下颌升支后缘或上颌结节称为逆向。

一、上颌近中逆向水平高位阻生智牙

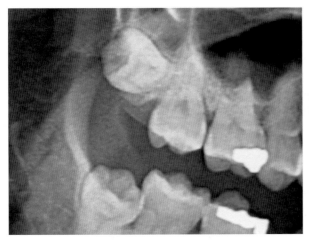
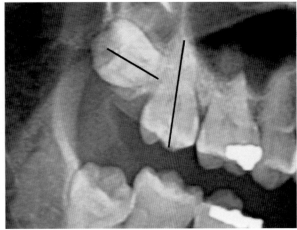

图6-95　右侧上颌逆向水平高位阻生智牙

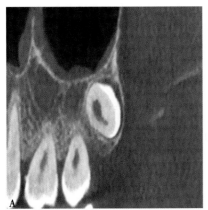
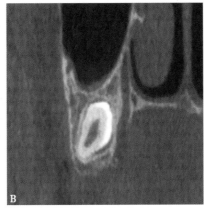
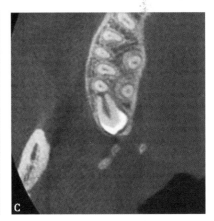

图6-96　CBCT：右侧上颌远中逆向倾斜（上倾）腭向高位阻生智牙
A. 矢状位　B. 冠状位　C. 轴位

二、下颌倒置阻生智牙

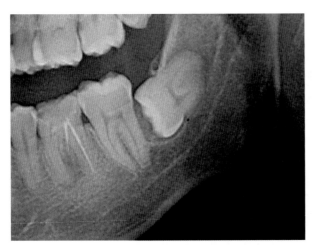
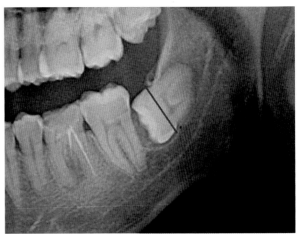

图6-97　智牙冠部斜向前下，智牙根部斜向后上。第二磨牙与智牙之间有完整的牙槽间隔。智牙冠部较大，智牙近中冠颈根面紧贴下牙槽神经管上壁。有智牙根尖周膜增宽影像。诊断为：左侧下颌低位倒置阻生智牙

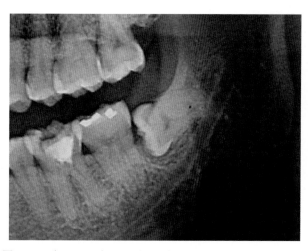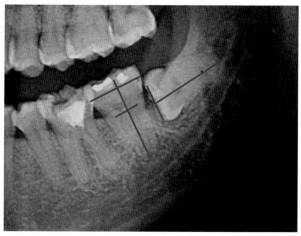

图 6-98 智牙的冠部斜向前下，多个且弯曲。第二磨牙与智牙之间的牙槽间隔部分消失。智牙冠部较大，智牙近中根尖进入下牙槽神经管。诊断为：左侧下颌中位倒置阻生智牙

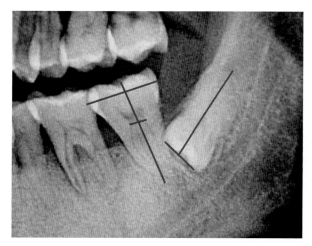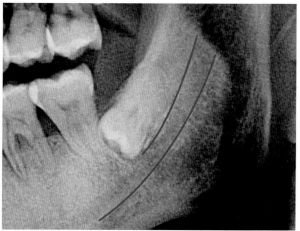

图 6-99 智牙斜向前下倾斜。第二磨牙与智牙之间的牙槽间隔几乎全部消失。智牙冠部近中冠缘进入下牙槽神经管。诊断为：左侧下颌近中低位倒置阻生智牙

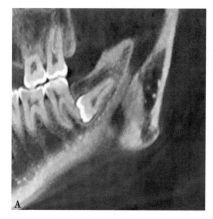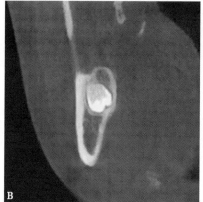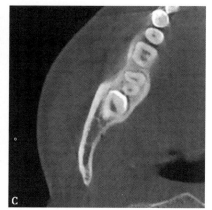

图 6-100 CBCT：左侧下颌倒置（下倾）低位阻生智牙
A. 矢状位 B. 冠状位 C. 轴位

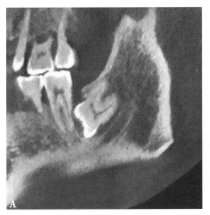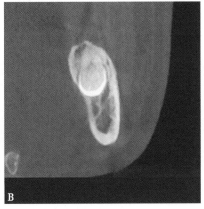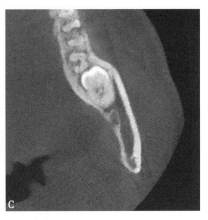

图6-101　CBCT：右侧下颌近中倒置（下倾）颊侧错位低位阻生智牙
A. 矢状位　B. 冠状位　C. 轴位

三、下颌间位倒置低位阻生智牙

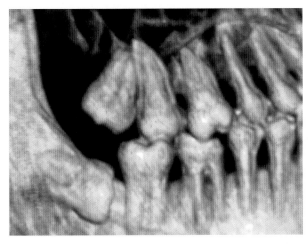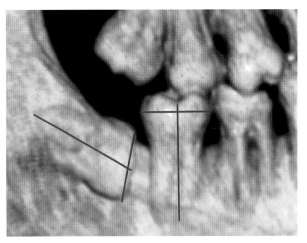

图6-102　智牙冠部与第二磨牙相距较大，智牙根尖部位于下颌升支前缘部。诊断为：右侧下颌间位低位倒置阻生智牙

四、下颌倒置嵌入阻生智牙

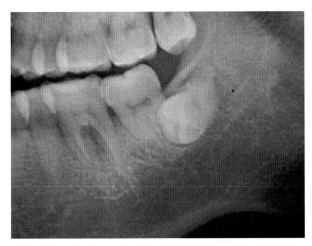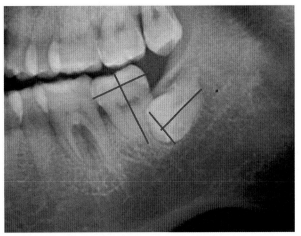

图6-103　左侧下颌近中低位嵌入倒置阻生智牙

第六节 特殊阻生智牙
Section Six Special Impacted Wisdom Teeth

埋伏智牙所在位置超出第二磨牙后区,其命名以第二磨牙为标志,下颌智牙采用:下方、前方和后方。上颌智牙采用上方、前方和后方的方位词进行诊断命名。因这部分埋伏阻生智牙的位置特点较为特殊,将其统称为特殊阻生智牙。

一、上颌上方逆向倾斜阻生智牙

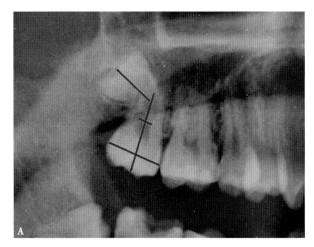
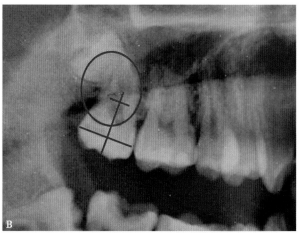

图 6-104 上颌上方逆向倾斜阻生智牙

A. 智牙牙体倾斜,冠部朝向后上方,冠部殆面中心点高于第二磨牙根尖点 B. 智牙根部和第二磨牙根部重叠影像

二、上颌上方前方倾斜阻生智牙

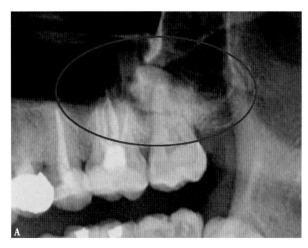
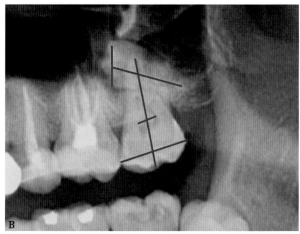

图 6-105 上颌上方前方倾斜阻生智牙

A. 智牙冠部朝向前上方,牙体倾斜 B. 冠部殆面中心点与第二磨牙根尖点平齐。智牙颈部和第二磨牙根部重叠影像

三、上颌上方间中逆向倾斜阻生智牙

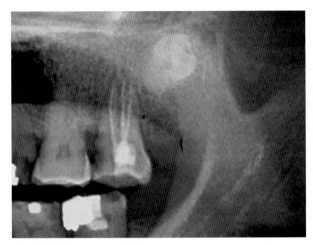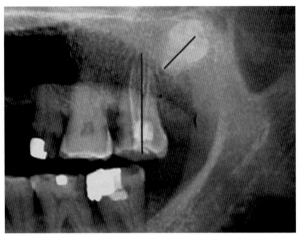

图 6-106　上颌上方间中逆向倾斜阻生智牙。智牙牙体倾斜,冠部朝向后上方,智牙根端和第二磨牙根部有牙槽骨间隔存在;冠部𬌗面中心点高于第二磨牙根尖点

四、下颌下方近中水平阻生智牙

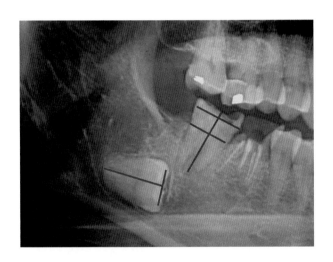

图 6-107　智牙中轴线与𬌗面近远中连线的中点水平引线至第二磨牙中轴线的根端下方

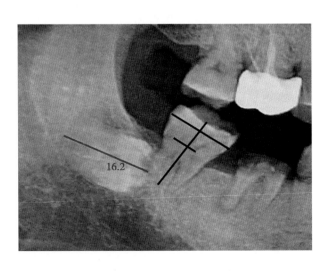

图 6-108　智牙中轴线𬌗面中心点水平引线与第二磨牙中轴线根端平齐

五、下颌下方近中颊侧颊向倾斜阻生智牙

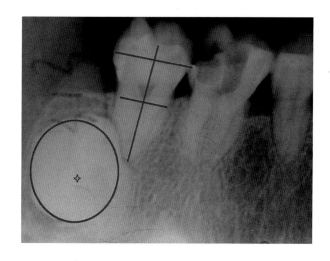

图 6-109　智牙冠部咬合面朝向颊方，管部也位于牙弓曲线的颊侧

六、下颌下方前方垂直阻生智牙

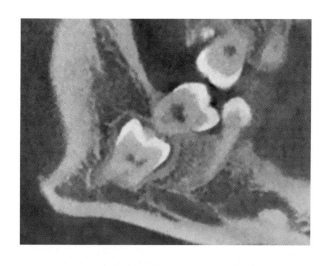

图 6-110　智牙位于第二磨牙根端下方，智牙的大部位于第二磨牙中轴线的前方

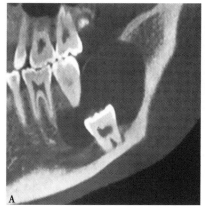
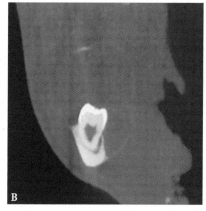
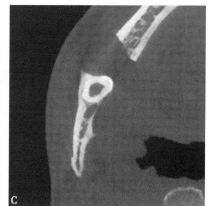

图 6-111　CBCT：左侧下颌下方垂直阻生智牙
A. 矢状位　B. 冠状位　C. 轴位

第七章　智牙拔除术难度判定方法

Chapter Seven　Difficulty Determination of Wisdom Teeth Extraction

鲁大鹏

目前牙槽外科多以"智牙阻生的分类"来评估和判定智牙拔除的难度,医师手术中有时会感到此种分类无助于手术难度的评估。而本书中以《智齿外科学》一书中的"智齿生长状态的分类"为基础,根据智牙根形态、上颌窦、下牙槽神经管的位置等将阻生智牙拔除难度分成六级,力图科学地反映和判断智牙拔除难度的等级。

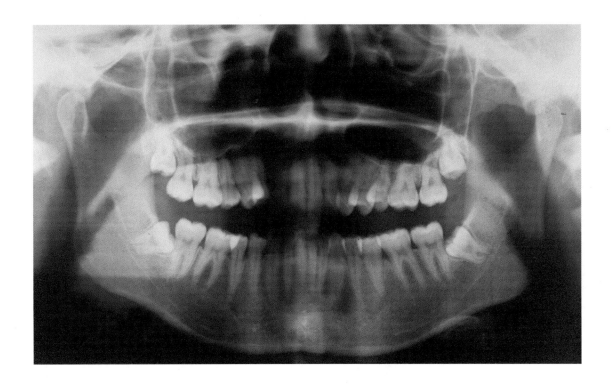

第一节　智牙根部解剖形态
第二节　智牙拔除难度等级判定

第一节　智牙根部解剖形态
Section One　Roots Form of Wisdom Teeth

　　智牙根的形态可谓千姿百态，本书按智牙根形状不同分成 5 类，即单根智牙、两根智牙、融合根智牙、弯根智牙和多根智牙。每一类里都可能伴有两种或三种形态。在智牙拔除过程中，智牙根的形态不同，拔除时脱位智牙所遇到的阻力也不同。

一、单根智牙

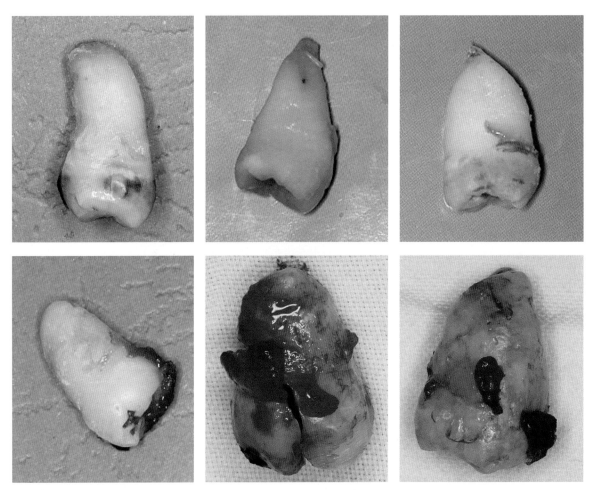

图 7-1　智牙根部外形呈单根

二、两根智牙

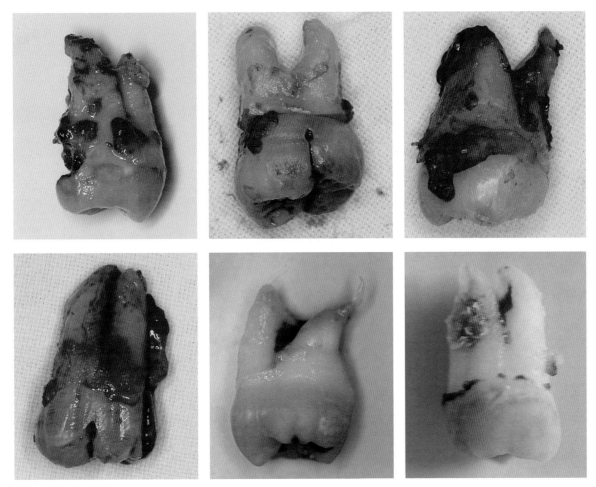

图7-2　两根智牙，各个根的形状都不同

三、融合根智牙

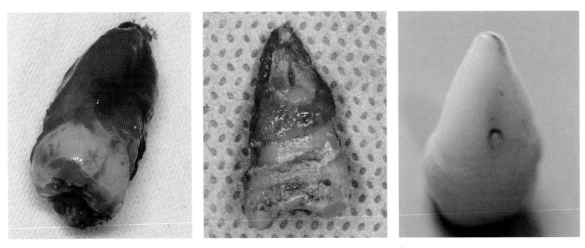

图7-3　智牙根部外形呈融合根。既有两根融合的根，也有多根融合的根

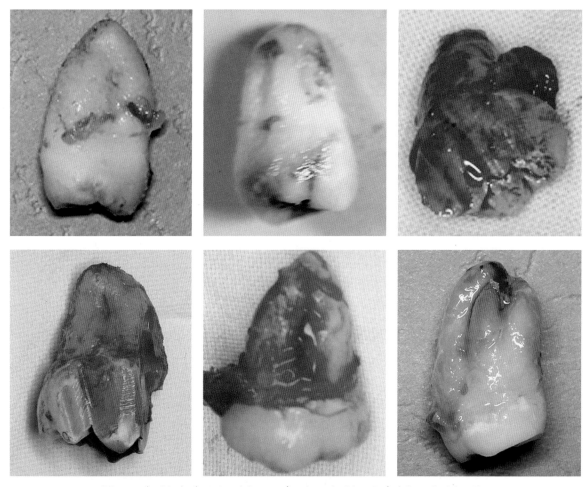

图 7-3　智牙根部外形呈融合根。既有两根融合的根，也有多根融合的根（续）

四、弯根智牙

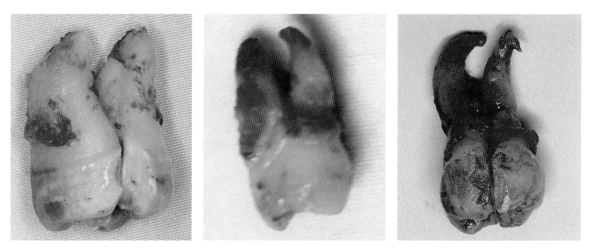

图 7-4　弯根智牙，各个根的弯曲方向和弯曲程度都不同

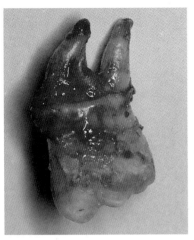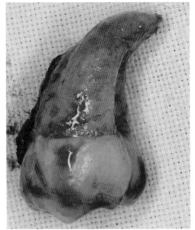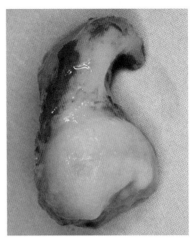

图7-4　弯根智牙,各个根的弯曲方向和弯曲程度都不同(续)

五、多根智牙

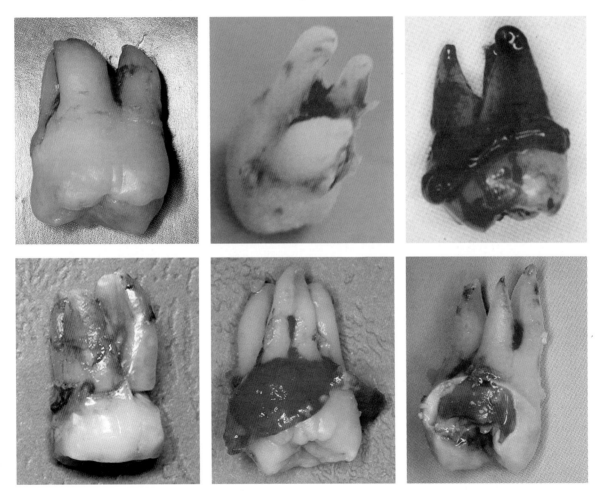

图7-5　多根智牙,每个根的长短粗细直弯都不同

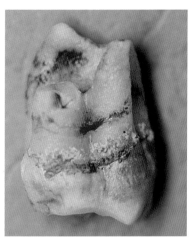 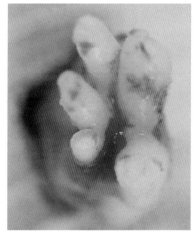 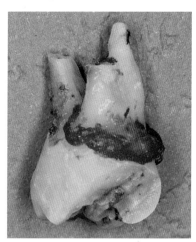

图 7-5 多根智牙,每个根的长短粗细直弯都不同(续)

第二节 智牙拔除难度等级判定
Section Two Degree of Difficulty Determination of Wisdom Teeth Extraction

在对阻生智牙生长状态进行分类的基础上,对拔除各类阻生智牙的形态、阻力的类别和阻力的大小,以及手术方式等项目对手术难度进行评估分成六级,每增加一度约将增加 5 分钟手术时间。

Ⅰ度

下颌高位智牙、上颌低位智牙、根尖部无弯曲和根部无肥大。

例1. 垂直高位(单根)

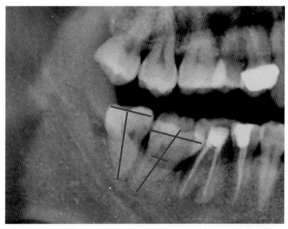 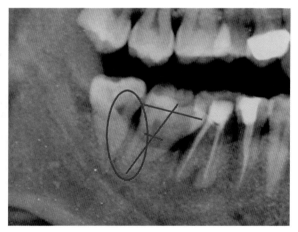

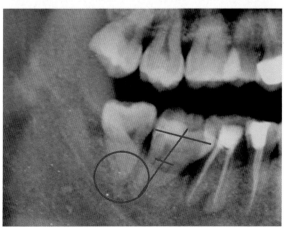

图 7-6 右侧下颌垂直高位阻生智牙(单根)

例 2. 垂直高位（两根）

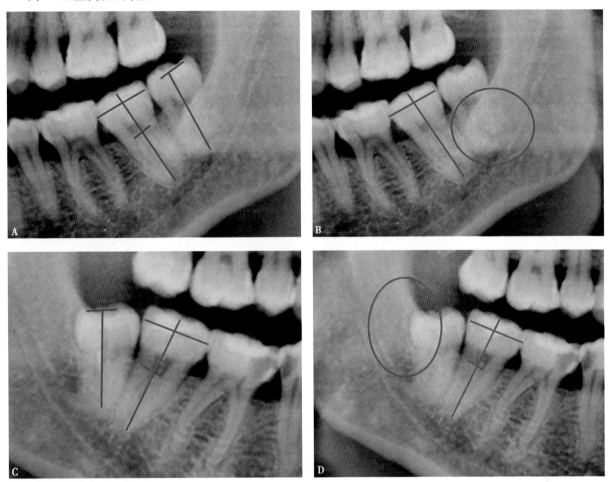

图 7-7　A，B. 左侧下颌垂直高位阻生智牙（两根、弯根）　C，D. 右侧下颌近中垂直高位阻生智牙（两根）

例 3. 垂直高位（弯根）

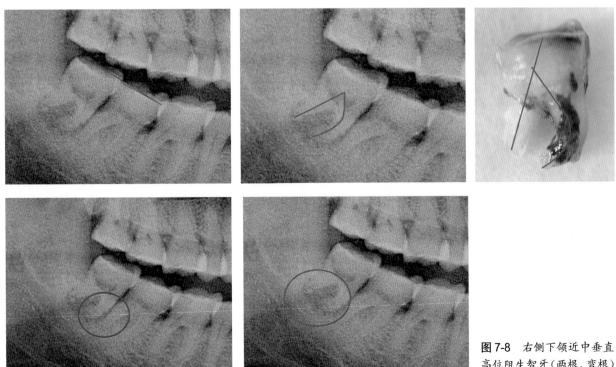

图 7-8　右侧下颌近中垂直
高位阻生智牙（两根、弯根）

例4. 垂直低位（单根）

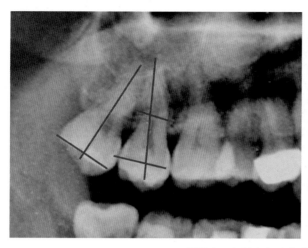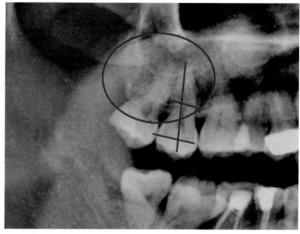

图7-9　右侧上颌近中垂直低位阻生智牙（单根）

Ⅱ度

下颌中位和上颌中位阻生智牙。少数下颌高位有龈覆盖或有根弯曲或有环抱（同时伴有二至三个阻力因素）的阻生智牙。

例1. 倾斜中位（两根）

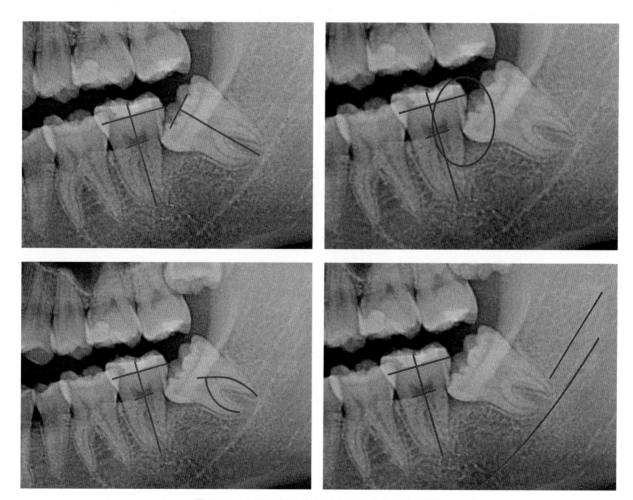

图7-10　左侧下颌近中倾斜中位阻生智牙（两根）

例2. 倾斜中位（弯根）

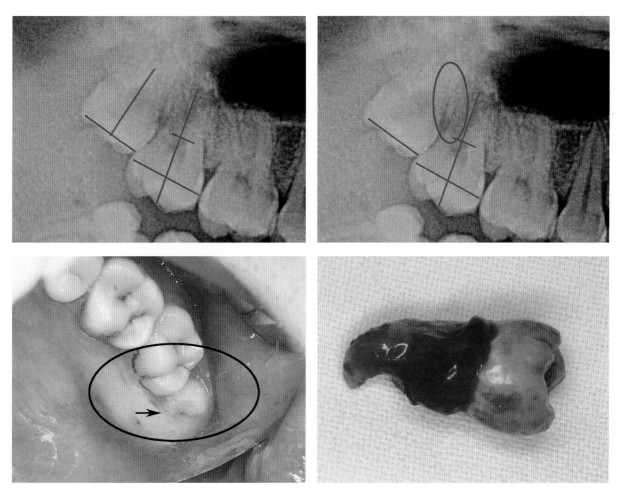

图 7-11　右侧上颌近中腭侧倾斜中位阻生智牙（单根弯根）

例3. 垂直中位（弯根）

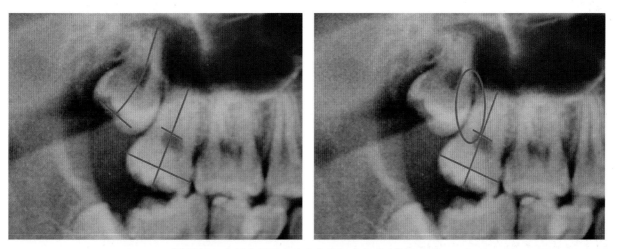

图 7-12　右侧上颌近中垂直中位阻生智牙（单根弯根）

有的虽然是垂直中位阻生，但是，其牙龈缘的位置较高，智牙的冠部部分裸露，便于桩子进入直接拔除，可不用切开牙龈

例 4. 倾斜中位（两根）

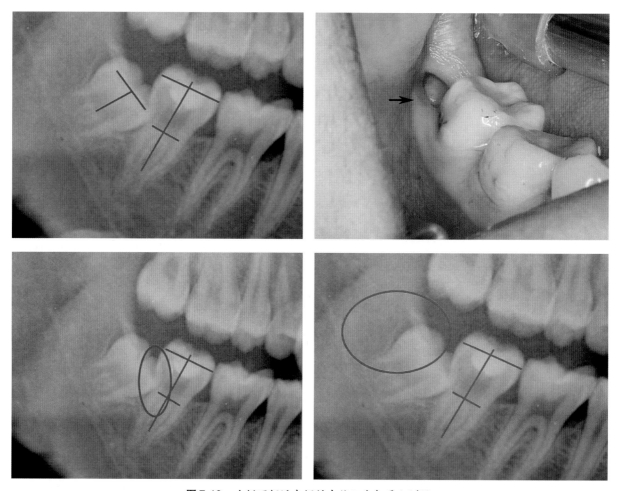

图7-13　右侧下颌近中倾斜中位阻生智牙（两根）

例 5. 倾斜中位嵌入（两根）

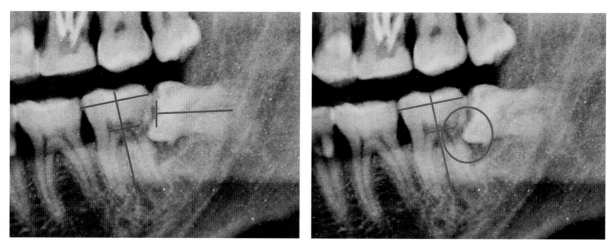

图7-14　左侧下颌近中倾斜中位嵌入阻生智牙（两根）

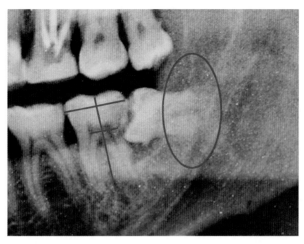

图 7-14　左侧下颌近中倾斜中位嵌入阻生智牙（两根）（续）

例 6. 倾斜中位（融合根）

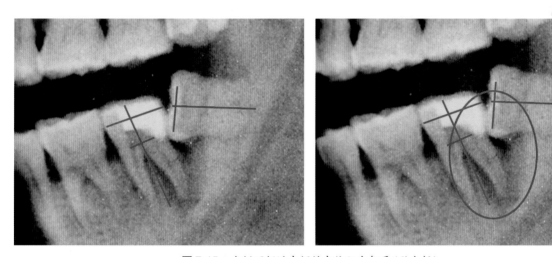

图 7-15　左侧下颌近中倾斜中位阻生智牙（融合根）

例 7. 倾斜中位（无根）

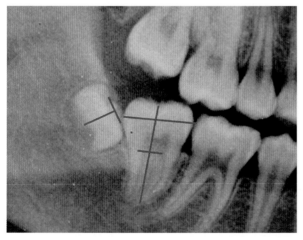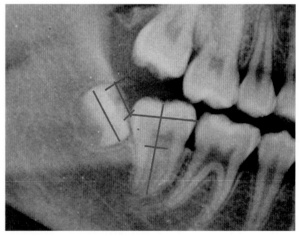

图 7-16　右侧下颌近中倾斜中位阻生智牙（无根）

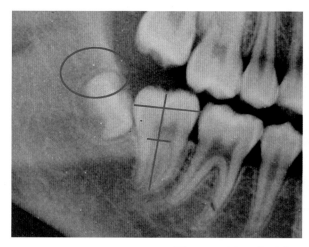
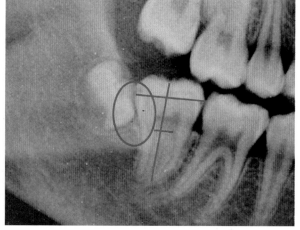

图 7-16　右侧下颌近中倾斜中位阻生智牙（无根）（续）

例 8. 垂直中位（弯根）

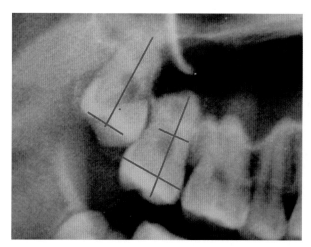
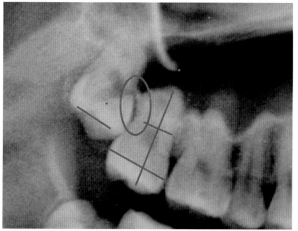

图 7-17　右侧上颌近中垂直中位阻生智牙（两根、弯根）

例 9. 低位阻生

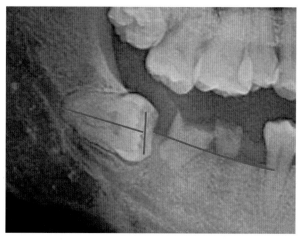
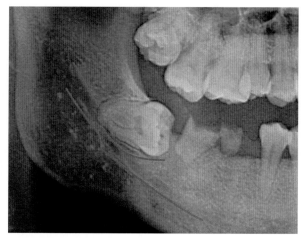

图 7-18　下颌水平低位阻生智牙

智牙近中冠颈根与下牙槽神经管上壁紧贴，其根尖已进入下牙槽神经管上壁。但第二磨牙已残根无牙阻力，也无需保留。局麻下切开拔除

Ⅲ度

下颌低位或上颌高位阻生智牙，但二者均不伴有根阻生的智牙。或下颌中位但有根弯曲或有环抱或有嵌入（同时伴有二至三个阻力因素）的阻生智牙。

例 1. 垂直中位（弯根）

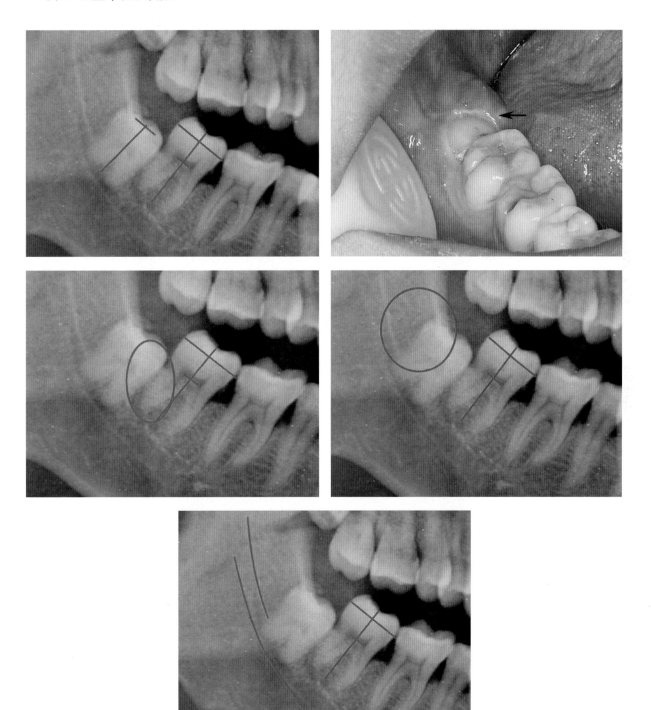

图 7-19　右侧下颌近中垂直中位阻生智牙（两根、弯根）

例 2. 倾斜中位（融合根）

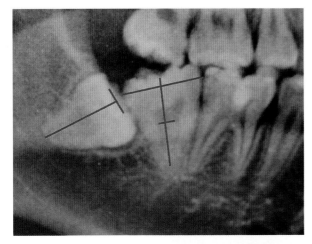 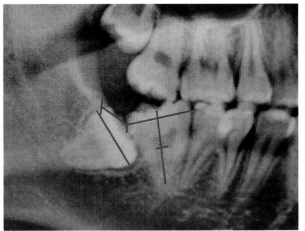

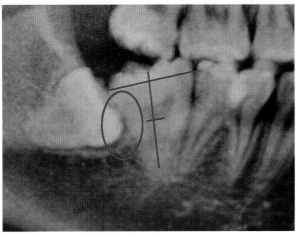

图 7-20　右侧下颌近中倾斜中位阻生智牙（融合根）

例 3. 水平中位（弯根）

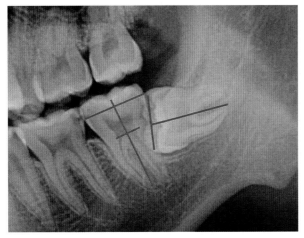 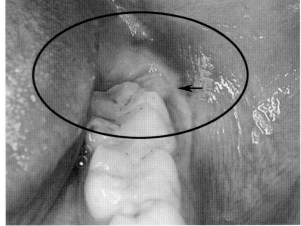

图 7-21　左侧下颌近中水平中位阻生智牙（两根、弯根）

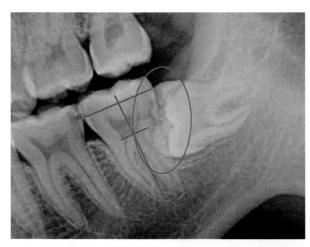
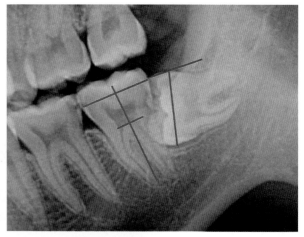
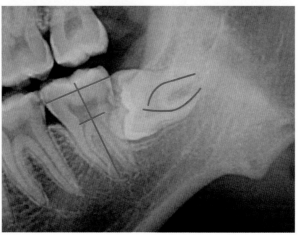

图 7-21 左侧下颌近中水平中位阻生智牙(两根、弯根)(续)

例 4. 倾斜中位（无根）

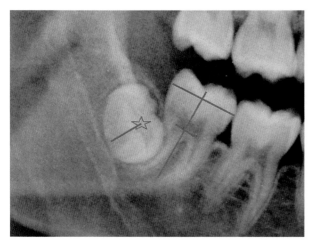
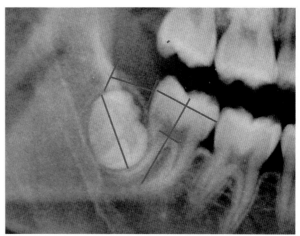

图 7-22 右侧下颌近中倾斜中位嵌入阻生智牙(无根)

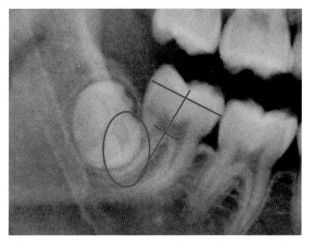

图 7-22 右侧下颌近中倾斜中位嵌入阻生智牙（无根）（续）

例 5. 倾斜中位（弯根）

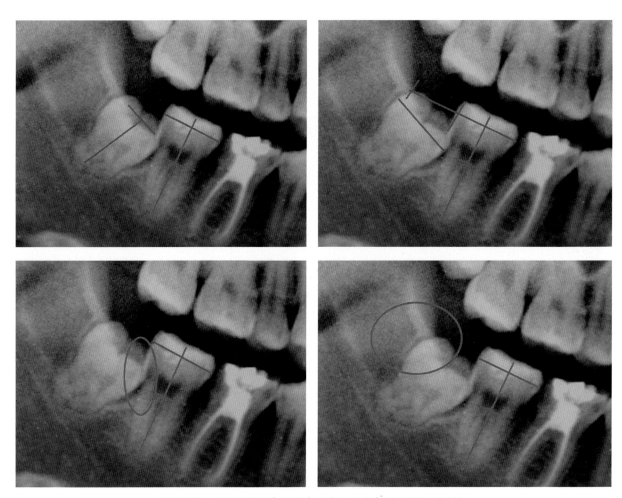

图 7-23 右侧下颌近中倾斜中位嵌入阻生智牙（两根、弯根）

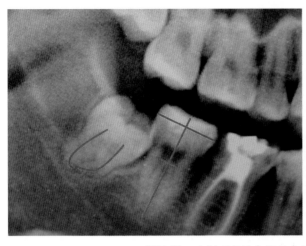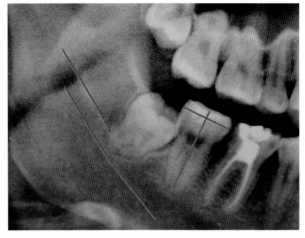

图 7-23 右侧下颌近中倾斜中位嵌入阻生智牙(两根、弯根)(续)

例 6. 倾斜高位嵌入(弯根)

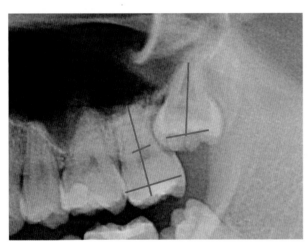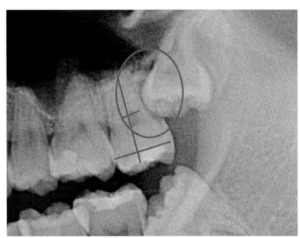

图 7-24 左侧上颌近中倾斜高位嵌入阻生智牙(单根、弯根)

Ⅳ度

有完全骨覆盖的下颌低位或上颌高位阻生智牙,且伴有根阻生(多根及肥大根、根弯曲、根环抱)、冠部肥大(大于第二磨牙冠部)或嵌入的一项阻生因素的阻生智牙。

例 1. 水平低位(两根)

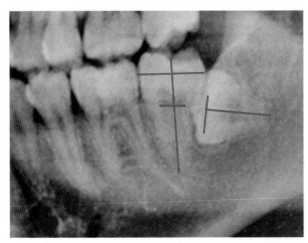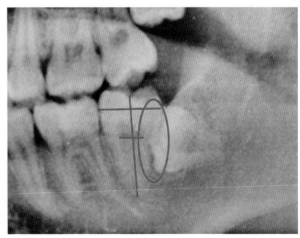

图 7-25 左侧下颌近中水平低位阻生智牙(两根)

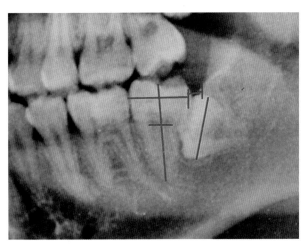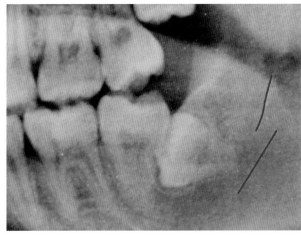

图 7-25　左侧下颌近中水平低位阻生智牙（两根）（续）

例 2. 倾斜高位（单根）

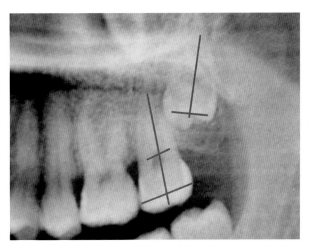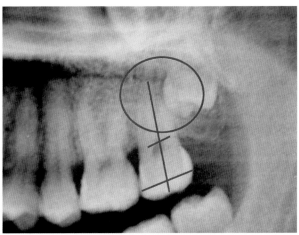

图 7-26　左侧上颌近中倾斜高位阻生智牙（单根）

例 3. 倾斜低位（两根）

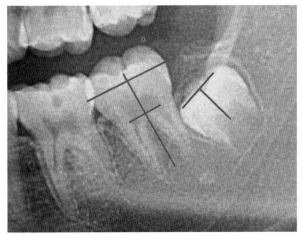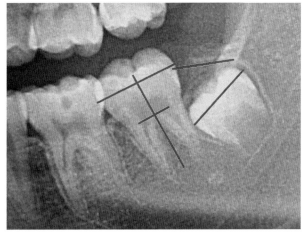

图 7-27　左侧下颌近中倾斜低位阻生智牙（两根）

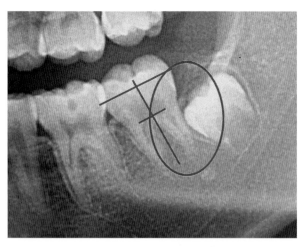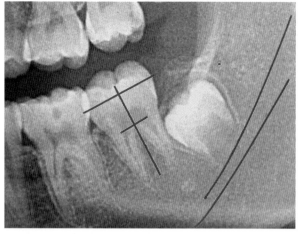

图 7-27　左侧下颌近中倾斜低位阻生智牙（两根）（续）

例 4. 水平低位（两根）

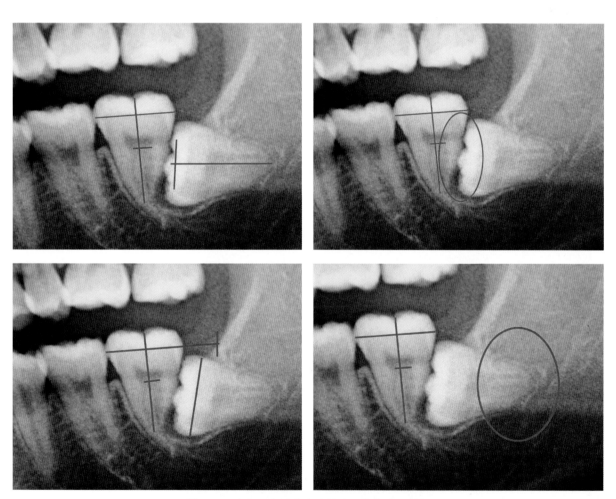

图 7-28　左侧下颌近中水平低位阻生智牙（两根）

例 5. 水平低位（单根）

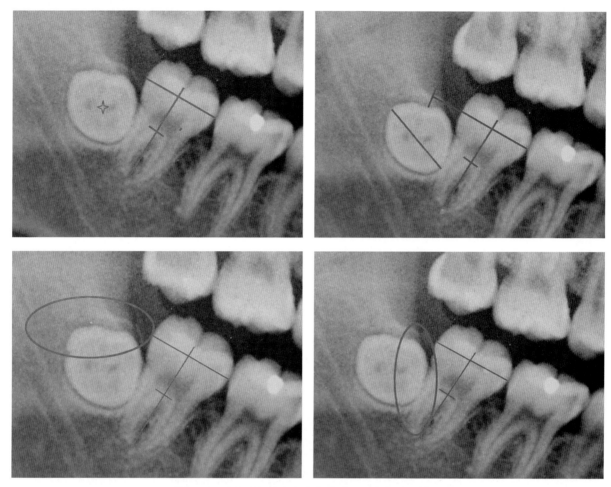

图 7-29 右侧下颌近中颊向水平低位阻生智牙（单根）

例 6. 倾斜低位（两根）

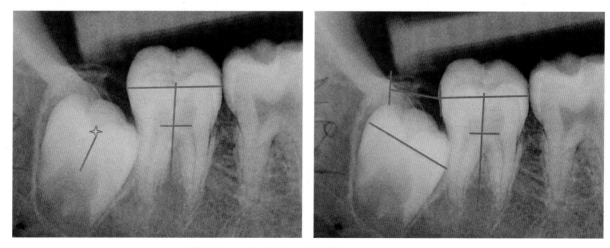

图 7-30 右侧下颌近中倾斜低位阻生智牙（两根）

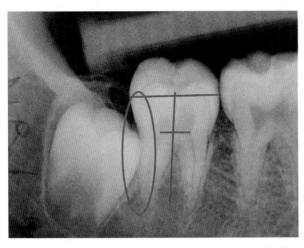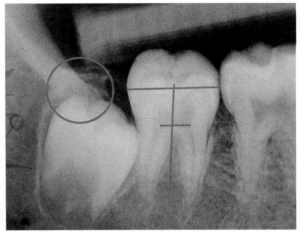

图 7-30　右侧下颌近中倾斜低位阻生智牙（两根）（续）

例 7. 倾斜低位（弯根）

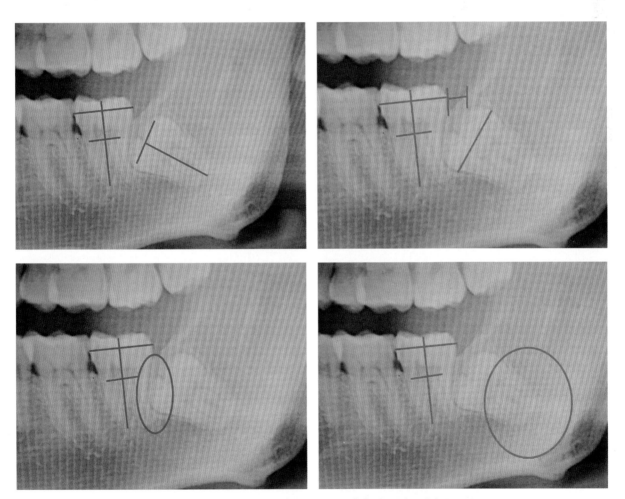

图 7-31　左侧下颌近中倾斜低位阻生智牙（两根、弯根）

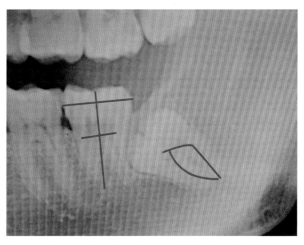

图 7-31 左侧下颌近中倾斜低位阻生智牙（两根、弯根）（续）

V度

上下颌倒置阻生智牙，或有完全骨覆盖的下颌低位或上颌高位阻生智牙，且伴有根阻生（多根及肥大根、根弯曲、根环抱）、冠部肥大（大于第二磨牙冠部）或嵌入的两项阻生因素的阻生智牙。

例1. 水平低位（多根）

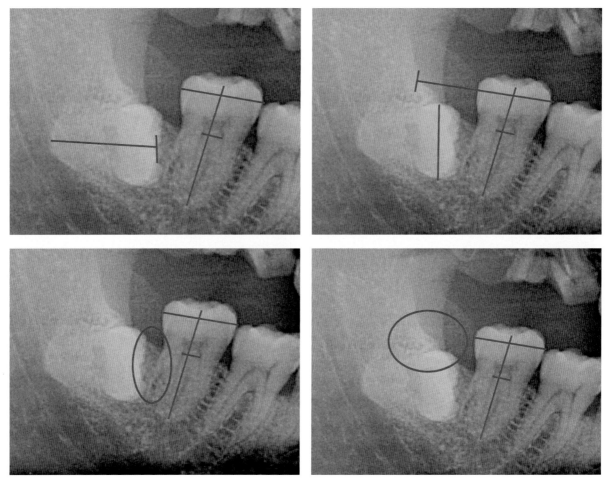

图 7-32 右侧下颌水平低位阻生智牙（多根）

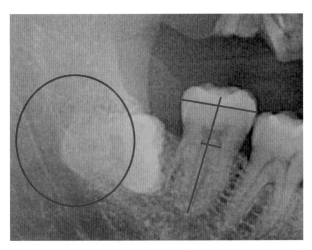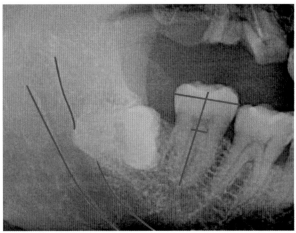

图7-32　右侧下颌水平低位阻生智牙（多根）（续）

例2. 水平低位（弯根）

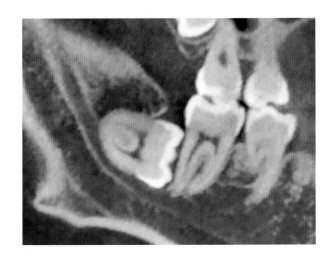

图7-33　近中水平低位阻生智牙，智牙上方骨壁覆盖，环抱根，近中冠颈根进入下牙槽神经管的上壁

例3. 低位倒置（弯根）

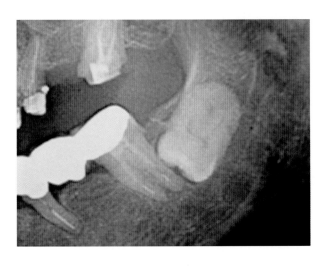

图7-34　近中低位倒置阻生智牙（多根、弯根），近中冠缘进入下牙槽神经管的上壁

例 4. 水平低位（弯根）

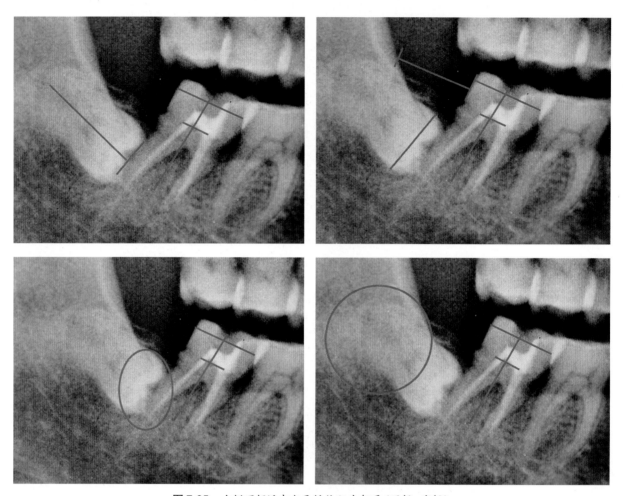

图 7-35　右侧下颌近中水平低位阻生智牙（两根、弯根）

例 5. 低位倒置（两根）

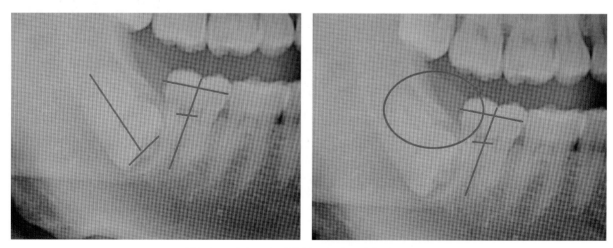

图 7-36　右侧下颌近中低位倒置阻生智牙（两根）

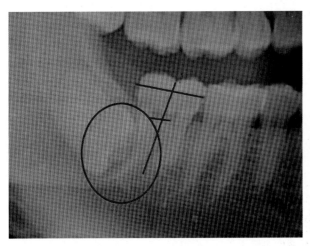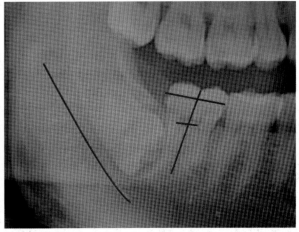

图 7-36 右侧下颌近中低位倒置阻生智牙（两根）（续）

Ⅵ度

下颌前方、后方或下方阻生智牙和上颌上方、前方或后方阻生智牙者。

例 1. 高位水平（单根）

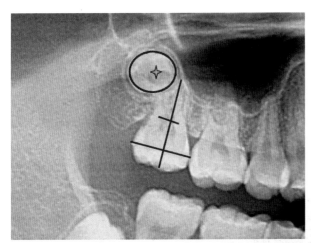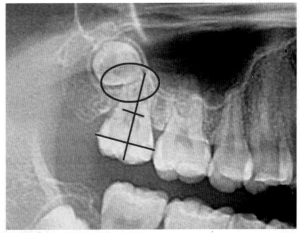

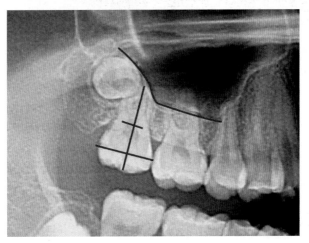

图 7-37 右侧上颌近中颊向水平上方阻生智牙（单根）

例 2. 低位倒置嵌入（融合根）

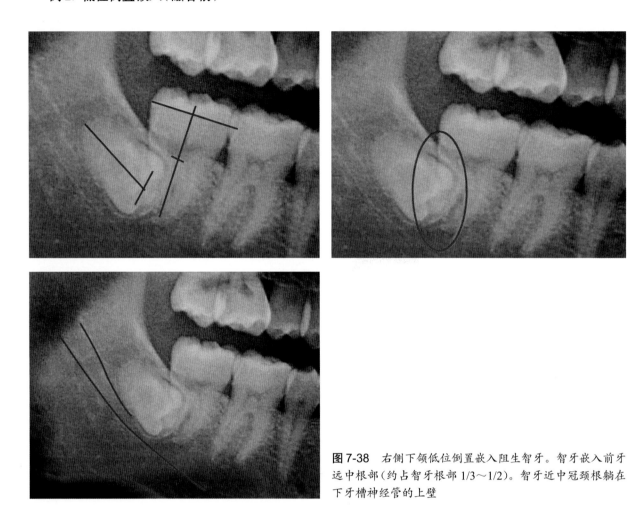

图 7-38　右侧下颌低位倒置嵌入阻生智牙。智牙嵌入前牙远中根部（约占智牙根部 1/3～1/2）。智牙近中冠颈根躺在下牙槽神经管的上壁

例 3. 倾斜低位嵌入（弯根）

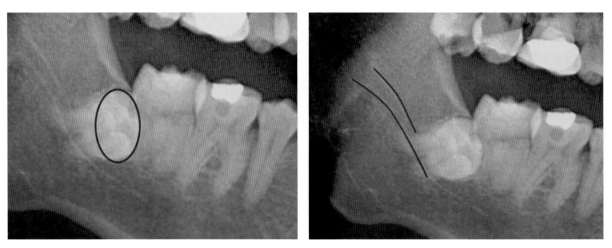

图 7-39　右侧下颌近中倾斜低位嵌入颊侧错位阻生智牙。智牙咬合面朝向颊侧。智牙近远中根都穿过下牙槽神经管，远中根向远中弯曲

例4. 倾斜低位嵌入（弯根）

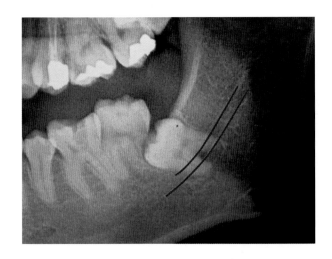

图 7-40　左侧下颌近中倾斜低位嵌入阻生智牙。智牙的近远中根及根分叉都进入了下牙槽神经管

第八章 智牙-放射线影像技术

Chapter Eight X-Ray Technology of Wisdom Teeth

施礼娟 王志鹏 祁森荣

放射线影像技术对于智牙外科是非常重要的,特别是埋伏阻生智牙,如果不拍摄放射线影像片就不能准确诊断和判断智牙的形态和生长在颌骨中的阻生位置,更不能顺利手术拔除智牙。智牙根尖片尺寸较小,智牙根部常常拍摄不全;曲面体层片加临床检查可基本满足诊断的基本要求;但是,想要清楚知道智牙根部情况、颊舌向倾斜或错位程度、与下牙槽神经管走行关系、与上颌窦之间的关系就必须拍 CBCT 片,才能达到精确诊断的目的。

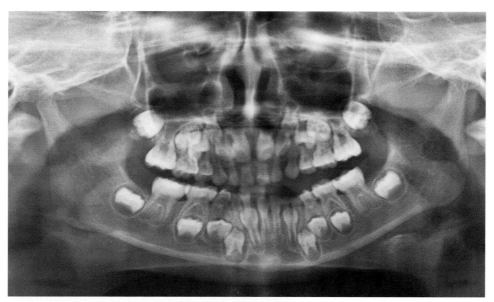

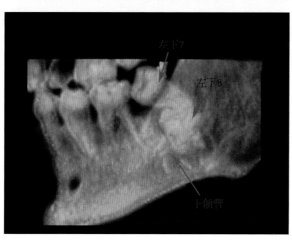

第一节　根尖片拍摄及阅读
第二节　曲面体层片
第三节　锥形束计算机断层技术

第一节　根尖片拍摄及阅读
Section One　Photographs and Interpretation on Roots

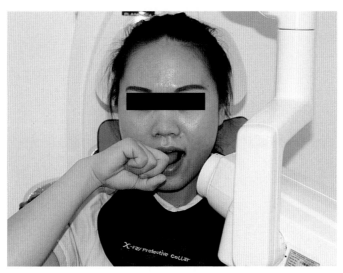

图 8-1　智牙拍摄时的位置

一、X 线成像的基本原理

在真空管内高速行进的成束的电子流撞击钨（或钼）靶时产生 X 线。X 线的特性主要有穿透性、电离效应、荧光效应和摄影效应。其中对口腔临床工作影响较大的是穿透性和电离效应。

穿透性是 X 线摄影的基础，X 线在穿透密度各异的物质过程中发生不同程度的衰减，最终到达胶片上的 X 射线量不同，形成黑白对比不同的影像。其穿透力与 X 线管电压密切相关，电压愈高，穿透力愈强；此外，X 线的穿透力还与被照体的密度和厚度相关。

X 线通过任何物质都可产生电离效应，X 线进入人体产生的电离作用，使人体产生生物学方面的改变，即生物效应。它是放射防护学和放射治疗学的基础。

二、口腔根尖片拍摄技术

拍摄口腔根尖片时患者取端坐位，头部的矢状面与地面垂直，根据不同牙位调整患者体位，具体要求如下：

1. 上颌后牙　外耳道口上缘与鼻翼的连线（听鼻线）与地面平行。
2. 下颌后牙　外耳道口上缘至口角连线（听口线）与地面平行。
3. 前牙区　调整头部位置，使被拍摄的前牙唇侧面与地面垂直。

为了获得更接近被拍摄牙齿的影像资料，球管的位置和方向也要随不同牙位而调整（表 8-1）。

表 8-1　不同牙位根尖片拍摄时 X 线方向的变化

牙位	X 线倾斜方向	牙位	X 线倾斜方向
12-22	足侧倾斜 42°	32-42	头侧倾斜 15°
13，23	足侧倾斜 45°	33，43	头侧倾斜 18°～20°
14-16，24-26	足侧倾斜 30°	34-36，44-46	头侧倾斜 10°
17，18，27，28	足侧倾斜 28°	37，38，47，48	头侧倾斜 5°

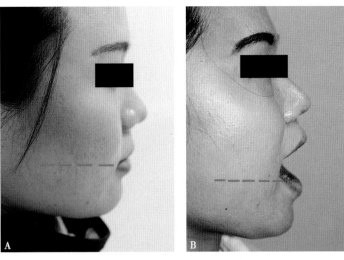

图 8-2　拍摄后牙时头部姿势
A. 为拍摄上颌后牙时的头部姿势　B. 为拍摄下颌后牙时的头部姿势

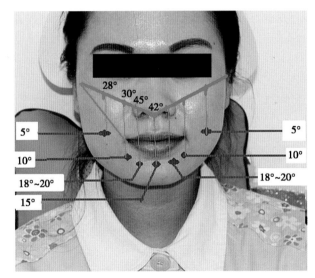

图 8-3　拍摄不同牙位的根尖片时球管的位置及方向变化示意图
（绿色和紫色分别代表 X 线中心线在体表的投影位置）

　　胶片放入口内应使胶片感光面（纯白色面）紧靠被检查牙的舌（腭）侧面。投照前牙时，胶片竖放，边缘要高出切缘 7mm 左右，投照后牙时，胶片横放，边缘高出牙𬌗面 10mm 左右，以确保形成明显的对比度及避免牙冠影像超出胶片。胶片最好用持片夹固定，以减少图片形变及非必要辐射。投照根尖片时 X 线中心线需通过被检查牙根的中部。

（一）分角线投照技术

　　国内目前多采用此技术，拍摄时 X 线中心线与被检查牙长轴和胶片之间分角线垂直，其操作简便，无需专用定位设备，但对球管角度、患者体位，技师根据经验有相应要求。

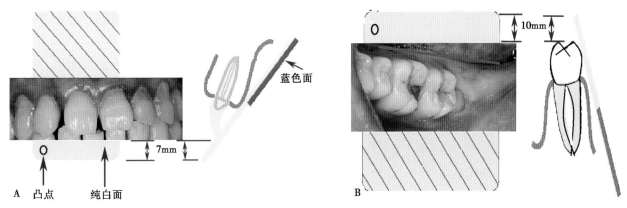

图 8-4　胶片摆放示意图
A. 前牙区　B. 后牙区

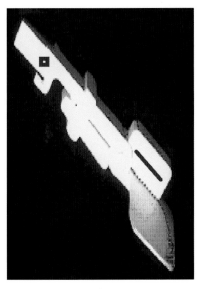

图 8-5　使用一次性持片夹可以减小图片失真率，避免非必要辐射

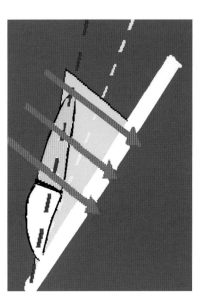

图 8-6　分角线投照技术，X 线中心线与被检查牙长轴和胶片之间分角线垂直

（二）平行投照技术

使用专用持片器，胶片与被检牙长轴平行，胶片稍离被检牙，无需调整球管角度，X 线中心线始终与胶片垂直。使用平行线投照技术产生的图像更接近实体牙的情况。

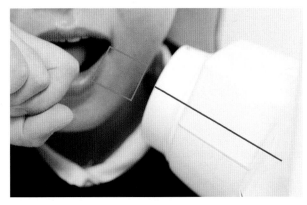

图 8-7　平行投照技术示意图

成年人进行全口牙齿检查时,需要使用 14 张胶片,其分配方法如下图所示。对儿童进行全口 X 线检查时,一般用 10 张 2cm×3cm 胶片。

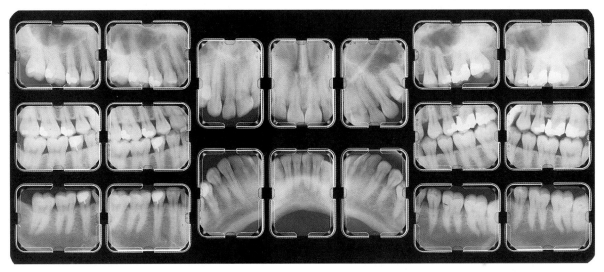

图 8-8   全口牙齿检查时的胶片分布及摆放示意图

三、智牙根尖片的阅读原则

在拔除智牙的过程中,X 线检查的目的主要是观察阻生牙位置和方向,牙根数目及形态,阻生牙与邻牙、周围支持组织的关系,牙根与下颌神经管的距离和磨牙后间隙大小等,为后续手术提供参考。本节以根尖片展示不同阻生智牙解剖特点。

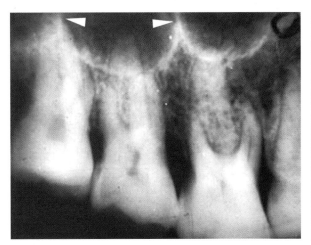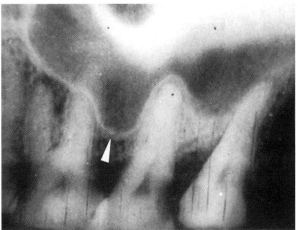

图 8-9   上颌窦体积较大,位置较低时(白色箭头),智牙牙根与上颌窦间骨壁很薄甚至缺如,拔牙时容易造成口腔与上颌窦穿通

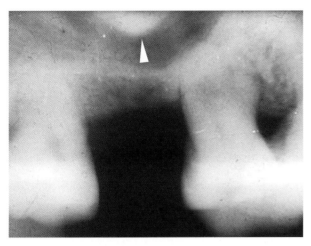

图8-10 颧突（白色箭头）位于上颌后牙区，投影经常与上颌窦各壁或者后牙牙根重叠，造成影像不易辨识，必要时需要改变X线投照角度重新拍摄

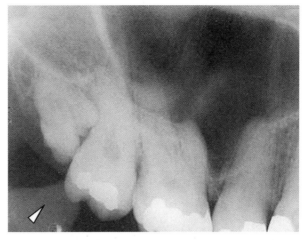

图8-11 喙突（白色箭头）投照影像有时会与上颌后牙牙冠或者牙槽骨重合，但其密度较釉质明显减低，较容易区分

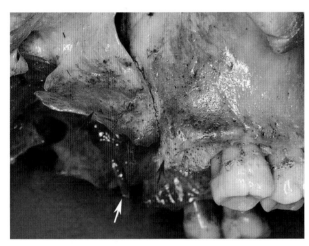

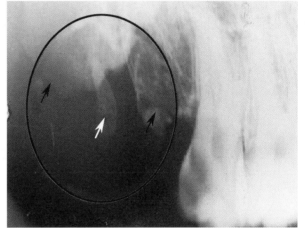

图8-12 上颌智牙周围的解剖结构：翼板（红色箭头）、翼钩（白、色箭头）、上颌结节（蓝色箭头），部分智牙与周围骨质粘连，当上颌骨质薄弱或者拔牙动作粗暴时，容易造成上颌结节区域牙槽骨骨折

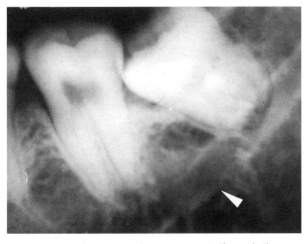

图8-13 下颌智牙周围的解剖结构：下颌管（白色箭头）位于下颌骨中下1/3，偏舌侧，下牙槽神经及伴行血管位于其中，其走行位置变异较大，当根尖片显示智牙根尖邻近下颌管或者二者影像发生重叠时，注意避免下牙槽神经或血管损伤，减少出血及下唇麻木等并发症出现

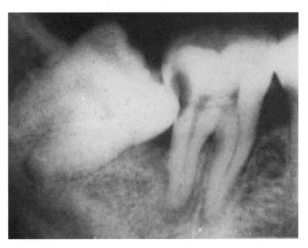

图8-14 下颌近中阻生智牙，容易引起第二磨牙远中龋坏及牙周支持组织丧失

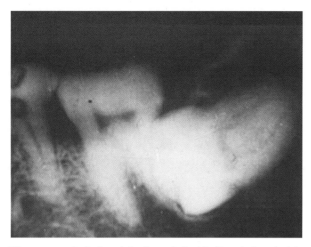 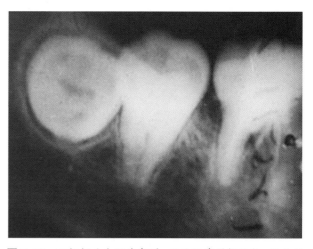

图8-15　下颌水平阻生智牙,可能会引起第二磨牙远中牙根吸收,拔除时骨阻力、邻牙阻力及冠部阻力大,操作较困难;与第二磨牙间牙槽骨量少或缺失,容易引发第二磨牙远中牙周病变

图8-16　下颌颊舌向阻生智牙,无法观察牙根结构,且舌侧骨壁大多偏薄,拔除中注意保护舌侧骨板及邻近舌神经和伴行血管,减少出血、舌麻木等发生的可能,牙齿有进入舌下间隙、下颌下间隙甚至咽旁间隙的可能

第二节　曲面体层片
Section Two　Panoramic Radiograph

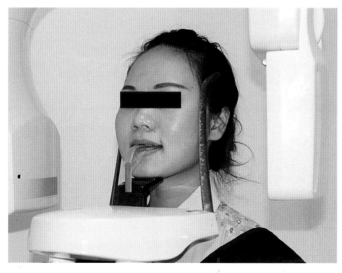

图8-17　拍摄曲面体层片的位置

一、全颌曲面体层片的原理

1939年heckman首次提出了曲面断层X线机原理,并设计出了原始曲面断层X线机实验装置,1954年芬兰学者Paatero进一步完善了曲面断层X线机理论和临床应用,形成了现代曲面体层X线机基础。

拍摄曲面体层片时,X线发射源和接收器以患者头部某一点为轴心,进行同步反方向弧形运动,获取不同部位X线图像。由于人的颌骨呈弯曲弓形结构,拍摄时需要变换不同的轴心,以保证成像质量,避免图像失真。

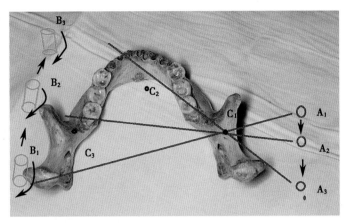

图 8-18 体层片拍摄机制
$A_1 \sim A_3$. X 线光源 $B_1 \sim B_3$. 胶片或 X 线数码感应器
$C_1 \sim C_3$. 拍摄不同区域时 X 光源的运动轴心

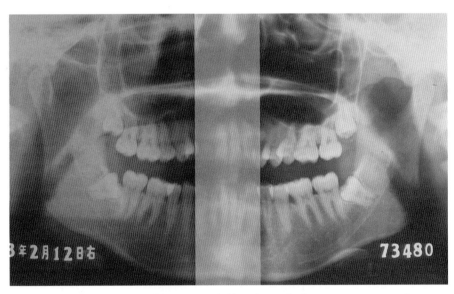

图 8-19 三轴转化原理示意图
将颌骨分割为三个区域——前牙区、两侧后牙至同侧颞下颌关节区。当拍摄左侧后牙区
时，X 线发生器以右侧第三磨牙外后方（C_1）为轴心运动，获得图像为蓝色区域；拍摄前牙
区时，X 线发生器以切牙后方（C_2）为轴心运动，获得图像为黄色区域；当拍摄右侧后牙区
时，X 线发生器以左侧第三磨牙外后方（C_3）为轴心运动，获得图像为红色区域

二、曲面体层 X 线摄影常见问题分析

临床根据检查目的的不同，曲面体层片可以分为全颌曲面体层片、上 / 下颌骨曲面体层片、颞下颌关节
曲面体层片，使用时根据具体情况选择相应的模式。合格的曲面体层片能够清晰准确地反映拍摄区域的
硬组织结构。

临床使用时常见的影像不合格表现主要有以下几类：

1. 前牙区硬组织结构显示不清，牙齿影像缩窄或增大。患者面部与 X 线接受设备间距离过近或过远
时，影像缩小或放大。需要检查患者切牙是否咬在切牙托内，必要时适当调整患者切牙咬合位置。

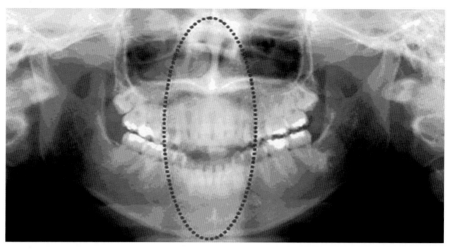

图 8-20 前牙区牙体结构缩窄,图像模糊。处理:患者头部过于靠近设备,检查患者切牙咬合位置是否正确,必要时调节切牙咬合槽

2.𬌗曲线过于高陡或者平直。出现这种图像后首先检查患者口内情况,如与牙列关系不一致,则是因为患者拍摄时未平视前方,头部后仰或者前低所致。

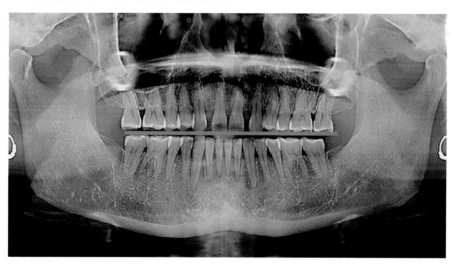

图 8-21 𬌗曲线过于平直

3.两侧图像不对称。

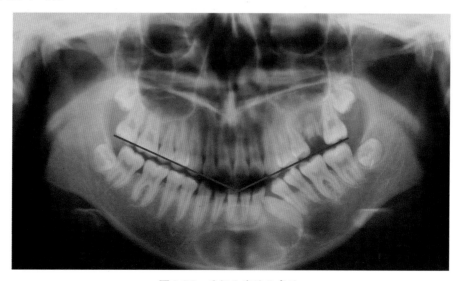

图 8-22 牙颌曲线过于高陡

4. Ghost 影像 曲面体层片拍摄原理决定了拍摄两侧后牙区时对侧后牙区组织影像会形成一定干扰，正常情况下影响较小，仅形成局部影像密度增强或减弱，但当患者佩戴阻射能力较高的金属饰品时会形成明显局部影像增强，可能影响读片，因此拍摄前尽量要求患者摘掉头颈部饰品。

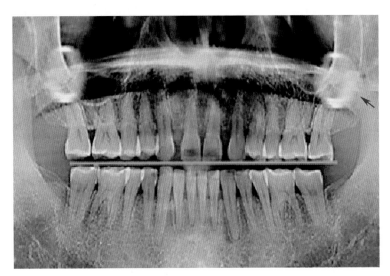

图 8-23　对侧金属耳环形成的伪影（红色箭头）

三、曲面体层片在口腔科的应用

口腔曲面体层片可以显示双侧上颌骨、下颌骨、上颌窦、颞下颌关节及全口牙列，能够提供大量诊断信息，有利于发现潜在病变，且拍摄简单，患者基本无异物感，在临床的应用越来越普及。

拔除阻生智牙前拍摄曲面体层片可以更全面地观察阻生智牙与周围组织，如智牙牙根、智牙与上颌窦壁、邻牙牙根、下颌神经管等重要解剖结构毗邻关系，为准确判断智牙拔除难度、设计合理的治疗方案提供影像学基础。但是，曲面体层片清晰度有限，对细节信息显示弱于根尖片及 CBCT，临床使用时需要结合患者具体情况选择合适影像学检查。

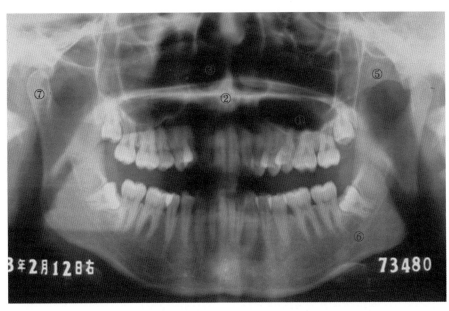

图 8-24　正常曲面体层片影像
①上颌窦；②硬腭；③鼻腔；④眶底；⑤颧弓；⑥下颌管；⑦髁突

第三节 锥形束计算机断层技术
Section Three Cone Beam Computed Tomography Technique

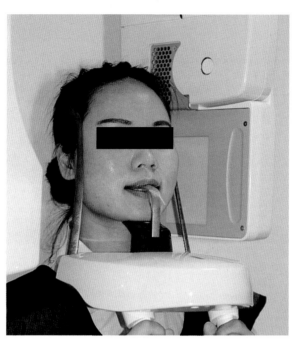

图 8-25 CBCT 拍摄时的头颌位置

一、CBCT 原理及相关软件概述

锥形束计算机断层（cone beam computed tomography，CBCT）技术或称锥形束容积断层（cone beam volumetric tomography，CBVT）技术，20 世纪末开始应用于口腔专业并迅速普及。CBCT 具有拍摄时间短、辐射量明显低于传统 CT 等特点，使其非常适用于颅面部检查，利用 CBCT 可以对阻生牙进行精确定位和解剖结构分析，相比传统 X 线球管移动定位法更精确。根据 CBCT 分析结果制订手术计划，避开周围重要解剖结构，减少组织及邻牙损伤，能有效地提高手术成功率、降低并发症发生。

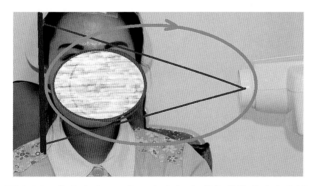 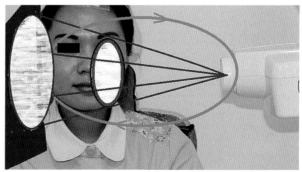

图 8-26 传统体层 CT 的 X 线呈扇形，数据接收器为线状探测器，重建的数据为二维某一层面，三维图像是连续多个二维切片堆积而成；CBCTX 线呈锥形，接收数据器为面状探测器，可直接重建对应区域三维图像

国内常用 CBCT 品牌有 Newtom、普兰梅卡、卡瓦、Vetach，北京朗视、合肥美亚等需要利用口腔三维图像处理和分析软件观测。设备商研发的系统，如 NNTViewer、invivo、Ez3D 等，能够满足基本的临床需求，如多平面重建（MPR）、虚拟曲面体层和根尖切片、交互式三维渲染、图像测量等。专业图像处理软件

也在口腔科广泛应用，如 Minics 可用于多种数据测量，如种植、正畸、颌面外科等；Simplant 软件包含 100
余种种植体数据，是一种种植体分析专用系统；3dMDvultus 能够精确还原患者的面部信息，在面部识别及
软组织数据分析方面大量使用；CBCT 与 3D 打印设备联合使用，能够精确还原被拍摄硬组织解剖结构，使
临床诊断更准确，治疗方案更精细化。而影像归档和通信系统 PACS（picture archiving and communication
systems）能将影像资料分类保存于中央存储设备，网络内部用户可以共享数据，大大节约了存储空间，方
便使用者查找，提高了临床工作效率。

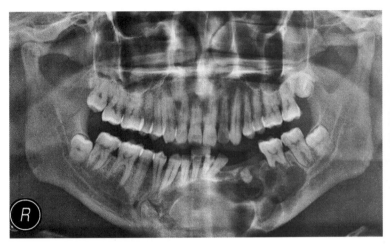
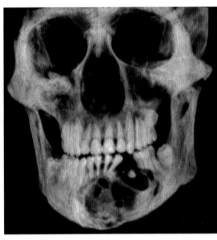

图 8-27　CBCT 数据重建的曲面体层片和颌面部硬组织的三维结构

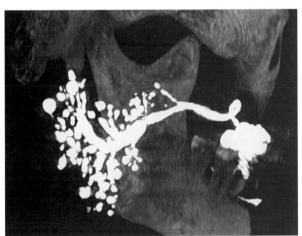
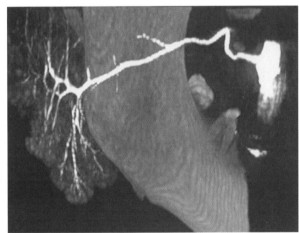

图 8-28　腮腺造影的 CBCT 三维重建影像

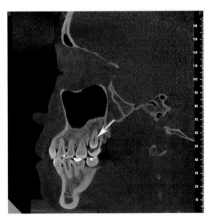
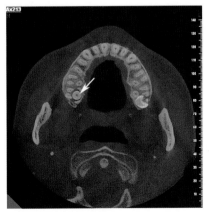
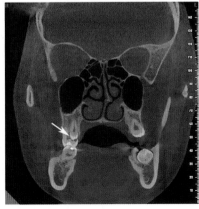

图 8-29　CBCT 数据多平面重建（MPR）：右上第三磨牙阻生导致右上第二磨牙牙根吸收（白色箭头）

二、CBCT 在智牙诊断及治疗方面的应用

利用锥形束 CT 对上下颌阻生智牙位置、形态，与邻牙毗邻关系进行分析，明确阻生智牙及毗邻结构解剖关系，可预判拔除手术难度，为手术路径设计提供参考，缩短手术时间，减少并发症发生率。

阻生智牙从矢状面观察分为近中位、远中位、正位，根据倾斜角度不同分为水平、倾斜、倒置；从冠状面观察分为颊侧位、舌 / 腭侧位；从横断面观察可分为高位、中位、低位。根据以上观察角度对智牙命名是目前通用的规则。下面是多平面重建（MPR）在智牙诊断上的应用。

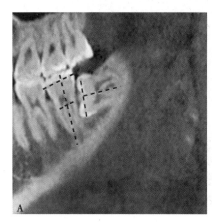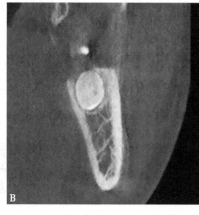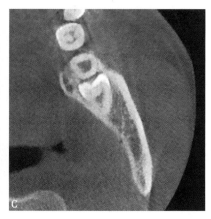

图 8-30　左下近中水平中位阻生第三磨牙

A. 矢状面，智牙长轴与咬颌面交点低于第二磨牙外形高点高于髓室底　B. 冠状面，对称分布的近远中牙体解剖结构基本位于同一平面上　C. 为横断面（轴面），智牙长轴所在平面可见第二磨牙髓腔

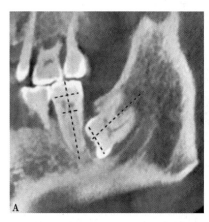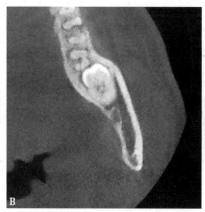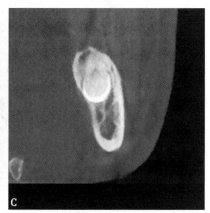

图 8-31　左下近中倒置低位阻生第三磨牙

A. 矢状面，智牙近中倾斜，冠根方向倒置，长轴与咬合面交点低于第二磨髓室底　B. 冠状面，牙体的远中根面和近中釉质在同一平面上（图 A 红线所示）　C. 横断面，智牙髓腔所在平面与第二磨牙牙根平齐

CBCT 的 MPR 功能，可以清楚地显示上、下颌弓呈正交垂直关系的纵断面影像，三维重建图像还可以任意角度旋转观察，精确显示阻生牙形态、位置、与周围解剖结构毗邻关系，以及邻牙情况。

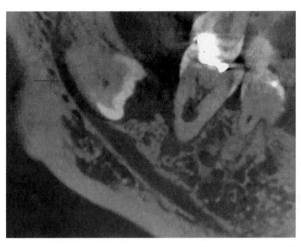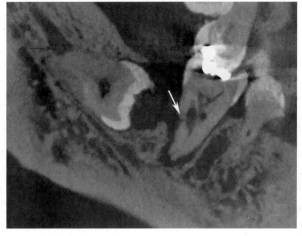

图 8-32　CBCT 数据的多平面重建(MPR)
右下第三磨牙水平阻生位于下颌管内(红色箭头),导致右下第二磨牙远中牙槽骨破坏,远中牙根吸收(白色箭头)

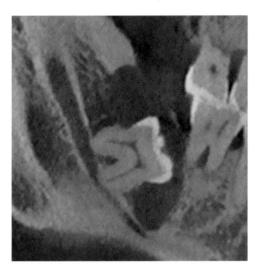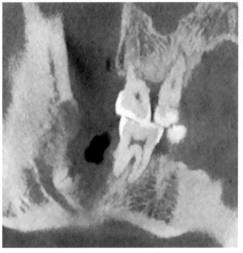

图 8-33　阻生牙拔除术中 CBCT 显示的离断牙根与下颌管的关系:剩余牙根较短且与下颌管间无骨质间隔,取出断根下牙槽神经损伤风险较高

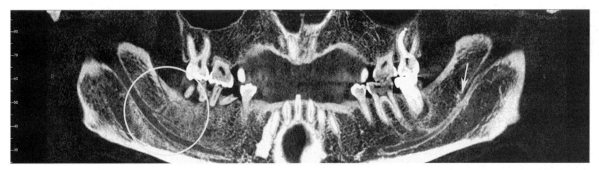

图 8-34　下牙槽神经解剖变异(红色曲线),部分分支在磨牙后区穿出牙槽骨进入周围软组织,术后可能出现术区周围区域感觉异常

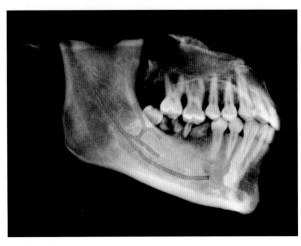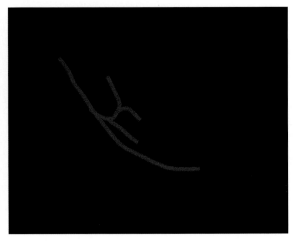

图 8-34　下牙槽神经解剖变异（红色曲线），部分分支在磨牙后区穿出牙槽骨进入周围软组织，术后可能出现术区周围区域感觉异常（续）

　　CBCT 与体层 CT 比较，具有辐射小、费用低等优点，适用于各种颌骨内发生的硬组织疾病，及软组织内 X 线阻射性疾病、涎腺造影、关节造影等检查，但 CBCT 对于软组织病变显示能力较差，当病变涉及软组织时建议与 MRI 或 CT 配合使用。CBCT 与平片相比，患者不适感轻微，图像无形变，信息量大，可以任意角度观察阻生牙与周围结构解剖细节，但费用较高，辐射量较单张根尖片或曲面体层片大，选择时需要遵守以下原则：

　　1. CBCT 检查须在病史采集和临床检查之后进行。

　　2. 确认 CBCT 检查的诊断收益超过风险。

　　3. 临床医师申请 CBCT 时，须提供临床信息（病史及临床检查）。

　　4. 只有在低辐射剂量常规放射学检查不足以解决相应问题时，才可进行 CBCT 检查。

　　5. 应对 CBCT 检查全部图像，进行全面临床评价。

　　而对于无法保持立位、静止 20 秒以上患者，因无法获取清晰影像，不建议 CBCT 检查。

第九章 消毒和手术器械

Chapter Nine Disinfection and Surgical Instruments

王志鹏 廖军宪

中国有一句俗语"人巧不如家什妙"，这个"家什"就是指器械或工具。智牙外科是牙槽外科里最复杂的手术之一，不但需要术者手术技巧，还需要使用器械或工具精巧、细致、"三无菌"，也就是手术间无菌、手术器械消毒无菌和手术过程无菌操作。

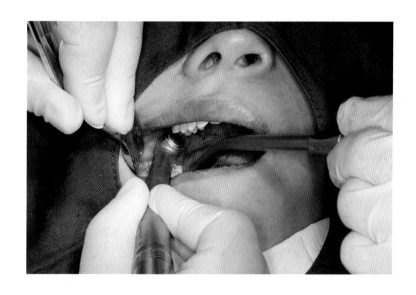

第一节　手术器械消毒

第二节　手术空间与无菌操作

第三节　手术器械和手术包配备

第一节 手术器械消毒
Section One Disinfection of Surgical Instruments

手术器械的洗涤包装、消毒灭菌和手术前存放：

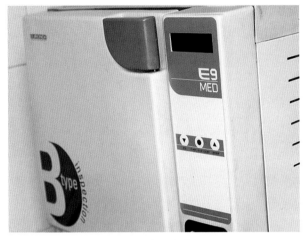

图9-1 高压消毒锅

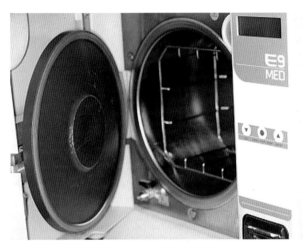

图9-2 消毒锅的结构

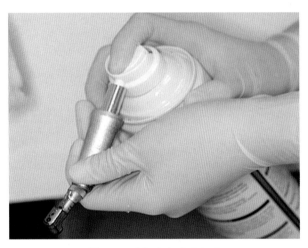

图9-3 手机内部冲洗加油

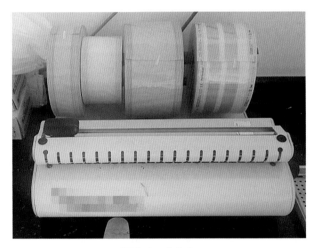

图9-4 分包机

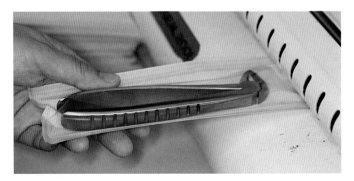

图9-5 拔牙钳打包

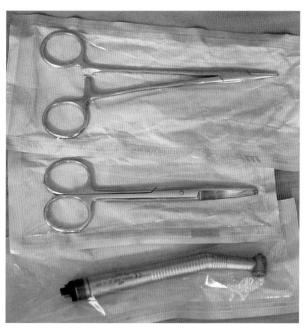

图 9-6　消毒后

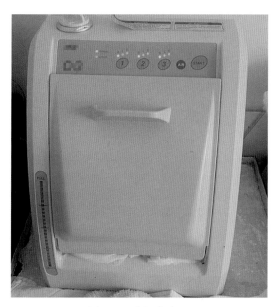

图 9-7　手机消毒锅

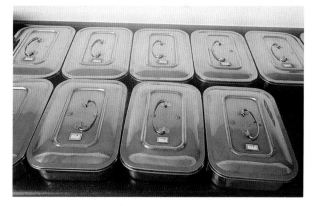

图 9-8　消毒后使用前存放在器械盘中

第二节　手术空间与无菌操作
Section Two　Surgical Space and Sterile Operation

手术前要对手术空间进行消毒。手术人员要无菌操作。

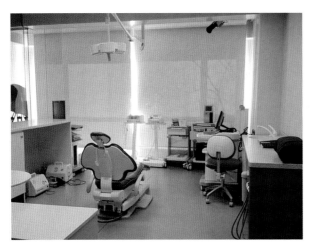

图9-9 手术间

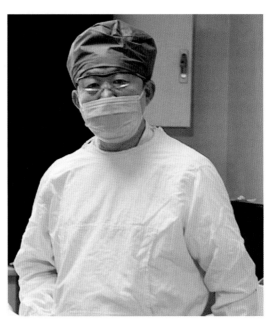

图9-10 术前着装

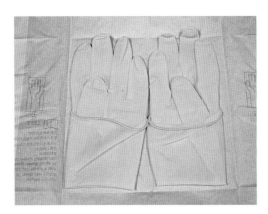

图9-11 无菌手套

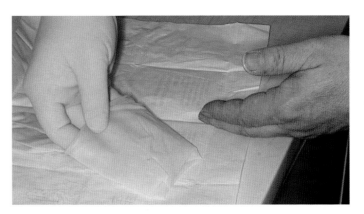

图9-12 戴手套

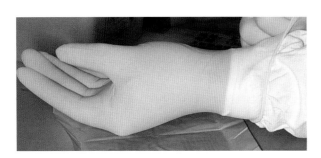

图9-13 手套套在袖口外侧

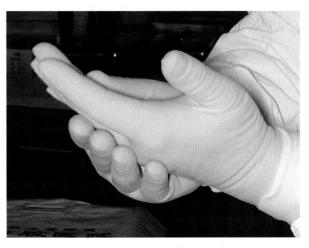

图9-14 手术前两手放到一起

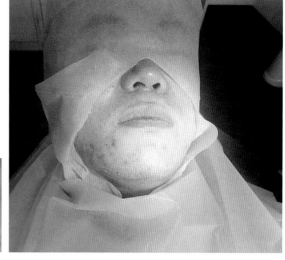

图 9-15 消毒手机用一次性管套套上后放到手机架上　　图 9-16 为患者铺上一次性孔巾和消毒术区

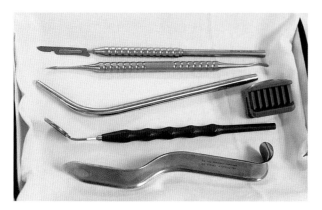

图 9-17 打开手术包：切开翻瓣用

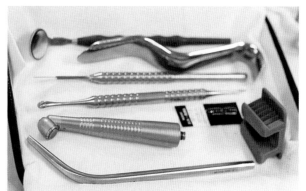

图 9-18 打开手术包：去骨增隙分牙用

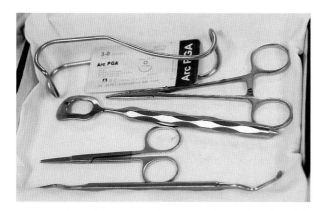

图 9-19 打开手术包：处理牙槽窝和缝合用。将三个手术包
内的手术器械放到一个包内

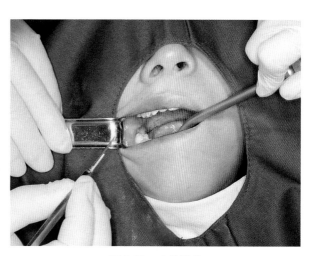

图 9-20 无菌操作

第三节　手术器械和手术包配备
Section Three　Surgical Instruments and Surgical Kits

选择适合埋伏智牙拔除手术的各种器械，并在手术前将器械消毒、准备各种药品等。

一、手术机头和车针

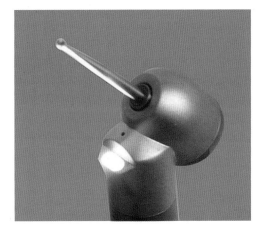

图 9-21　仰角机头

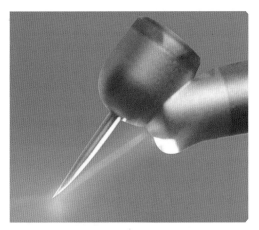

图 9-22　喷水冷却

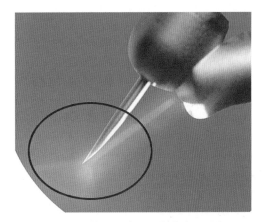

图 9-23　工作尖和喷水点集中在切削部位

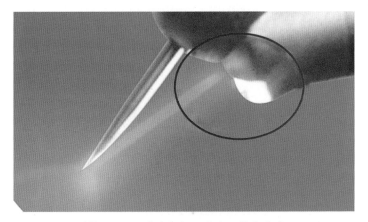

图 9-24　配有光纤灯照射在工作尖区域

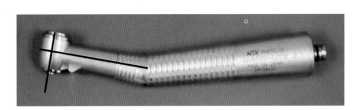

图 9-25　直角涡轮机头

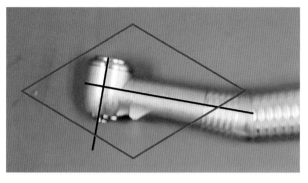

图 9-26 适用于垂直阻生智牙冠颈根横切、近中增隙和颊侧增隙；适用于近中倾斜阻生智牙冠斜切；适用于水平阻生智牙冠横断、冠根横断、近中增隙和颊侧增隙

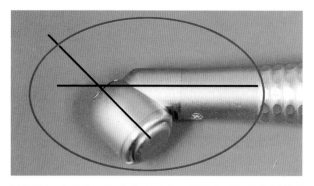

图 9-27 车针和钻柄约成 135°角。适用于下颌近中倾斜高位和中位阻生智牙冠颈根横切、颊侧和远中增隙

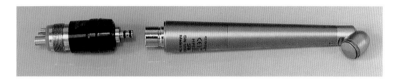

图 9-28 仰角机头与牙科治疗椅有接头

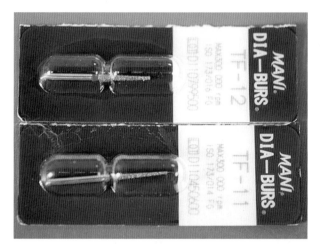

图 9-29 可选择这两种车针 TF-11 和 TF-12 使用。适用于去骨增隙和分割牙齿

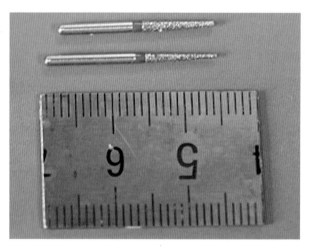

图 9-30 图 TF-11 长度 25mm；TF-12 长度 22mm

二、手术拉钩

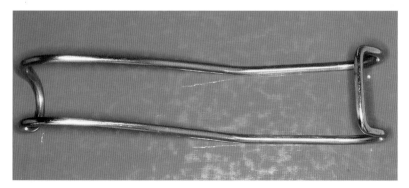

图 9-31 这种拉钩一头宽，一头窄。适用于拉开口角和固定上下唇开口度

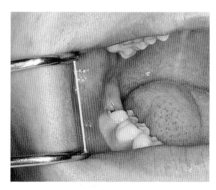

附图：使用窄端

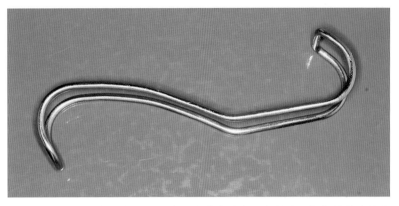

图 9-32 这种拉钩呈 S 形,拉口角于患者右后方。方便于下颌智牙拔除前麻醉、切开和术后牙槽窝处理和缝合

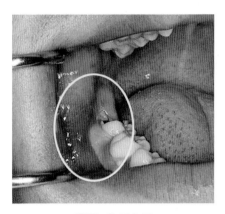

附图:使用宽端

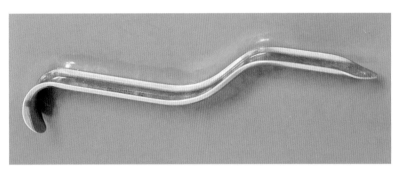

图 9-33 这是"板状"拉钩的侧面。一端可作为口角拉钩,一端可用于龈瓣拉钩

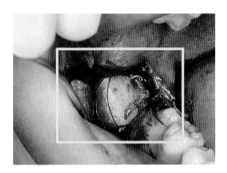

附图:拉开和固定切开龈瓣

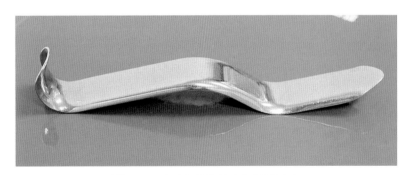

图 9-34 右端龈瓣拉钩呈"舌状"为宜

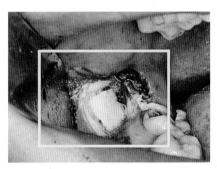

附图:"舌状"拉钩末端较"三角形"拉钩末端宽,可充分暴露术野

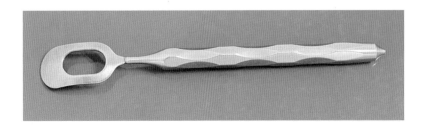

图 9-35 这是用于舌侧的拉钩

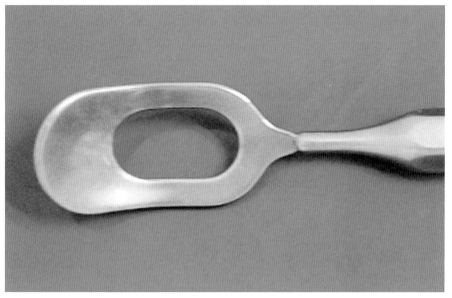

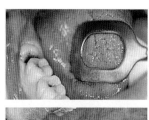

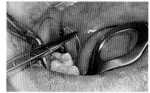

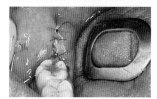

图9-36　末端圆钝,可控制舌部对术野的影响和保护舌体免受器械伤害　　　　　　附图:切开、术中和缝合时使用

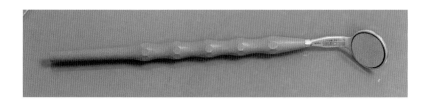

图9-37　口镜的正面,可视物

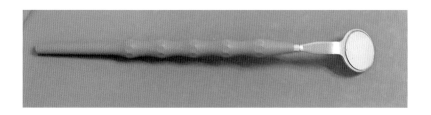

图9-38　口镜的背面,可视物

三、吸引管和开口器

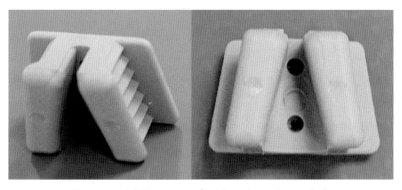

图9-39　咬合式开口器,窄端朝口内,平板面贴颊部

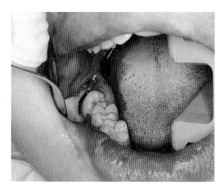

附图:放到手术对侧的上下颌牙列间咬合

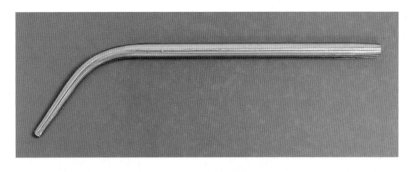

图 9-40 直径为 2.5mm 吸引管

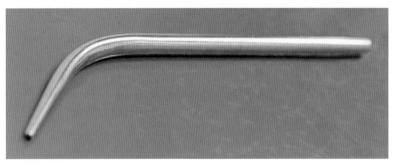

图 9-41 直径为 3.0mm 吸引管

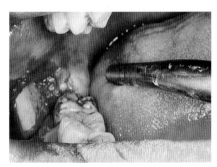

附图：吸端面积小，吸力大，可以保证吸到和吸净术野的各个部位

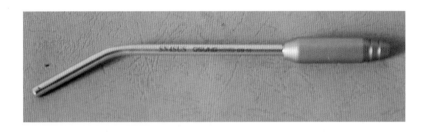

图 9-42 种植牙用的吸引管也可替用

四、骨膜起子和提刮器

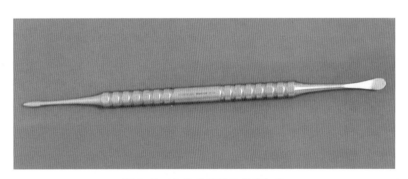

图 9-43 翻黏骨膜瓣用骨膜起子

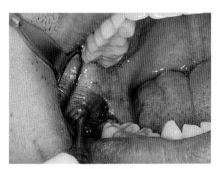

附图：插入骨面

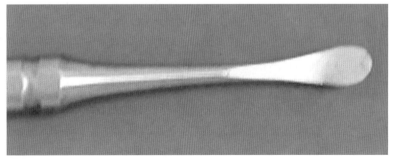

图 9-44 左端"片状"

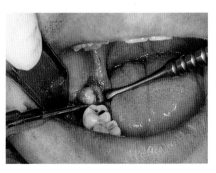

附图：翻起龈瓣

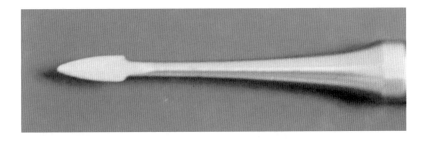

图 9-45 右端"扁锥状"

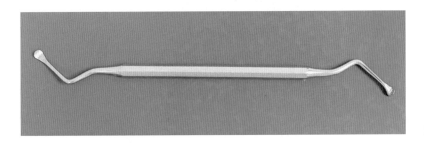

图 9-46 提刮器

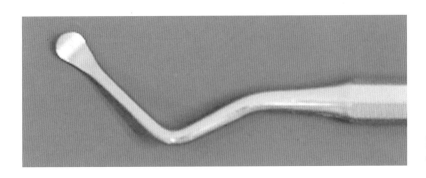

图 9-47 提刮器的两端为"勺状"，边缘较锋利。可搔刮牙槽窝内炎性肉芽组织

五、手术刀、剪子和持针器

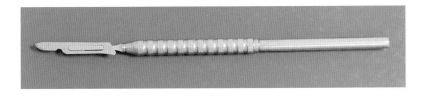

图 9-48 带刀的刀柄

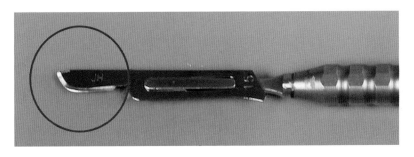

图 9-49 刀端为"椭圆状"，执笔式执刀时可控程度较好

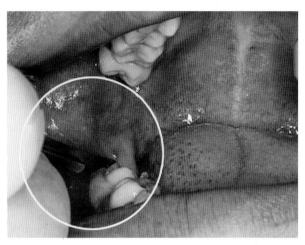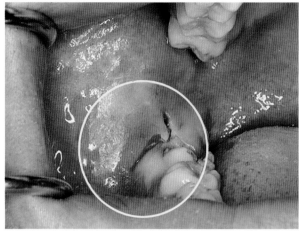

图 9-50 运刀和切开状态

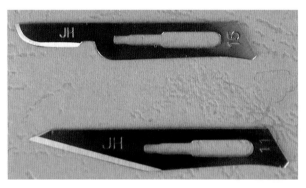

图 9-51 上方的 15 号刀片适宜上下颌智牙拔除术使用,上颌智牙也可使用下方的 11 号刀片

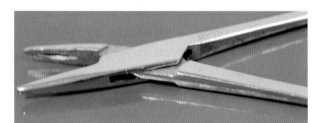

图 9-52 持针器

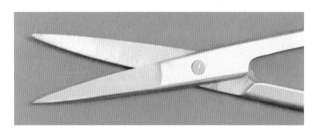

图 9-53 剪刀

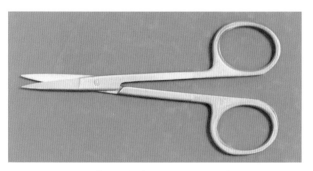

图 9-54 剪刀长度在 15～20cm,操作较便利

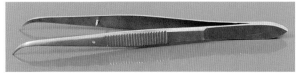

图 9-55 弯镊子

六、手术镊子

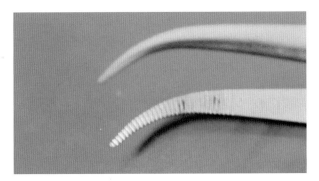

图 9-56 弯镊子的喙部有横纹

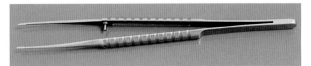

图 9-57 组织镊子

七、直拨和弯拨

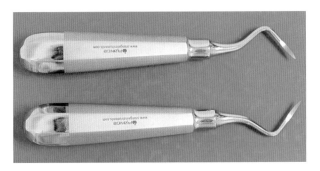

图 9-58 左侧和右侧使用大弯拨

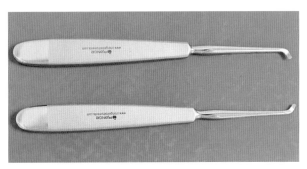

图 9-59 左侧和右侧使用小弯拨

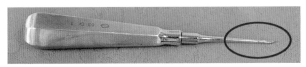

图 9-60 直拨

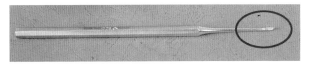

图 9-61 直拨

八、挺子

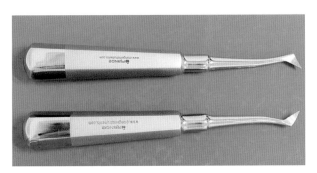

图 9-62 左侧和右侧角挺子

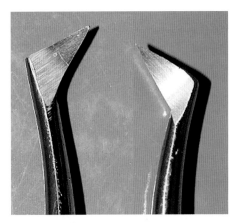

图 9-63 左侧和右侧角挺子的喙部

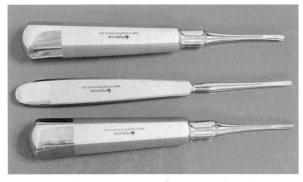

图 9-64 三个挺子喙部形状不同

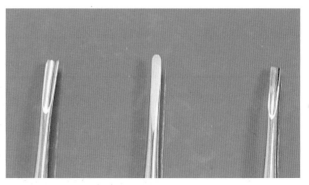

图 9-65 三个挺子喙部形状的放大照片

九、拔牙钳子

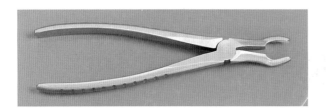

图 9-66 上颌智牙拔除钳子

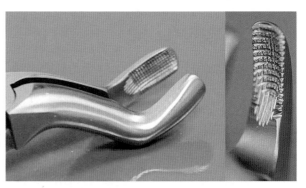

图 9-67 上颌智牙拔除钳子的喙部

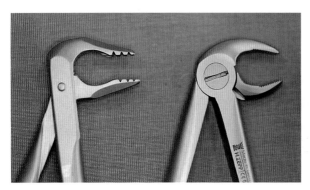

图 9-68 下颌智牙冠颈根横断后可用此钳子夹住前瓣或后瓣拔除

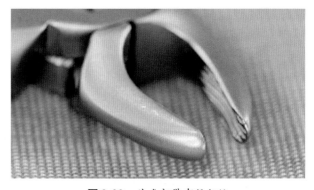

图 9-69 其喙部带有竖行纹

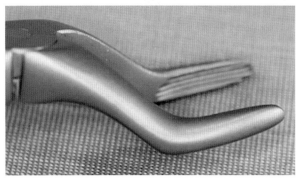

图 9-70 上颌智牙冠颈根横断后可用此钳子夹住前瓣或后瓣拔除

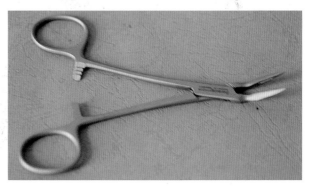

图 9-71 上颌残根钳子

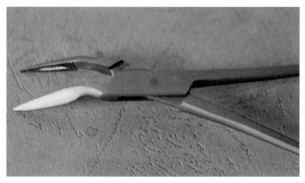

图9-72　上颌残根钳子喙部

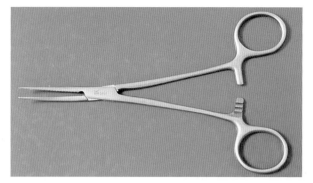

图9-73　蚊式钳子

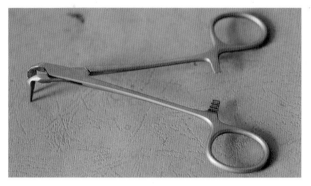

图9-74　下颌残根钳子

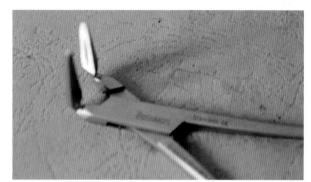

附图：下颌残根钳子喙部

十、临床药物应用

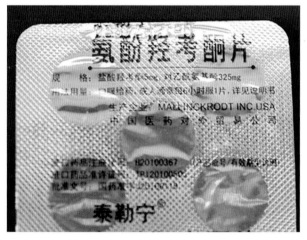

图9-75　术后止痛药物：泰勒宁（氨酚羟考酮片）

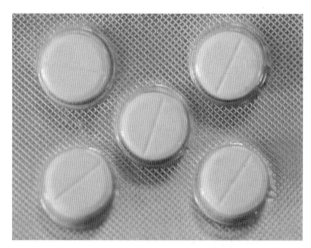

图9-76　氨酚羟考酮片，半片/次，15分钟后可有止痛效果

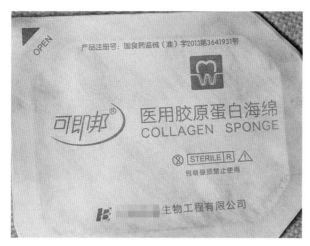

图 9-77　可即邦：医用胶原蛋白海绵。功效：止血、填塞、防感染

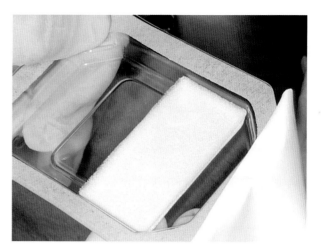

图 9-78　同前图，可折叠后填塞牙槽窝和覆盖牙槽窝

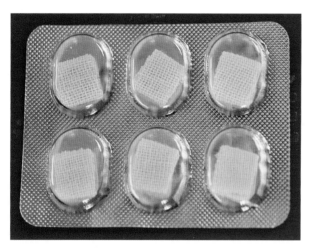

图 9-79　同前图，取一小块放进牙槽窝内，可溶化吸收

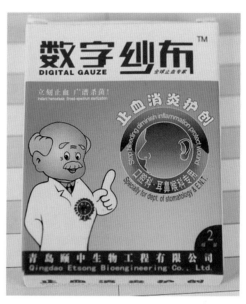

图 9-80　数字纱布：止血消炎护创

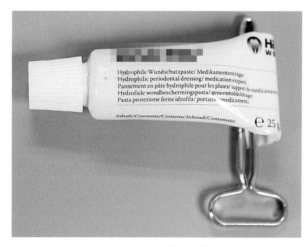

图 9-81　外科用敷料

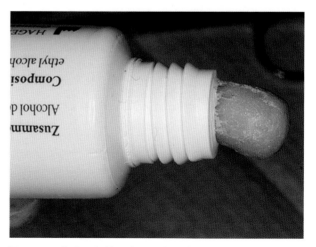

图 9-82　外科用敷料呈膏状，手指蘸生理盐水后，取之涂到创口，几日后干燥脱落

第十章　笑气镇静法

Chapter Ten　Nitrous Oxide Sedation Method

石立新　刘洪飞　曹京民

镇静和无痛是一个连续变化过程,根据对意识的影响由浅到深依次分为抗焦虑、有意识镇静、深镇静和全身麻醉。

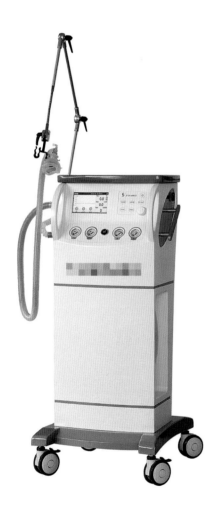

轻度镇静:

患者正常听从指令,呼吸和循环功能正常。这种状态如同喝了一两杯酒,安全性高,达到轻度镇静可通过口服药物和吸入笑气方式。

中度镇静:

这种状态患者也对语言指令有反应,但需要另外加以刺激时才能反应。患者可以维持呼吸,有足够的通气量,循环系统正常。可以通过口服、静脉、吸入给药达到这种程度。

深度镇静:

是指患者仅对连续刺激和疼痛刺激有反应,患者常不能维持规律的自主呼吸,需要呼吸支持,循环功能可以维持。

应用深度镇静的医师必须经过专业培训。

第一节　笑气镇静的原理

第二节　笑气镇静的适应证和禁忌证

第三节　笑气镇静在口腔科应用方法

第一节 笑气镇静的原理
Section One Principle of Nitrous Oxide Sedation

一、清醒镇静技术

清醒镇静是指对意识水平产生轻微的抑制,同时患者能够保持连续自主呼吸及对物理刺激和语言指令做出相应反应能力。整个过程中,患者保持清醒,没有丧失意识,保护性反射活跃,并能配合治疗。口腔科运用清醒镇静的目的是减轻、消除或预防患者的牙科焦虑;使操作者面对放松、清醒、配合的患者。多种药物可用于实施清醒镇静,其中可控性好、安全系数高者首推氧化亚氮,即笑气。

二、笑气清醒镇静的特点

1. 止痛作用 吸入 20% 笑气和 80% 氧气的混合气体的镇痛效果相当于 15mg 吗啡的效果;大多数患者吸入 30%~40% 的笑气可获得满意效果。吸入笑气可提高痛阈,减轻疼痛但不阻断疼痛;根据治疗需要联合应用局麻药物。

2. 抗焦虑作用 减轻或消除有牙科焦虑患者的焦虑程度,对无牙科焦虑的患者可预防牙科焦虑,使患者放松、舒适、合作,尤其对于患儿日后的牙科治疗有积极的良性推动作用。

3. 遗忘作用 患者在完成治疗后不能完全、确切回忆当时的情况,并且对于时间的长短有一个错误的判断,往往意识不到时间的消耗,认为在很短的时间内配合完成了一个实际上很长时间的治疗操作。

4. 操作简便,易于控制,起效和恢复迅速。一般在吸入笑气后 30 秒可产生效果,5 分钟可达到最佳效果,停用笑气吸入纯氧 5 分钟后可达到完全复苏。

第二节 笑气镇静的适应证和禁忌证
Section Two Indications and Contraindications of Nitrous Oxide Sedation

一、适应证

1. 对口腔治疗有害怕、焦虑或紧张情绪的患者。

2. 参照 ASA 分级标准,适用笑气氧气混合气体吸入清醒镇静的患者为 ASA Ⅰ级(正常健康,除局部病变外,无系统性疾病)和Ⅱ级(有轻度或中度系统性疾病)者。

二、禁忌证

1. 阻塞性呼吸系统疾病患者。

2. 有严重药物依赖及精神异常患者。

3. 妊娠中的患者。

4. 患有药物性或疾病性的肺纤维化患者。

5. 患有肠梗阻患者。

6. 耳鼻喉等器官疾病,如鼻窦炎、中耳疾患、鼓膜移植等。

7. 急性上呼吸道感染的患者。

三、患者的准备工作

包括：向患者介绍整个过程；回顾患者病史并评估其身体状况，测定一些重要生命体征如心率、呼吸、血压、血氧饱和度并记录；判断患者牙科焦虑情况；签署书面清醒镇静知情同意书，未成年人由父母或者监护人代签。

给予患者书面的术前、术后指导。其中术前指导为常规禁食 6 小时，禁水 3 小时；ASA 建议进食清淡食物 6 小时后，饮水 2 小时后再考虑实施清醒镇静。给予术后指导，术后需要留院观察，时间由操作者决定；离院回家途中最好有人陪同；术后至少休息 24 小时。

第三节　笑气镇静在口腔科应用方法
Section Three　Application of Nitrous Oxide Sedation in Oral Clinic

一、使用前请先检查线路，管路连接情况

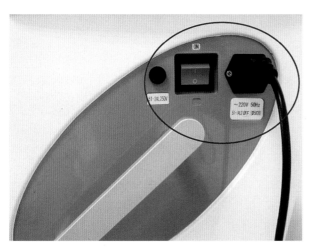

图 10-1　检查电源线连接是否牢固

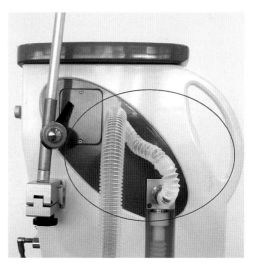

图 10-2　检查管路连接是否存在漏气

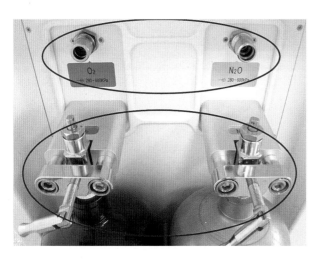

图 10-3　检查氧气 / 笑气瓶安装是否牢靠，如若是中心供气，检查高压管路连接是否牢靠

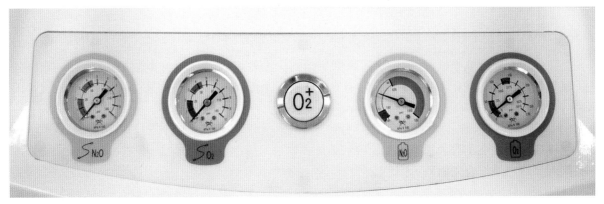

图 10-4　打开氧气/笑气瓶或者连接上中心供气后,检查设备上压力表显示值是否在正常范围内

二、使用操作

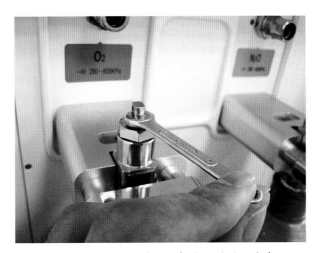

图 10-5　连接呼吸管路和鼻罩,要求连接牢靠

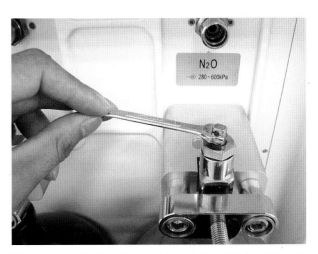

图 10-6　用设备上配套的工具打开氧气/笑气瓶上阀门,或者接入中心供气

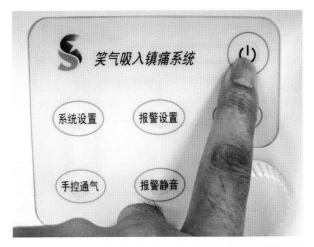

图 10-7　打开设备上的电源总开关,按右上角的开关键启动设备,启动后设备默认状态下进入持续气流模式

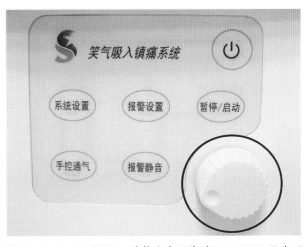

图 10-8　按压飞梭旋钮,将氧浓度调节到100%(默认状态下为100%),流量调节到6~8L/min,按压飞梭确认,或者医师根据实际经验来调节合适的参数范围

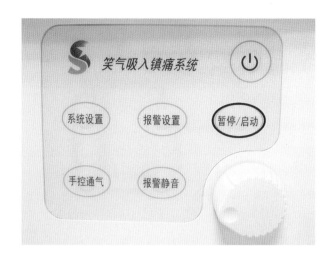

图 10-9　以上步骤准备就绪后，按面板上"暂停/启动"键启动设备工作

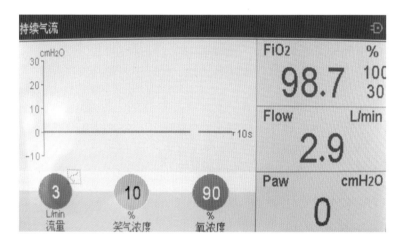

图 10-10　按下飞梭旋钮，选择笑气项，调节笑气浓度至 10%，按下飞梭确认退出，让患者吸入笑气约 1 分钟，调节笑气浓度至 20%，约 1 分钟后逐步增加笑气浓度。以此类推，密切观察并询问患者感觉，约 5 分钟可达到理想的镇静状态，笑气理想浓度为 30%～40%，采用逐步调整（增加或者减少）笑气浓度的方法将患者控制至理想满意的镇静状态

三、笑气镇静后操作

1. 观察患者达到理想镇静状态后，即可开始拔牙手术。

2. 手术完成后，按下飞梭旋钮将氧浓度调节到 100%，确认，令患者吸入 100% 氧浓度至少 5 分钟，一般笑气用量越大，恢复所需时间越长。

3. 手术结束后，关闭电源总开关，用工具关闭氧气/笑气瓶上阀门。

第十一章　无痛或微痛麻醉方法

Chapter Eleven　Painless Anaesthesia Methods

贾海鸥　鲁大鹏

　　智牙拔除手术要在患者舒适安静、无痛下进行。要做到这两项必须先做到"一镇静二麻醉"。目前镇静最好的方法是"笑气镇静法"，麻醉常用"局部麻醉法"。局部麻醉法分局部浸润麻醉和传导阻滞麻醉。智牙拔除手术常常同时使用两种方法，有时还要配合静脉麻醉。

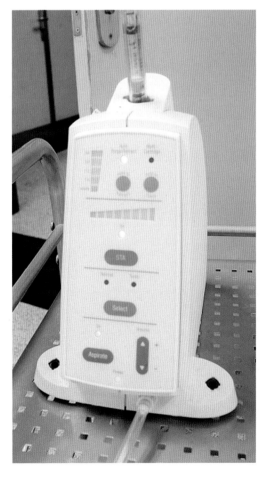

第一节　常用麻药

第二节　局部麻醉法

第三节　无痛麻醉法

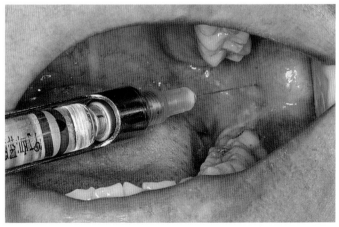

第一节　常用麻药
Section One　Common Anesthesia

甲哌卡因（斯康杜尼）、阿替卡因（碧兰麻）和利多卡因是口腔临床中最常使用的局部麻醉药物。

一、甲哌卡因

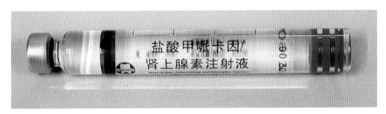

图 11-1　盐酸甲哌卡因肾上腺素注射液

斯康杜尼

盐酸甲哌卡因/肾上腺素注射液

Mepivacaine Hydrochloride and Adrenaline Injection

规格：50支注射管，每支剂量：1.8ml
Contents: 50 auto-injectable cartridges of 1.8ml

法国赛普敦公司（SEPTODONT）生产
58, rue du Pont de Créteil, 94100 Saint-Maur-des-Fossés, France
进口药品注册证号：H20020358

图 11-2　盐酸甲哌卡因肾上腺素注射液：1.8ml/每支

斯康杜尼

【成分】盐酸甲哌卡因20.00mg/ml；肾上腺素0.01mg/ml
【性状】本品为无色透明液体
【适应证】主要用于口腔及牙科治疗中的局部浸润麻醉（神经传导阻滞型）
【用法用量】用法：区域注射，不得静脉注射．剂量：成人每次治疗限用1~3剂．具体情况视麻醉范围及所用麻醉技术而定．推注速度：应不超过每分钟1ml．
【孕妇及哺乳期妇女用药】【儿童用药】【老年用药】【药物相互作用】
【不良反应】【禁忌】【注意事项】【药物过量】详见说明书

图 11-3　斯康杜尼成分：盐酸甲哌卡因 20.00mg/ml；肾上腺素 0.01mg/ml

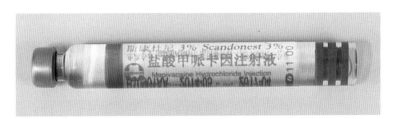

图 11-4　盐酸甲哌卡因注射液

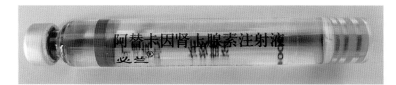

图 11-5 盐酸甲哌卡因注射液：斯康杜尼 3%

二、阿替卡因

图 11-6 阿替卡因肾上腺素注射液：1.7ml

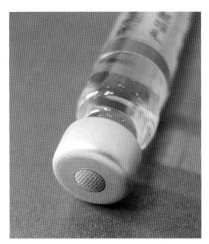
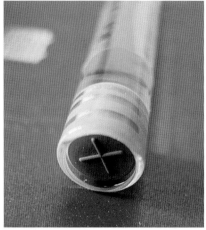

图 11-7 针头插孔和注射栓口

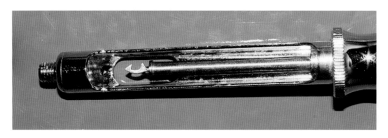

图 11-8 麻药注射架：钩是与注射栓相连。前端是针头连接处

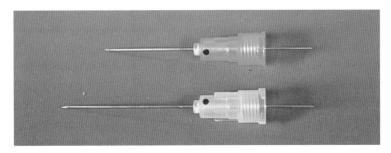

图 11-9 上方针头是局部浸润麻醉使用，下方针头是局部传导麻醉使用

三、利多卡因

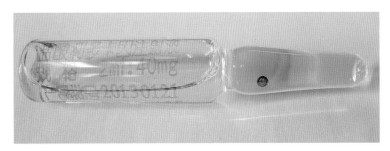

图 11-10 盐酸利多卡因注射液剂量：2ml；利多卡因 40mg

盐酸利多卡因注射液
Lidocaine Hydrochloride Injection

【成　　分】本品主要成分为：盐酸利多卡因；辅料：氯化钠。

【性　　状】本品为无色的澄明液体。

【适 应 证】本品为局麻药及抗心律失常药。其它详见说明书。

【用法用量】、【不良反应】、【禁忌】、【注意事项】等详见说明书。

【贮　　藏】密闭保存。

图 11-11 心律失常患者治疗口腔疾病时可选择的局麻药物

四、酰胺类局部麻醉药对比

表 11-1 常用酰胺类局部麻醉药（以普鲁卡因等于 1 作为标准）

药名	甲哌卡因	阿替卡因	利多卡因
类型	酰胺类	酰胺类	酰胺类
效能强度	2	1.9	1.5～2
毒性强度	1.5～2	1～1.5	1～1.5
显效时间	1.5～2	2	最短
维持时间	180～300 分钟	120～150 分钟	90～120 分钟
阻滞麻醉浓度	2%	4%	1%～2%
一次最大剂量	6.6 mg /kg	5～7 mg /kg	300～400 mg

表 11-2　常用局部麻醉药优缺点

药名	优点	缺点
甲哌卡因	1. 麻醉强度与利多卡因相同； 2. 毒性比利多卡因小； 3. 有轻微的血管扩张作用。	量多时直接出现抑制
阿替卡因	1. 麻醉作用较强（是利多卡因的 1.5 倍，普鲁卡因的 1.9 倍）； 2. 毒性与利多卡因及普鲁卡因类似； 3. 血管扩张作用与利多卡因相同，比普鲁卡因强。	1. 感觉异常（常发生在下颌）； 2. 酰胺类药物过敏会引起高铁血红蛋白血症。
利多卡因	1. 局麻作用较强； 2. 维持时间较长； 3. 组织穿透力较强； 4. 抗室性心律失常。	1. 组织扩散性较强； 2. 嗜睡和意识不清。

第二节　局部麻醉法
Section Two　Local Anesthesia

　　局部麻醉包括局部浸润麻醉和神经传导阻滞麻醉。上颌智牙拔除麻醉时，涉及上颌结节传导阻滞麻醉和腭大神经传导阻滞麻醉。上颌智牙拔除也可只做局部浸润麻醉。下颌智牙拔除时也可做下牙槽神经传导阻滞麻醉及舌神经和颊神经局部浸润麻醉。

　　注射针头和注射架：

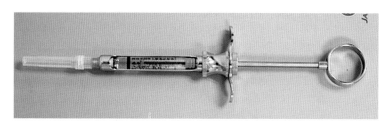

图 11-12　注射麻醉前：麻药瓶放进麻药架上，针头接到安瓿上

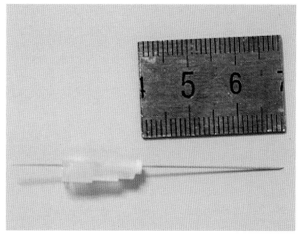

图 11-13　针长 3ml

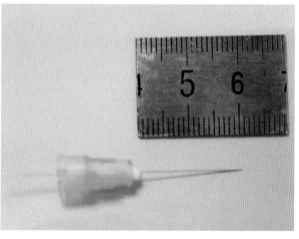

图 11-14　针长 2ml

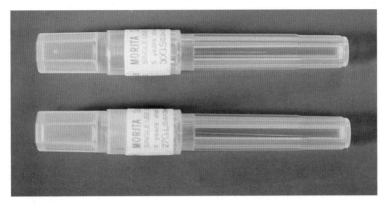

图 11-15　针头密封无菌保存。左端开封去盖,接到安瓿针头插孔

一、上颌结节麻醉

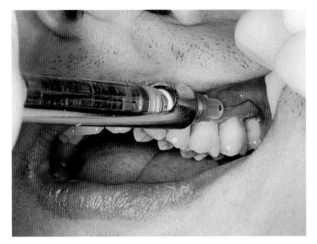

图 11-16　在第二磨牙根部,即龈颊沟处进针

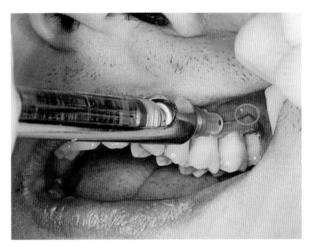

图 11-17　水平持针,偏向外侧45°角,针尖达骨面

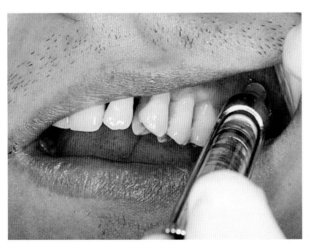

图 11-18　针尖沿着骨面向后上滑动

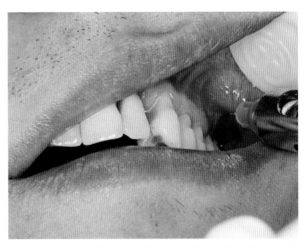

图 11-19　针尖贴着上颌结节上方的骨面注射麻药1ml左右

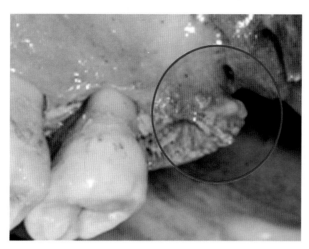 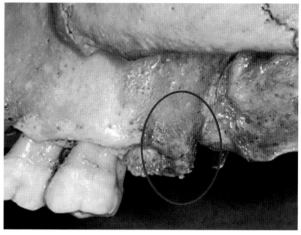

图 11-20　上颌结节解剖部位

二、腭大孔麻醉

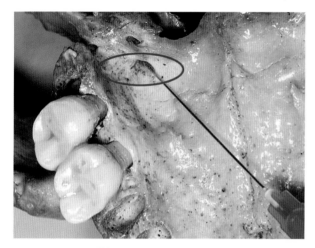

图 11-21　腭大孔的位置

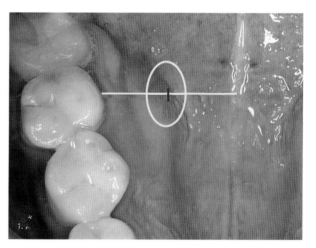

图 11-22　第二磨牙与腭中缝连线中点

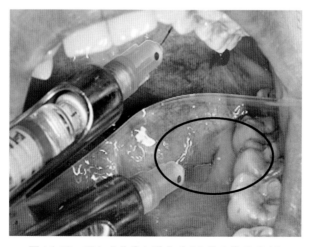

图 11-23　腭大孔传导阻滞麻醉（见镜面像圆圈处）

三、下牙槽神经阻滞麻醉

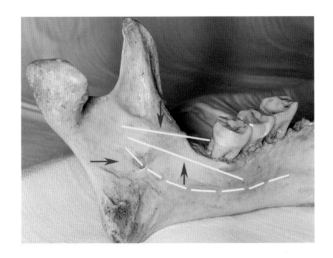

图 11-24　上方黄线是颊神经,中间黄线是舌神经,下方黄色虚线是下牙槽神经

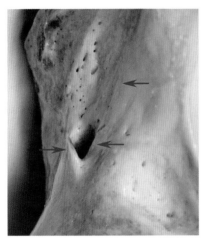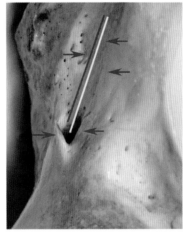

图 11-25　左图上方箭头所示:下颌神经沟,中间箭头所指为下颌孔,下方为下颌小舌。右图红线为下牙槽动脉血管,黄线为下牙槽神经进入下颌孔

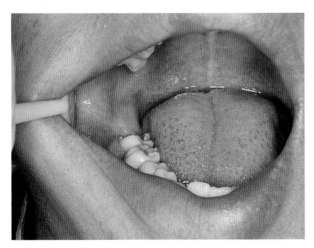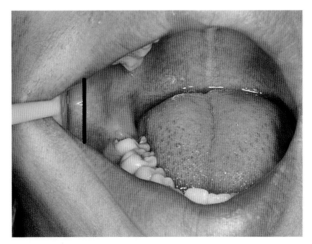

图 11-26　用口镜拉开口角

图 11-27　口镜游离缘向后外上拉起至下颌升支前缘外侧,划线处为下颌升支前缘内侧边缘

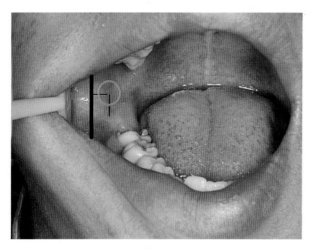 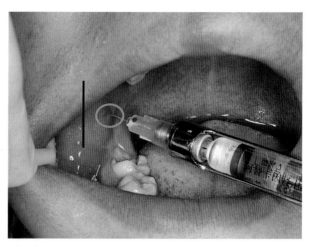

图 11-28　下颌牙列牙殆面高 1cm 和划线内侧 1cm 的交叉点就是下牙槽神经传导麻醉的进针点　　图 11-29　持针在对侧下颌前磨牙，高于下颌殆平面刺入对侧进针点

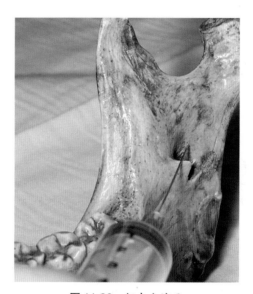

图 11-30　标本上演示

四、舌神经麻醉

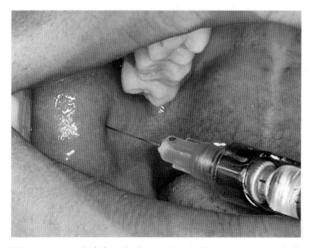 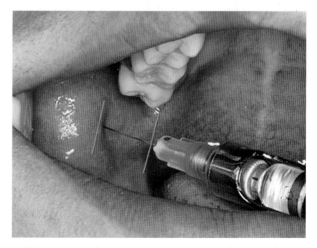

图 11-31　下牙槽神经麻醉后退针至黏膜下再注入 0.5ml 麻药　　图 11-32　针在黏膜下约 0.5cm，注入麻药麻醉舌神经

五、局部浸润麻醉

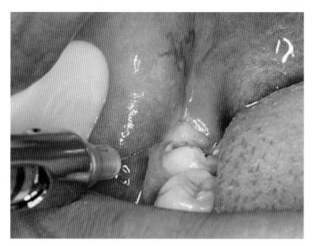

图 11-33 智牙远中颊侧注入麻药麻醉颊神经

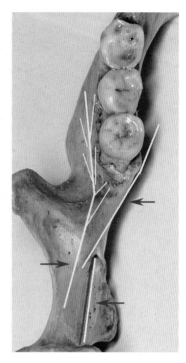

图 11-34 颊神经、下牙槽神经和舌神经与智牙的关系。颊神经从第三磨牙后方至智牙颊侧，下牙槽神经进入下颌孔到下颌磨牙根尖形成下牙槽神经丛。舌神经经智牙舌侧前行

第三节　无痛麻醉法
Section Three　Painless Anesthesia

无痛麻醉机特点：注射针细，刺破黏膜时有轻微疼痛；注射麻药时匀速、缓慢（约 4 分钟）。

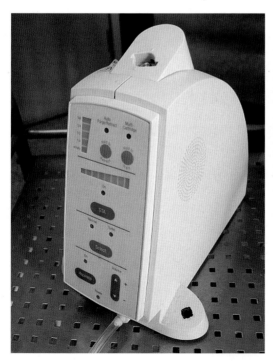

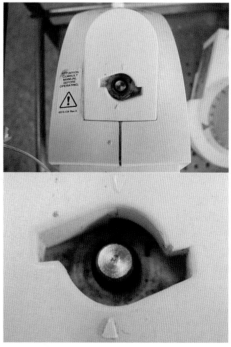

图 11-35 无痛麻醉机，上图是电动注射栓

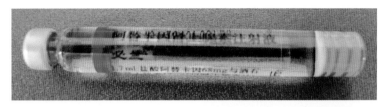

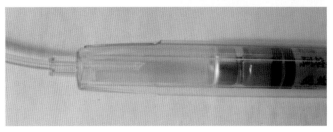

图 11-36　将麻药安瓿插入带针的管里，管头有输药细管连接

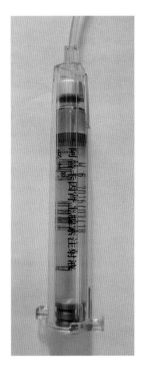

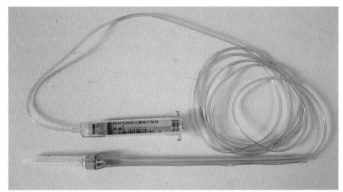

图 11-37　一次性使用的注射针柄、麻药及输送管

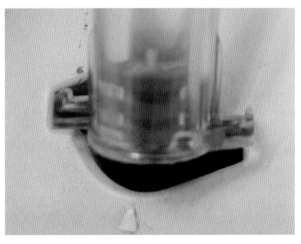

图 11-38　将麻药插入麻醉注射机的注射栓

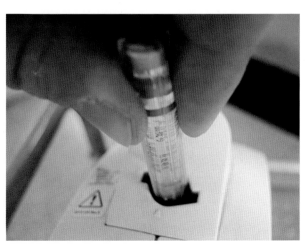

图 11-39　拧到栓上

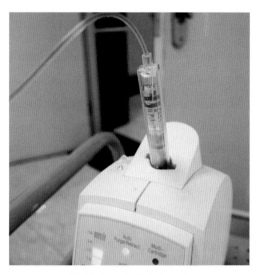

图 11-40　拧好后的状态

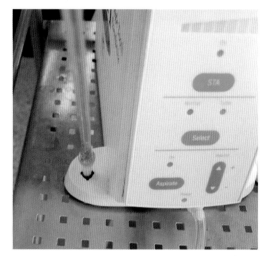

图 11-41　针柄可插在机器上待用

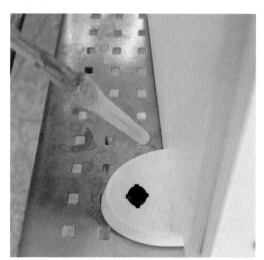

图 11-42　使用时拿起

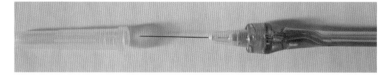

图 11-43　拔掉针帽

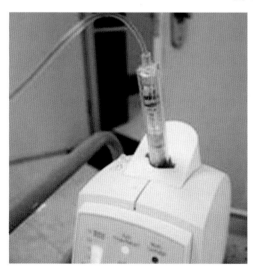

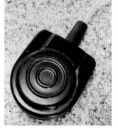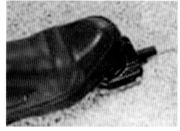

图 11-44　用脚踩动开关，注射栓向上移动

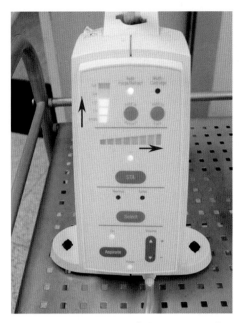

图 11-45 同时机器上有药量指示灯发亮

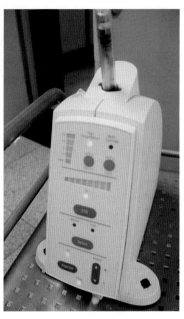

图 11-46 麻药注射结束时药量指示灯自动熄灭

第十二章　智牙拔除临床技术

Chapter Twelve　Clinical Technology of Wisdom Teeth Extraction

鲁大鹏　刘洪飞

智牙外科凝聚着外科的"执刀""切口""翻瓣""去骨""切割""增隙""缝合"等技术操作。针对智牙的阻生状态和智牙周围的解剖形态施以适当手术技巧"取出"智牙。顺利自如的手术操作过程即构成了智牙外科临床技术。

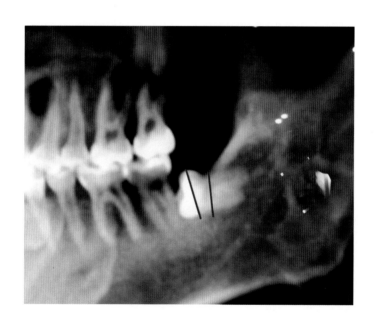

第一节 切口设计与刀法
Section One Cut Design and Cutting Method

切口的选择首先考虑在最佳暴露埋伏智牙的部位实施切开；其次要考虑阻生智牙拔除后恢复软组织覆盖，减少张力，能对位缝合；再次是考虑切口缝合处下方是否有硬组织支撑以及软组织瓣的大小、血供和成活程度。

一、设计上颌颊侧切口

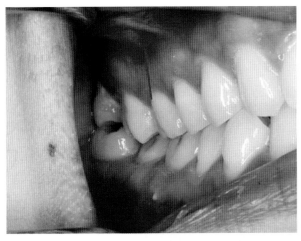

图 12-1 颊侧龈颊沟斜向后下方到第一磨牙远中龈缘切开

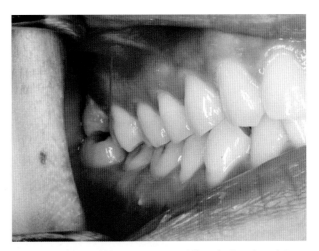

图 12-2 颊侧龈颊沟斜向后下方到第二磨牙远中龈缘切开

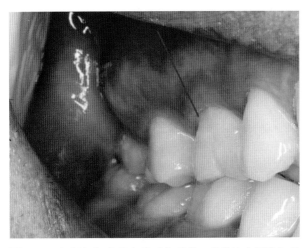

图 12-3 颊侧龈颊沟斜向前下方到第一磨牙远中龈缘切开

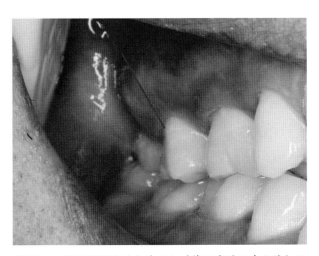

图 12-4 颊侧龈颊沟斜向前下方到第二磨牙远中龈缘切开

二、设计上颌远中切口

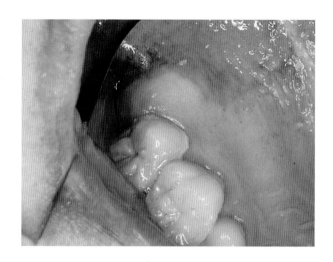

图 12-5 上颌第三磨牙腭侧错位埋伏阻生拔除时,可在上颌结节部和腭侧切开

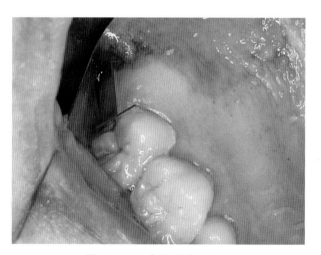

图 12-6 远中"丁"字形切口

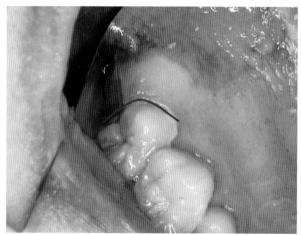

图 12-7 埋伏智牙腭侧错位时可在腭侧延长第二磨牙远中龈缘的"丁"字形切口

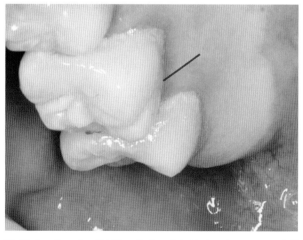

图 12-8 也可在腭侧第一磨牙远中龈缘线形切口,再沿着第二磨牙腭侧龈沟翻瓣至上颌结节,与其切口相连呈"梯形"切口

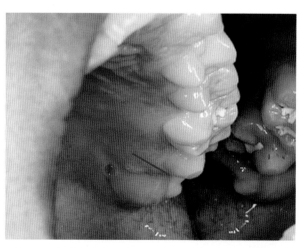

图 12-9 在第二磨牙远中龈缘向前上1cm以内的线形切开

三、下颌切口

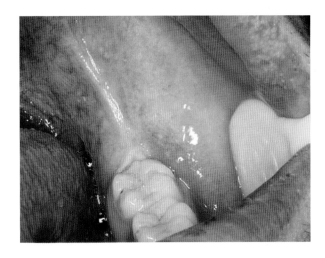

图 12-10 下颌第二磨牙后垫区

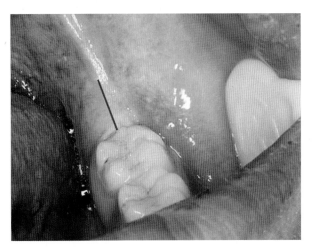

图 12-11 第二磨牙远中牙槽嵴顶线形切口

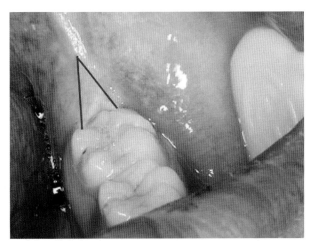

图 12-12 第二磨牙远中牙槽嵴顶线形切口。去掉三角形龈瓣,拔除智牙缝合后可降低牙槽嵴高度

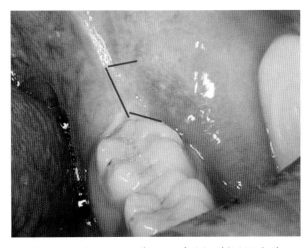

图 12-13 梯形切口,其近、远中边切到颊侧龈颊沟

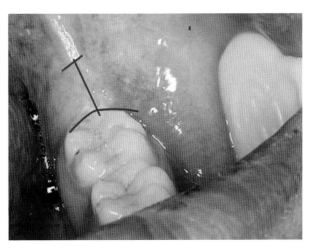

图 12-14 "工"字形切口

四、执刀法

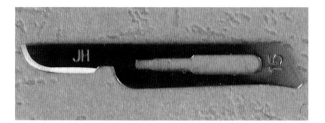

图 12-15 常用的 15 号手术刀片

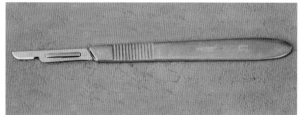

图 12-16 把刀片放到刀柄上

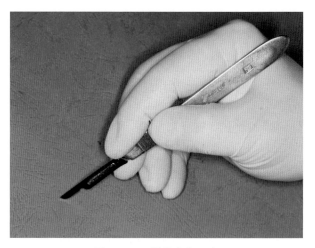

图 12-17 执笔式执刀法

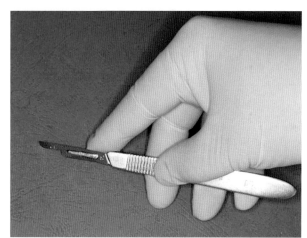

图 12-18 手握式执刀法

五、运刀

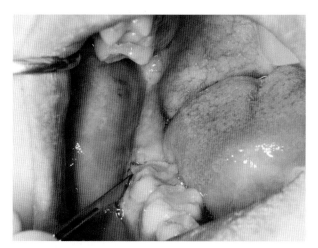

图 12-19 下颌梯形切口第一刀：执刀的手要控制刀的运行。落刀要实，到骨面

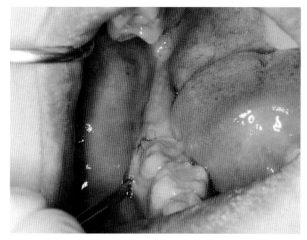

图 12-20 沿着骨面滑行至龈颊沟起刀

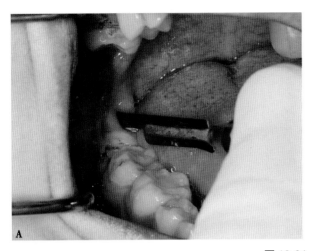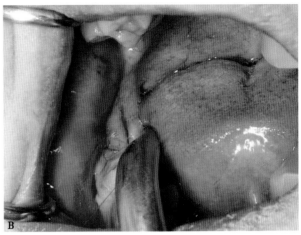

图 12-21　第二刀

A. 下颌梯形切口第二刀：落刀于远中牙槽嵴顶向近中第二磨牙冠缘的龈缘　B. 起刀后吸净血迹的状态

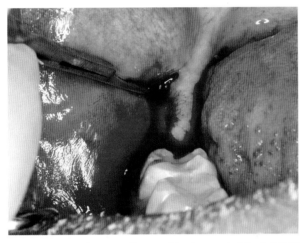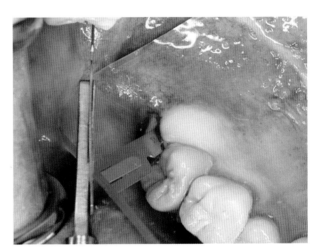

图 12-22　下颌梯形切口第三刀：梯形切口远中边切开的情景　　　**图 12-23　上颌第二磨牙后垫切开**

第二节　钻　　法
Section Two　Drilling Method

钻有三大作用：一是增隙；二是切割牙齿；三是去骨开窗。增隙可分为去骨增隙、去牙周膜增隙和去牙增隙。切割牙齿可分为冠斜切、冠横切、冠纵切、冠颈根横断、冠颈斜切和分根。去骨开窗可分为方形去骨开窗、圆形去骨开窗、梯形去骨开窗等。

一、增隙

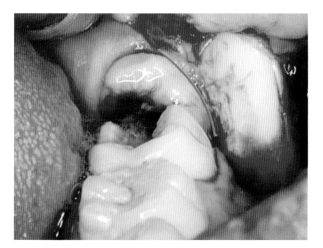

图 12-24　设计智牙颊侧增隙

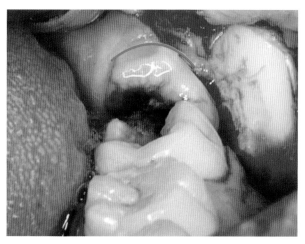

图 12-25　设计智牙远中增隙

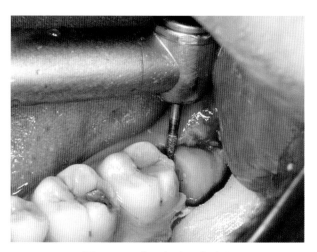

图 12-26　实施智牙近中增隙

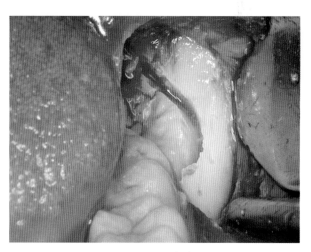

图 12-27　颊侧去骨增隙

二、切割牙齿

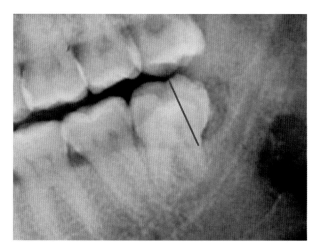

图 12-28　智牙冠部远中冠斜切

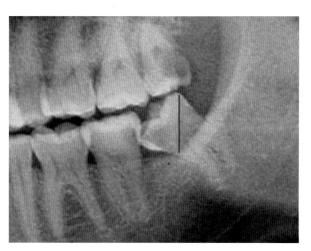

图 12-29　冠颈斜切

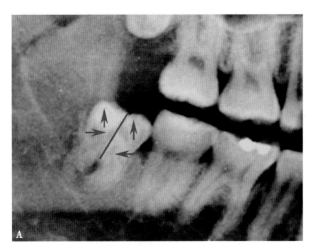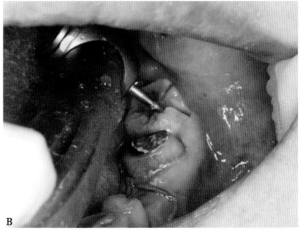

图 12-30　冠颈根横断
A. 颈根横断设计　B. 冠颈根横断照片

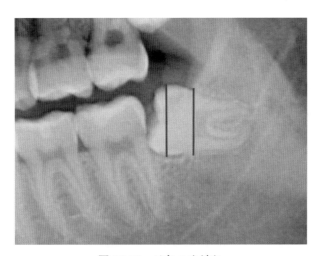

图 12-31　冠部二次横断

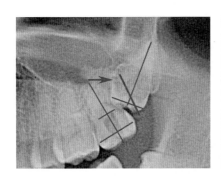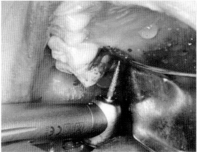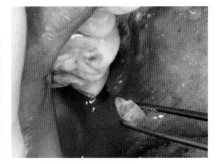

图 12-32　上颌智牙冠斜切

三、去骨开窗

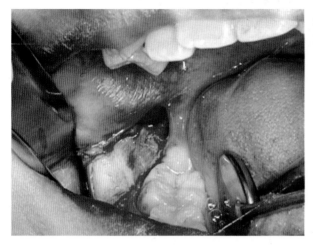

图 12-33 翻瓣暴露下颌骨骨面

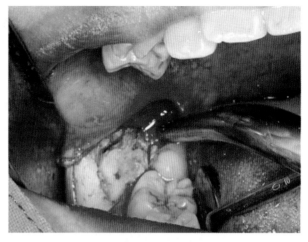

图 12-34 用钻方形分割

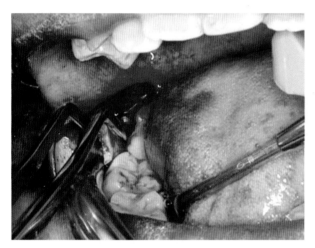

图 12-35 去下方形骨块

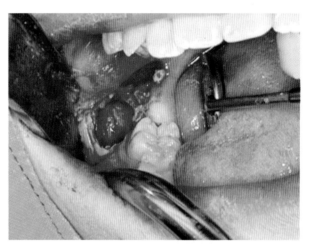

图 12-36 方形窗口

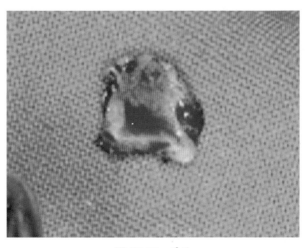

图 12-37 骨块

第三节 去阻力切割法
Section Three Cutting Method of Resistance Removal

每颗阻生智牙拔除前都要分析有哪些阻力，如何去除阻力，设计手术方案，根据每个患者的具体情况，实施手术计划。

一、牙阻力

例1. 冠斜切

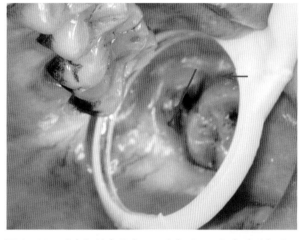

图 12-38 近中倾斜中位嵌入阻生智牙。可视智牙冠部的远中冠缘殆面

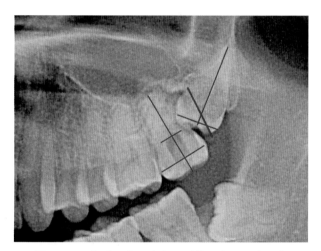

图 12-39 智牙近中冠缘嵌入到第二磨牙远中颈部

例2. 冠颈斜切

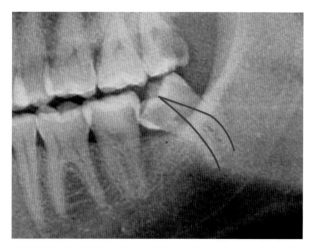

图 12-40 智牙冠部向近中倾斜，智牙近远中根弯曲程度大

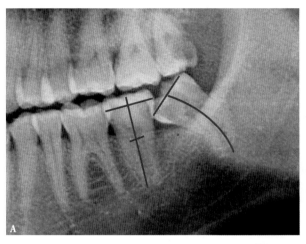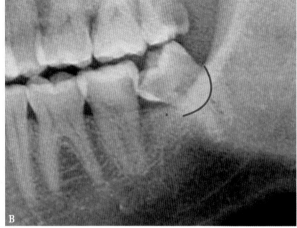

图 12-41　阻力分析

A. 智牙冠缘近中受到第二磨牙远中冠部外形高点之下部的阻力　B. 智牙远中颈部阻力较大

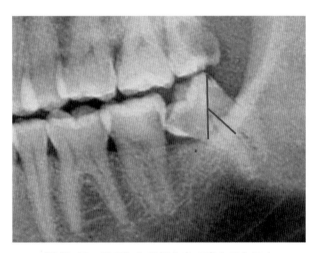

图 12-42　冠颈切和颈根分离可消除两大阻力

二、牙阻力和骨阻力

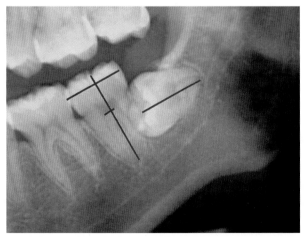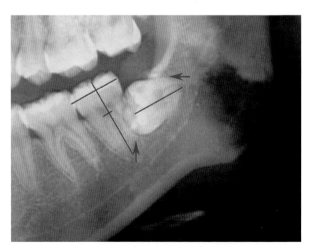

图 12-43　智牙的咬合面大部分嵌入第二磨牙远中根颈部　　图 12-44　两大阻力：冠部和颈部

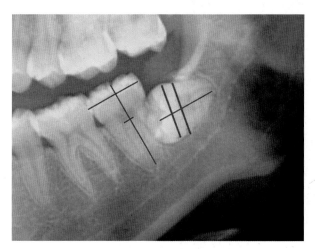

图 12-45　两次冠横切可解除两大阻力

三、根阻力和骨阻力

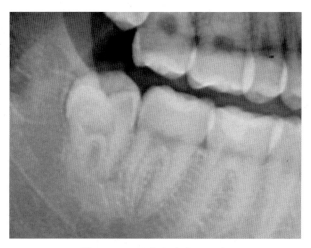

图 12-46　近中垂直高位阻生

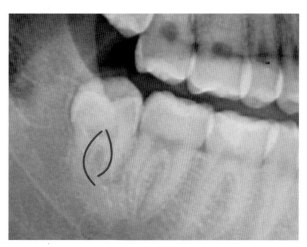

图 12-47　有根阻力，近远中根呈环抱状。冠部远中有下颌升支前缘骨阻力

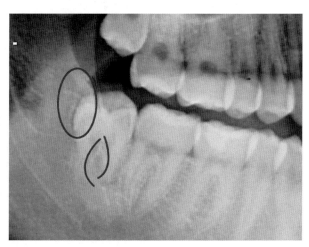

图 12-48　冠颈根横断后，智牙分成前后两瓣，前瓣向远中撬动和脱位；后瓣向前撬动和脱位

四、根阻力、骨阻力和牙阻力

例 1. 冠横断

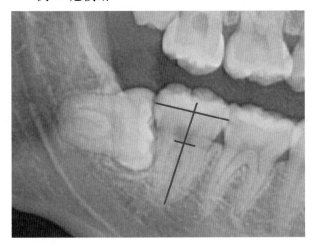

图 12-49　近中水平中位阻生智牙

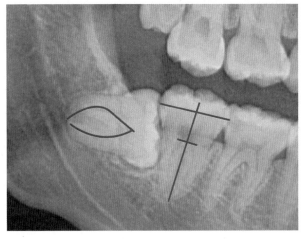

图 12-50　智牙近中有第二磨牙阻力。根部呈 O 形,脱位有阻力。冠颈根都有骨阻力

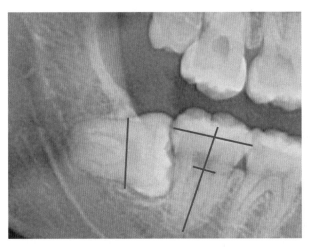

图 12-51　智牙冠部较大,影响智牙脱位。先将智牙颈部横断分成冠根两部分

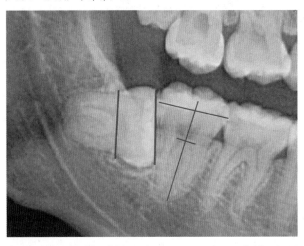

图 12-52　近中和冠部颊侧去牙增隙,再将冠颈部横行切割分成近远中两段冠部

例 2. 冠颈斜切

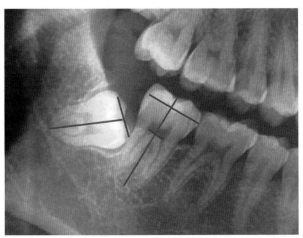

图 12-53　近中倾斜低位阻生智牙

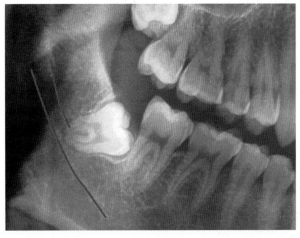

图 12-54　近中根尖位于下牙槽神经管内。手术伤及下牙槽神经的风险较大

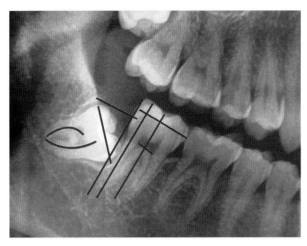

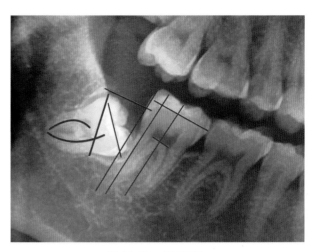

图 12-55　智牙根部明显环抱状；第二磨牙远中间隙小于智牙冠部近远中外形高点的距离；智牙前间隙小于第二磨牙冠部远中外形高点到颈部根面的距离

图 12-56　冠颈斜切

五、骨阻力

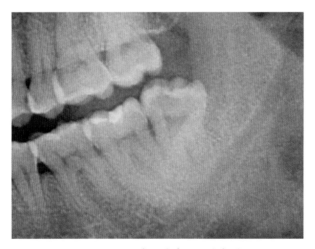

图 12-57　近中垂直高位阻生智牙

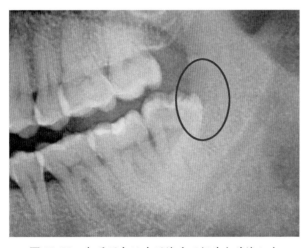

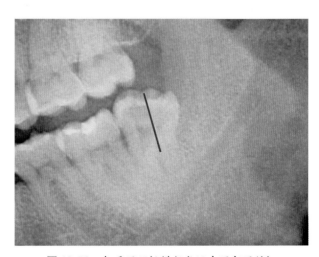

图 12-58　智牙冠部远中冠缘受下颌升支前缘阻生

图 12-59　智牙冠颈根横断或远中冠部冠斜切

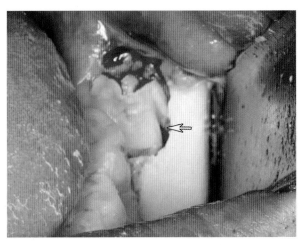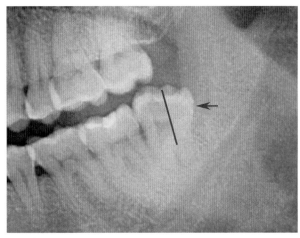

图 12-60　如智牙冠颈根横断后，先拔除前瓣，再使后瓣向前移位拔除。如采用远中冠部冠斜切就先取后瓣，前瓣向远中撬动后取出

六、根阻力

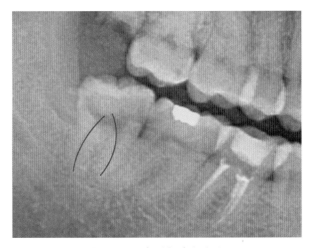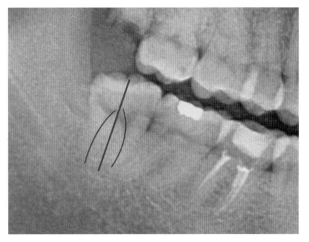

图 12-61　智牙根多或弯曲

图 12-62　冠颈根横切后，冠部阻力、颈部阻力和根部阻力一并削除

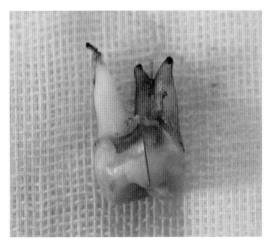

图 12-63　冠颈根横切后，根部根和根之间的协同固位力被分解

七、牙阻力和根阻力

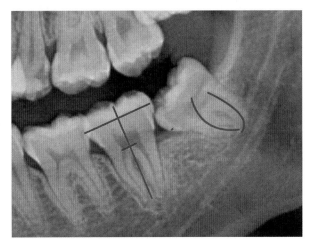

图 12-64　智牙根部有阻力，第二磨牙对智牙冠部前缘有阻力

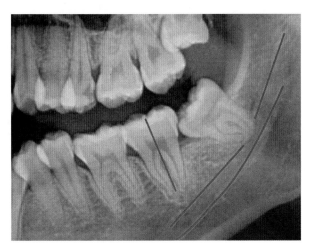

图 12-65　智牙根尖部位于下牙槽神经管内

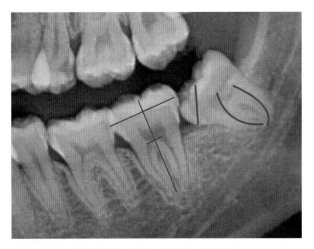

图 12-66　冠斜切可削除牙的阻力

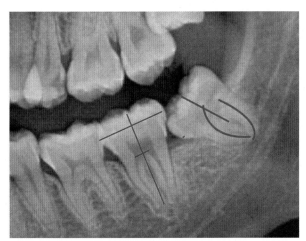

图 12-67　冠颈根横断可削除根部阻力

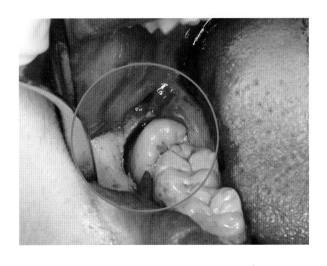

图 12-68　在其冠颈根横断和冠斜切之前，颊侧和远中要先去骨增隙

第四节 挺 法
Section Four Extraction with Crowbar

挺子的使用方法是将挺子插入预备好的空隙内，以一方为支点，撬动另一方，或撬动双方。

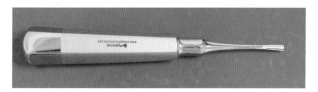

图 12-69 挺子

一、挺牙

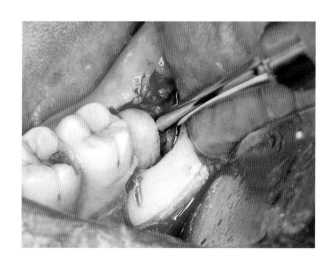

图 12-70 这是用挺子插入远中间隙内，以牙槽嵴为支点，挺子的喙部在智牙远中冠部使智牙向近中松动。使用挺子前，近中要去牙增隙，为智牙移动提供空间

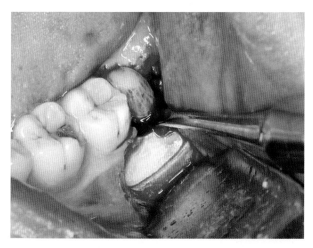

图 12-71 近中、远中和颊侧增隙后，挺子插入颊侧间隙，喙部顶在智牙颈部向上撬动

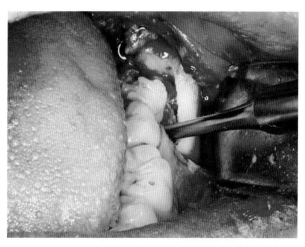

图 12-72 从颊侧间隙插入挺子，喙部顶在智牙根部向上撬动和向上脱位

二、挺冠、挺根

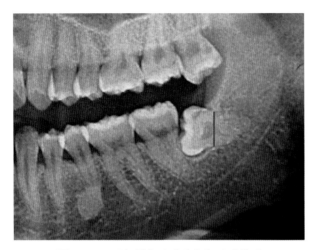

图 12-73 冠根横断后要发挥挺子的作用

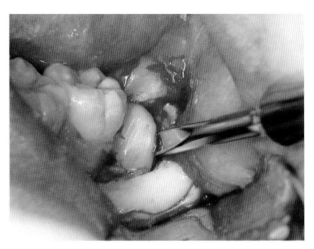

图 12-74 将挺子的喙部插入冠根分割间隙内,向冠方撬动。再可插入近中冠缘与牙槽窝壁的间隙中向上撬动

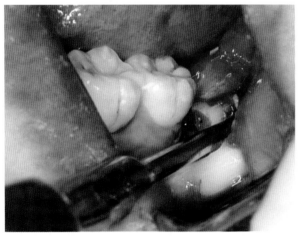

图 12-75 挺子喙部插入根面和牙槽窝之间的间隙内,以牙槽骨为支点撬动根部

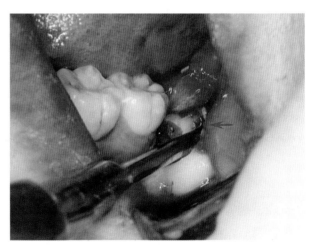

图 12-76 向下前方或前上方撬动

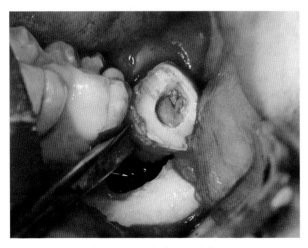

图 12-77 向外上方撬出

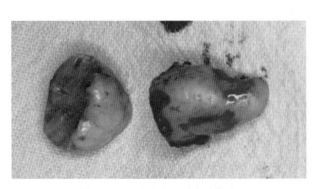

图 12-78 脱位后的冠部和根部

三、分冠和分根

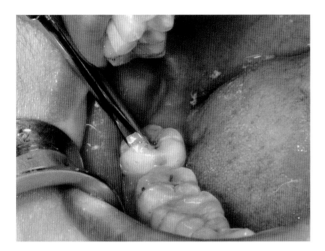

图 12-79 浅入分冠

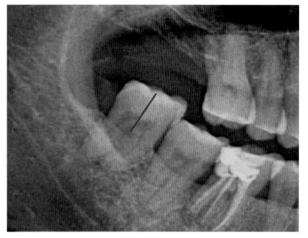

图 12-80 深入分根

第五节 缝 合 法
Section Five Suture Method

　　智牙拔除后缝合的意义：避免拔牙创感染；减少磨牙后垫区软组织愈合畸形；防止第二磨牙远中根颈牙周袋的形成。

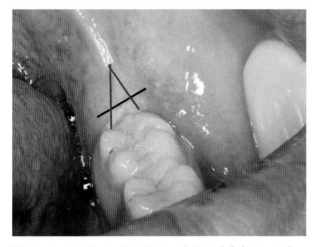

图 12-81 角形切开，拉拢缝合可降低牙槽嵴高度。恢复正常磨牙后垫区软组织形态

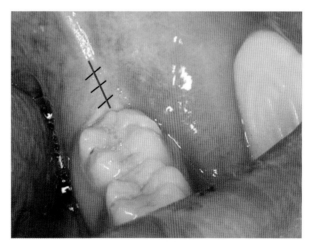

图 12-82 线形切开，对位缝合

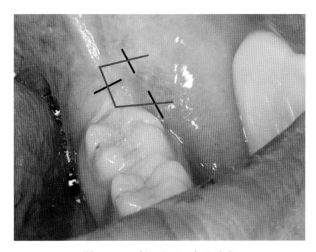

图 12-83 梯形切开,各边缝合

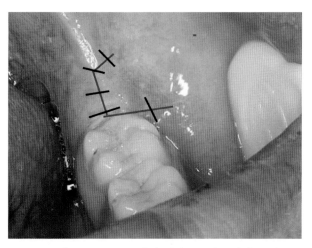

图 12-84 梯形切开,边和角都要对位缝合。角部的对位缝合可以减少第二磨牙远中牙周袋的发生,同时,角部的对位缝合能够恢复切开前的黏膜的平整状态和减少"兔唇"的发生

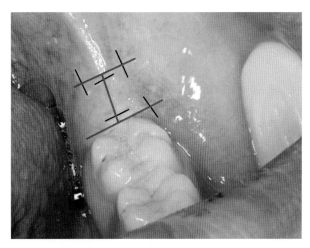

图 12-85 "工"形切口,对位缝合

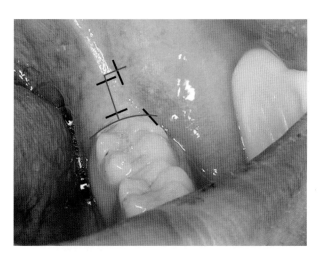

图 12-86 线形和角形切口,对位缝合

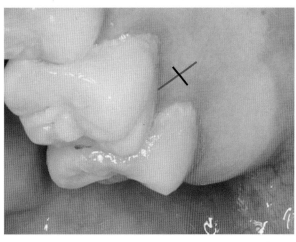

图 12-87 上颌腭侧切口对位缝合

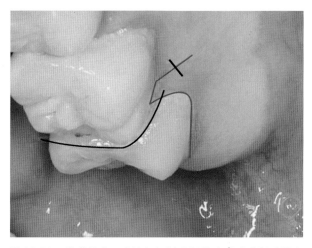

图 12-88 悬吊缝合,腭侧和颊侧牙间乳头穿过牙间隙缝合

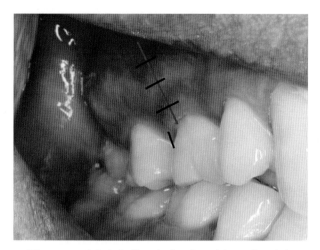

图 12-89 上颌颊侧第一磨牙远中龈缘切口对位缝合

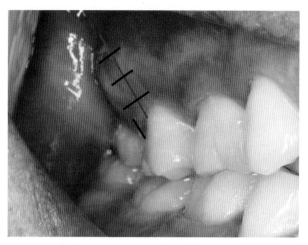

图 12-90 上颌颊侧第二磨牙远中龈缘切口对位缝合 1~3 针

第十三章　儿童晚期阻生智牙治疗性拔除

Chapter Thirteen　Therapeutic Extraction of Impacted Wisdom Teeth for Late Childhood

鲁大鹏

　　儿童晚期是 16 岁到 17 岁之间,处于阻生状态的智牙已产生继发性的破坏性临床症状,早期拔除阻生智牙是消除和预防阻生智牙危害的有效措施。

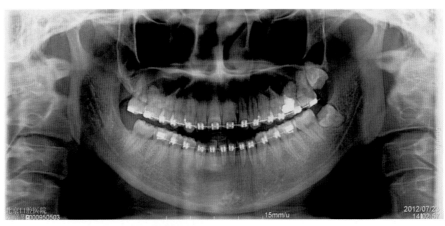

下颌阻生智牙　16 岁　男

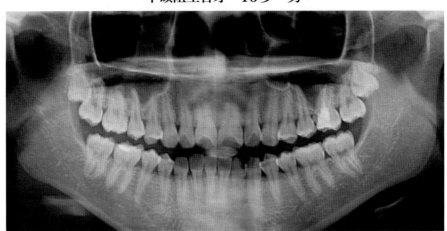

上颌阻生智牙　17 岁　男

第一节　上颌近中倾斜阻生智牙治疗性拔除

第二节　上颌近中垂直阻生智牙治疗性拔除

第三节　下颌垂直阻生智牙治疗性拔除

第四节　下颌倾斜阻生智牙治疗性拔除

第一节　上颌近中倾斜阻生智牙治疗性拔除
Section One　Therapeutic Extraction of Maxillary Mesioclinated Impacted Wisdom Teeth

　　上颌阻生智牙近中冠缘挤压在第二磨牙远中冠部外形高点以上，牙槽间隔全部或部分吸收消失，有的甚至智牙近中冠缘嵌入到第二磨牙远中颈根部。

例. 近中倾斜中位阻生第三磨牙

男，17岁。

主诉：半年前开始左侧上颌第二磨牙咬合时不适感觉。

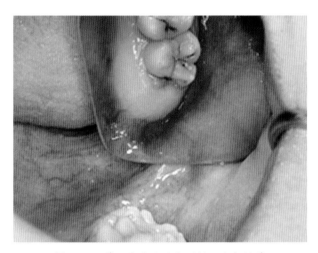

图13-1　第二磨牙后区和腭侧及上颌结节

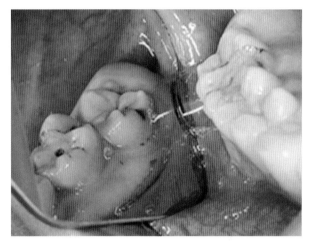

图13-2　第二磨牙颊侧附着龈

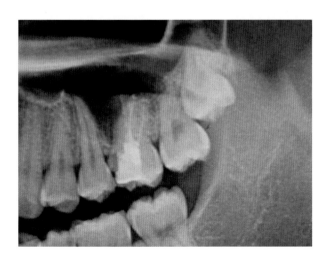

图13-3　智牙近中冠缘已抵压在第二磨牙远中根部。两牙之间牙槽间隔的牙槽骨完全吸收

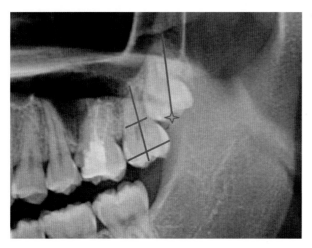

图 13-4 左侧上颌近中倾斜中位阻生智牙

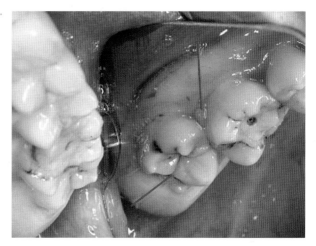

图 13-5 在颊侧和远中实施两个直线切口,在第二磨牙近中龈沟向远中切开与两直线切口相连,构成梯形切口

手术评估和设计:

1. 诊断 左侧上颌近中倾斜中位阻生第三磨牙。

2. 治疗方法 手术拔除。

3. 手术难度评估 Ⅲ度。

4. 手术步骤

(1) 切开

(2) 剥离和翻瓣

(3) 撬动挺出

(4) 摘除牙囊

(5) 对位缝合

手术过程:

1. 切开

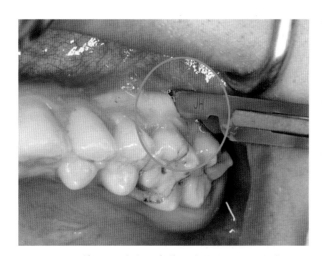

图 13-6 持15号手术刀在第一磨牙颊侧龈颊沟落刀

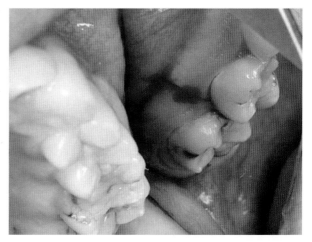

图 13-7 切开到第一磨牙远中近牙间乳头处(见镜面所示,术后缝合时颊侧牙间乳头可与舌侧牙间乳头悬吊缝合)

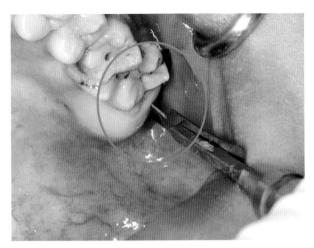

图 13-8 从上颌结节下方(距第二磨牙远中颈部龈缘约 1.5cm)落刀

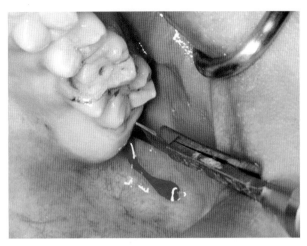

图 13-9 沿牙槽嵴顶切至第二磨牙远中龈缘

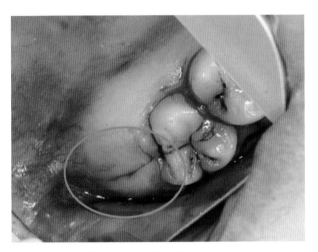

图 13-10 上颌第二磨牙后区切口

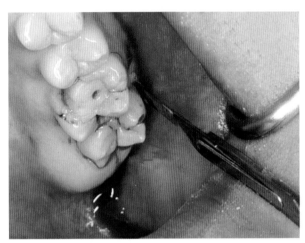

图 13-11 先从颊侧沿着龈沟切开,向远中延续切开,再转向第二磨牙远中颈部龈沟的切口处。也可反方向进行。也可先两侧切口处开始,再中间部分

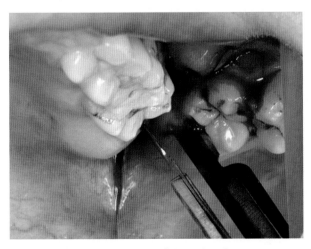

图 13-12 从远中切入牙龈沟

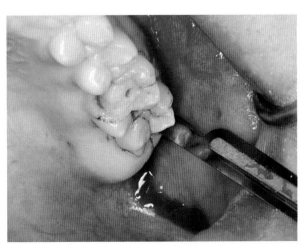

图 13-13 向颊侧转刀

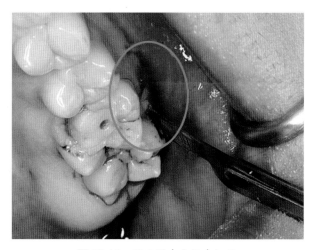

图 13-14　再从近中向远中切开

2. 剥离和翻瓣

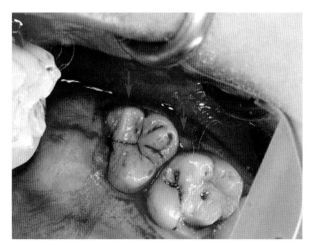

图 13-15　剥离黏骨膜三处着力点

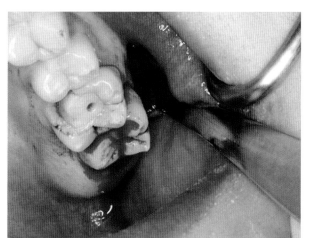

图 13-16　剥离黏骨膜

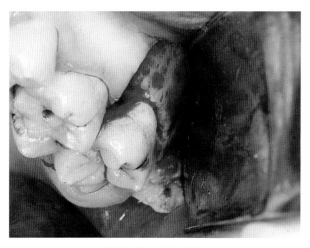

图 13-17　翻起固定

3. 撬动挺出

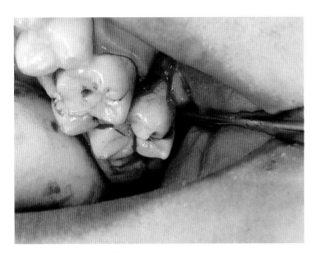

图 13-18 插入挺子

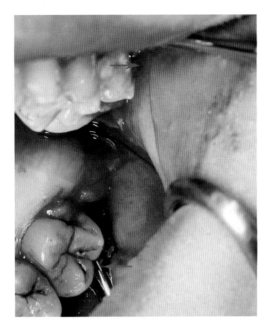

图 13-19 向远中轻度施力,反复撬动(见镜面反射)

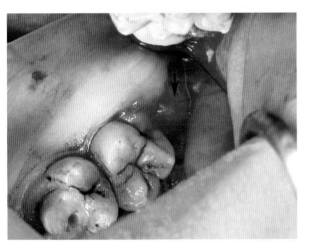

图 13-20 箭头所指智牙冠部露头

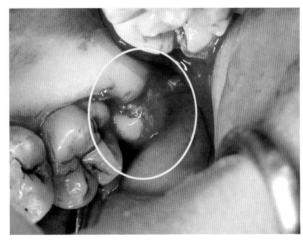

图 13-21 逐渐撬出

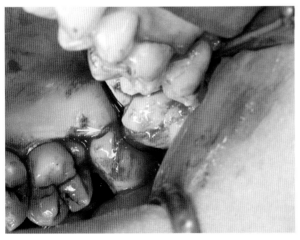

图 13-22 智牙大部分脱出

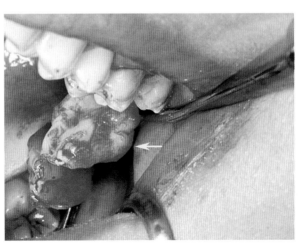

图 13-23 全部脱出

4. 摘净牙囊

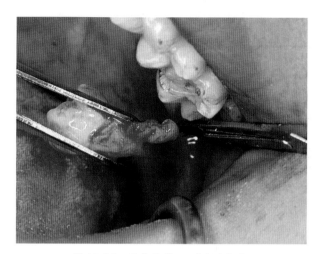

图 13-24　牙囊附带，可剪断和切断

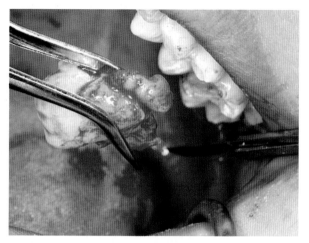

图 13-25　切断每个牙根与牙囊的联系。摘净牙槽窝内的牙囊壁

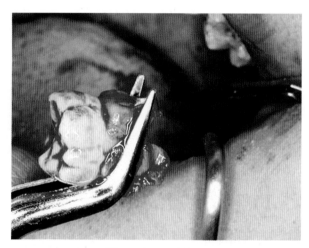

图 13-26　取出智牙

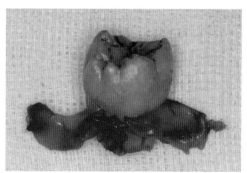
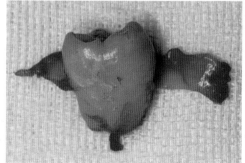

图 13-27　智牙舌侧和颊侧

5. 处理拔牙窝

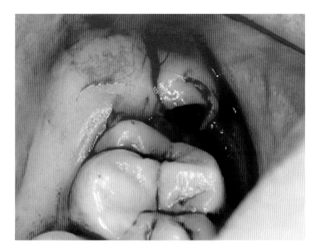

图 13-28　智牙脱位后

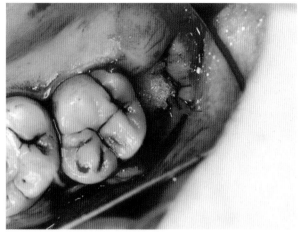

图 13-29　明胶海绵和碘仿填入

6. 对位缝合

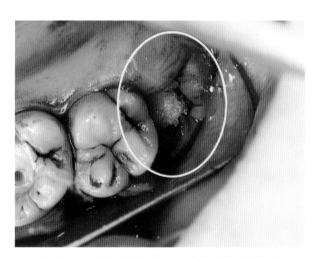

图 13-30　使拔牙创口膨隆。牵拉黏骨膜瓣复位

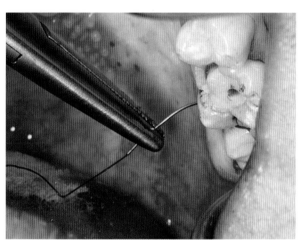

图 13-31　腭侧进针,悬吊缝合第一针

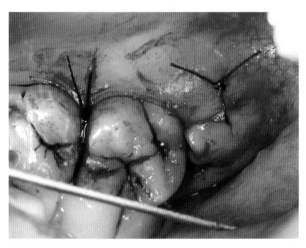

图 13-32　悬吊缝合和远中缝合

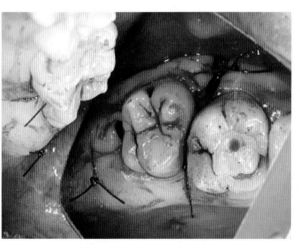

图 13-33　再加上颊侧缝合

第二节 上颌近中垂直阻生智牙治疗性拔除

Section Two Therapeutic Extraction of Maxillary Mesio Vertical Impacted Wisdom Teeth

上颌近中垂直阻生智牙发生率在上颌阻生智牙中最高,其次是近中倾斜阻生智牙。上颌阻生智牙的阻力主要是第二磨牙远中外形高点。

例. 近中垂直中位阻生第三磨牙

男,16 岁。

主诉:右侧后牙近半年常有咬合不适,不敢吃力,偶有疼痛不适。

临床表现和检查:

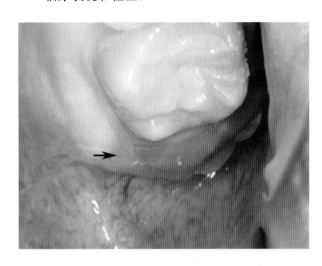

图 13-34 口内未见到智牙,智牙完全埋伏

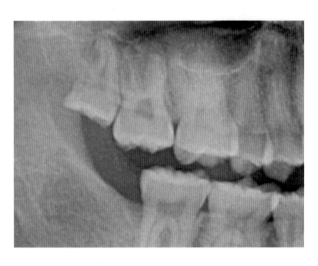

图 13-35 右侧上颌近中垂直中位阻生智牙

手术评估和设计:

1. 诊断 右侧上颌垂直中位阻生第三磨牙。

2. 治疗方法 手术拔除。

3. 手术难度评估 Ⅱ度。

4. 手术步骤

(1) 颊侧切开

（2）挺出智牙
（3）颊侧缝合
手术过程：
1. 颊侧切开

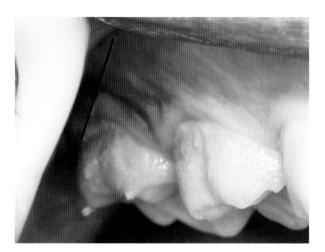

图 13-36　斜向后下切线设计

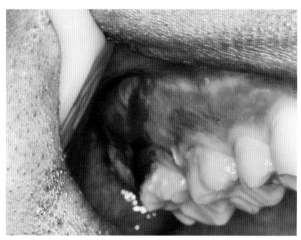

图 13-37　切开颊侧附着龈

2. 挺出智牙

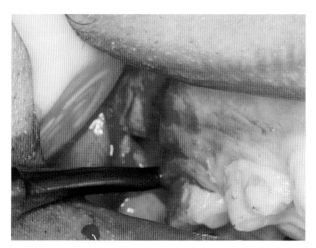

图 13-38　插入挺子，向后下撬动智牙

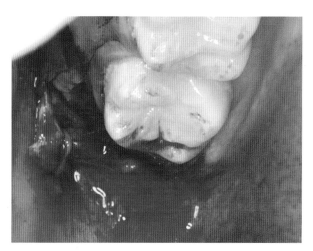

图 13-39　拔除智牙后

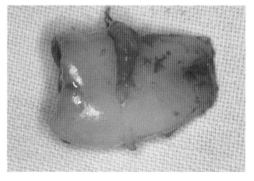

图 13-40　根尖未完全形成

3. 颊侧缝合

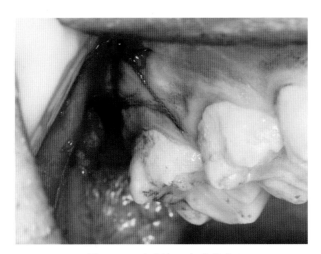

图 13-41 颊侧切口拉拢缝合

第三节 下颌垂直阻生智牙治疗性拔除

Section Three Therapeutic Extraction of Mandibular Vertical Impacted Wisdom Teeth

儿童晚期,智牙生长萌出趋近缓慢,阻生状态已经定型,对周围的破坏逐渐明显。垂直阻生智牙的阻力最多是软组织阻生、近中牙阻生、远中骨阻生、再其次是根阻生(如:根弯曲、根环抱、根肥大)。

例. 垂直高位阻生第三磨牙

男,17 岁。

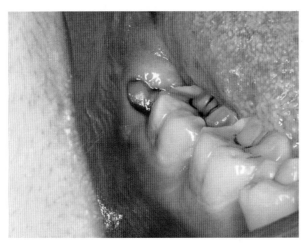

图 13-42 可见到部分第三磨牙近中冠缘,𬌗面朝上但低于第二磨牙𬌗面,𬌗面舌侧、𬌗面远中及大部颊侧冠部均有软组织覆盖和包裹

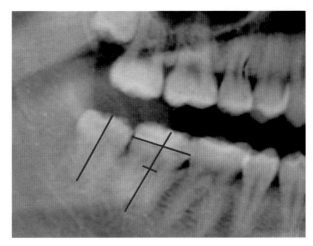

图 13-43 48 垂直高位阻生,第三磨牙𬌗面低于第二磨牙𬌗面,下颌升支近中对第三磨牙远中冠缘部有阻碍,根尖部已形成。其对颌上颌第三磨牙近中垂直高位阻生

手术评估和设计：

1. 诊断　右侧下颌垂直高位阻生第三磨牙。
2. 治疗方法　手术拔除。
3. 手术难度评估　Ⅱ度。
4. 手术步骤

（1）切口设计和切开翻瓣

（2）涡轮增隙和挺出智牙

（3）蚊式钳子取牙

（4）处理拔牙窝和缝合

手术过程：

1. 切口设计和切开翻瓣

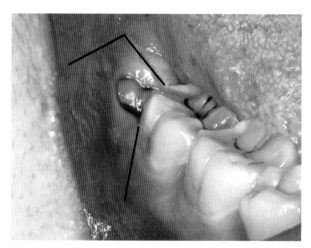

图 13-44　智牙冠部大部有牙龈覆盖。设计：梯形切口

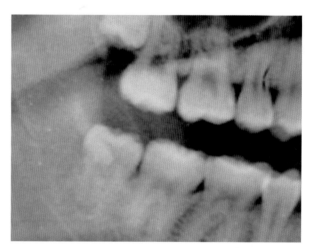

图 13-45　智牙牙体较第二磨牙小。根似融合或环抱状

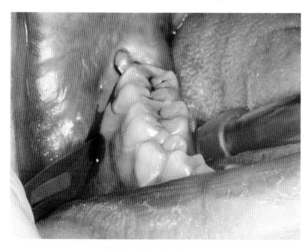

图 13-46　颊侧切开

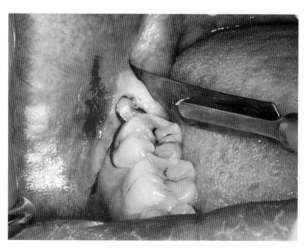

图 13-47　远中斜形切开，将盲袋一并切除

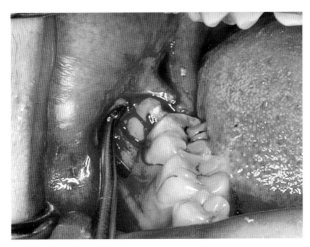

图 13-48　从近中向远中翻开黏骨膜瓣

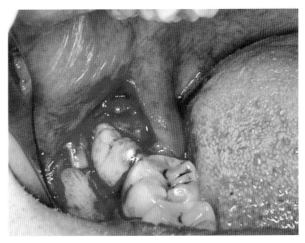

图 13-49　用拉钩向颊侧拉开固定在下颌骨下缘处

2. 涡轮增隙和挺出智牙

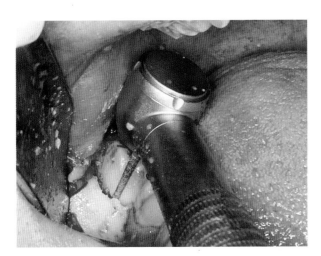

图 13-50　颊侧去骨增隙

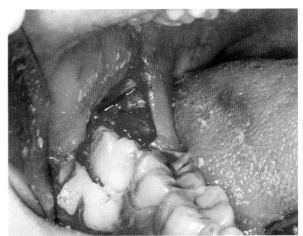

图 13-51　智牙近中和远中去牙增隙

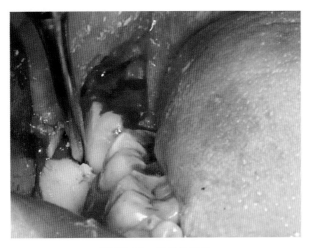

图 13-52　颊侧插挺子

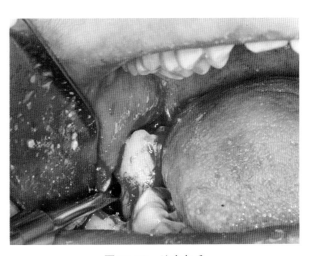

图 13-53　撬出智牙

3. 蚊式钳子取牙

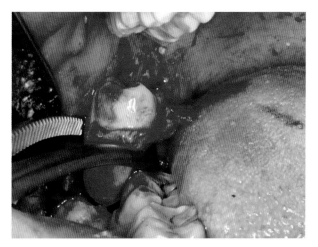

图 13-54　夹住智牙并取出，剪断囊袋

4. 处理拔牙窝和缝合

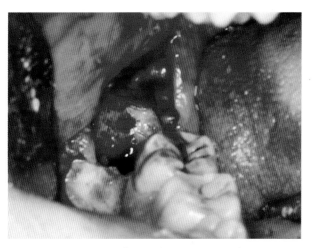

图 13-55　清除牙囊，封入明胶海绵

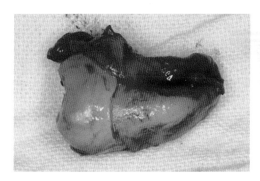

图 13-56　根呈环抱状

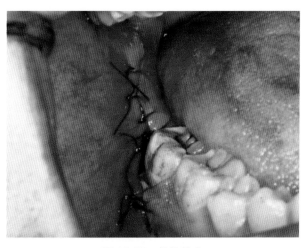

图 13-57　拉拢缝合

第四节　下颌倾斜阻生智牙治疗性拔除

Section Four　Therapeutic Extraction of Mandibular Tilted Impacted Wisdom Teeth

下颌近中倾斜阻生智牙的近中冠缘常顶在第二磨牙远中冠颈或根部形成阻力点，智牙远中冠颈根有下颌升支前缘构成阻力面。中位或低位近中倾斜阻生智牙常有不同程度的骨或（和）牙龈覆盖。

例. 近中倾斜中位阻生第三磨牙

男，16岁。

主诉：正畸科医生转诊，因牙列拥挤，正畸需要拔除智牙。

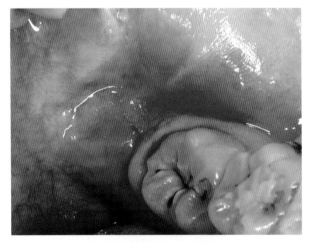

图 13-58　第二磨牙舌侧倾斜，第二磨牙后区狭窄，未见智牙萌出迹象。但根据第二磨牙倾斜推断可能有智牙埋伏

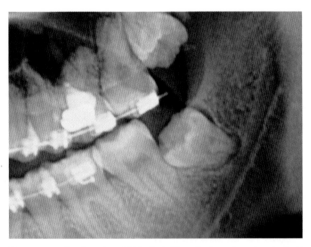

图 13-59　智牙近中冠缘挤靠在第二磨牙远中颈部，智牙偏于颊侧，使第二磨牙偏于舌侧

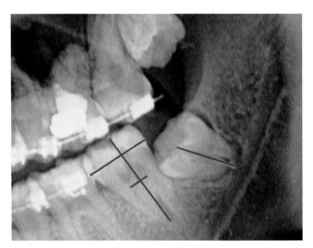

图 13-60　左侧下颌近中倾斜中位阻生智牙

手术评估和设计：

1. 诊断　左侧下颌近中倾斜中位阻生第三磨牙。
2. 治疗方法　手术拔除。
3. 手术难度评估　Ⅲ度。
4. 手术步骤
（1）切开翻瓣
（2）去骨开窗和开隙
（3）设计和分牙
（4）横行分牙
（5）拉拢和对位缝合

手术过程：

1. 切开翻瓣

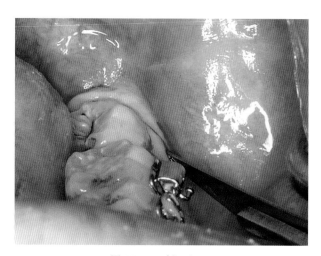

图 13-61　梯形切开

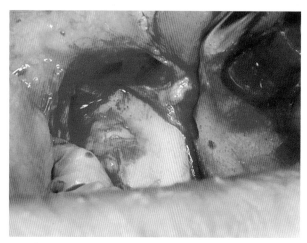

图 13-62　翻瓣

2. 去骨开窗和增隙

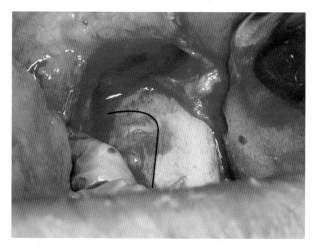

图 13-63　弧形增隙

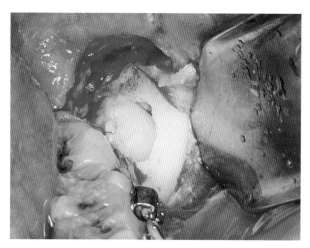

图 13-64　沿着弧形线去骨增隙

3. 设计分牙

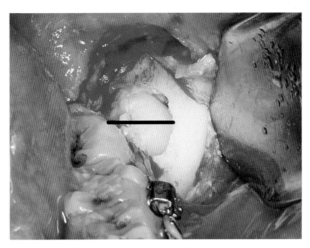

图 13-65　冠斜切

4. 横行分牙

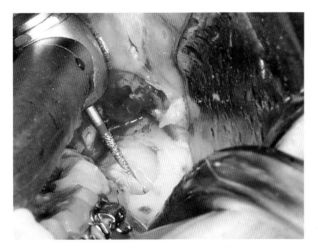

图 13-66　智牙骀面中心向近中颈部斜切

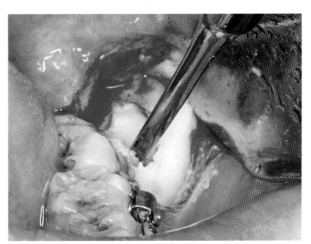

图 13-67　先撬出楔形瓣

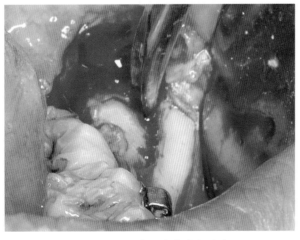

图 13-68　再在远中向前上撬动

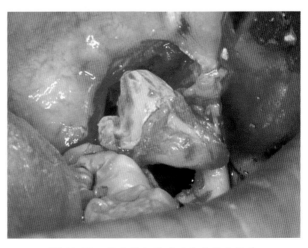

图 13-69　撬出的智牙有不完整牙囊附着

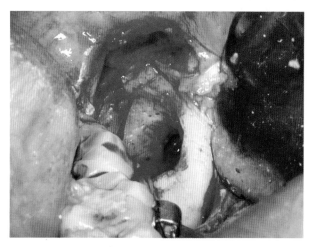

图 13-70　可见牙槽窝明显偏于颊侧；第二磨牙明显偏于舌侧

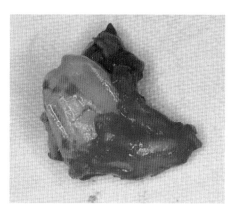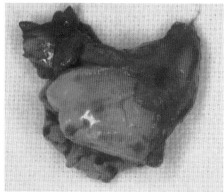

图 13-71　智牙的颊面

5. 拉拢和对位缝合

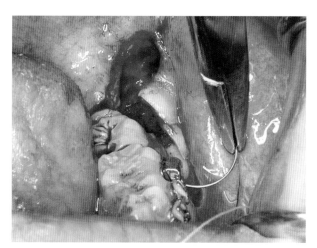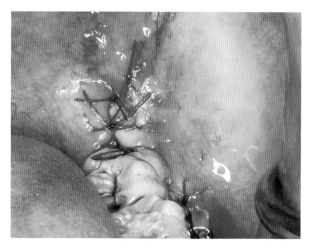

图 13-72　先缝合颊侧　　　　　　　　　　　　　　图 13-73　拉拢缝合

第十四章 智牙保留性和利用性手术

Chapter Fourteen Preserving and Available Operations on Wisdom Teeth

鲁大鹏 吉 东

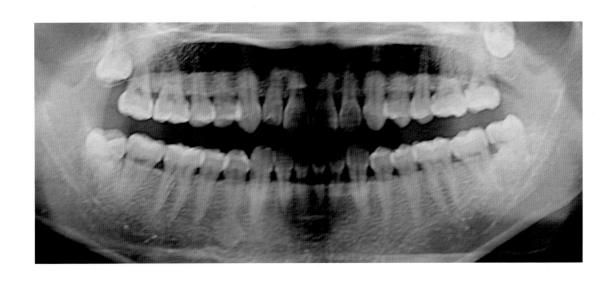

第一节 智牙冠部显露术

第二节 智牙自体移植术

第一节 智牙冠部显露术
Section One Exposure Operation of Wisdom Teeth Crown

对于有龈瓣覆盖的正位智牙,将其龈瓣切除,这样既能避免智牙冠周炎的发生,也增加了磨牙区的咀嚼功能和效率。

例1. 切除第三磨牙冠缘远中覆盖的龈瓣

女,23岁。

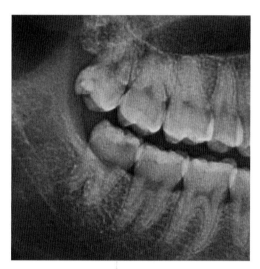

图 14-1 从 X 线片上看,下颌智牙是有咬合关系的正位智牙

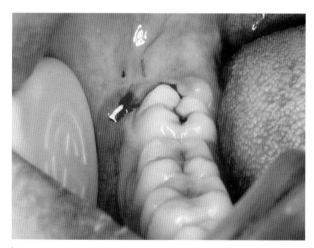

图 14-2 智牙远中有牙龈瓣覆盖。麻药注射后

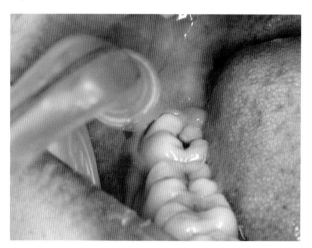

图 14-3 吸净手术区域的血液和唾液

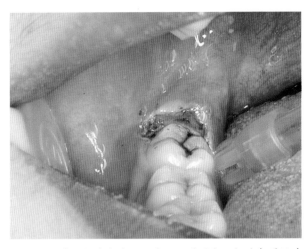

图 14-4　将舌侧缘与术野隔离。可使用电刀切除智牙远中冠缘龈瓣

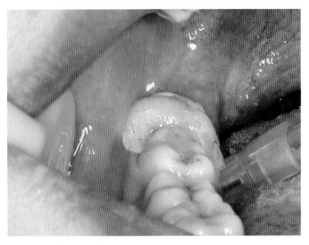

图 14-5　用外科辅料塞压，可止血和防感染。几日后辅料自行脱落

例 2. 切除第三磨牙冠缘远中覆盖的龈瓣和治疗第三磨牙

女，25 岁。

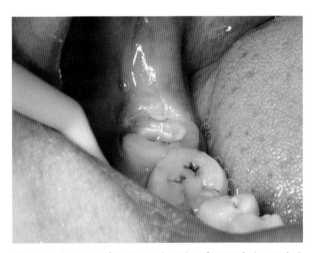

图 14-6　智牙𬌗面有龋坏，远中冠缘又有龈瓣覆盖。可先去除龋坏组织

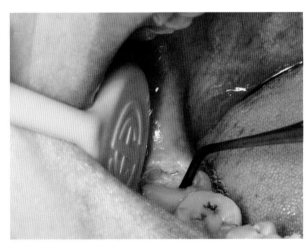

图 14-7　智牙窝洞预备，垫底和光敏树脂充填

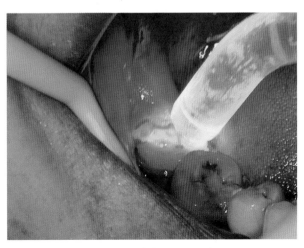

图 14-8　冷光灯固化照射

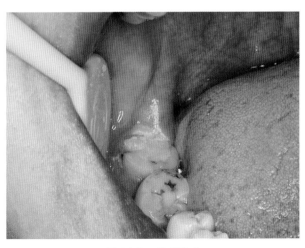

图 14-9　术野消毒

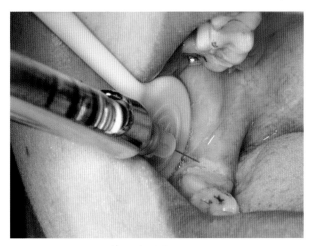

图 14-10 斯康杜尼 0.5ml 局部浸润麻醉

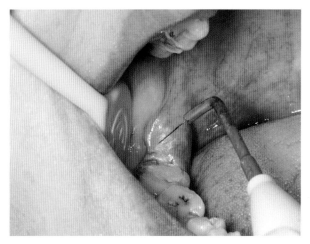

图 14-11 可选择线形电刀头

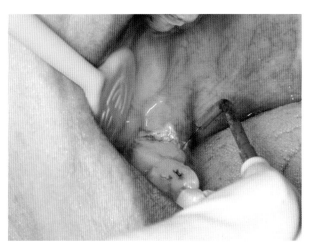

图 14-12 从舌侧向颊侧切除牙龈瓣

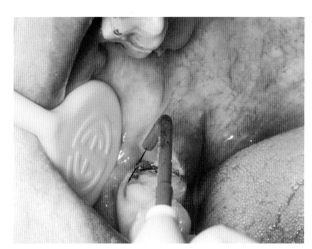

图 14-13 再用电刀的尖端修整一下边缘

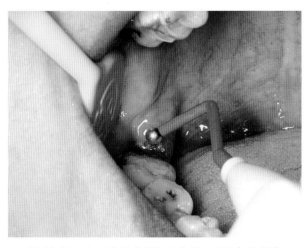

图 14-14 也可再用球形电刀修整一下突起的创缘

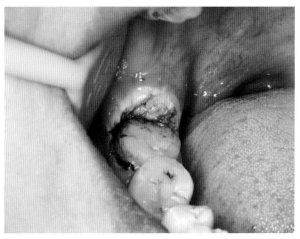

图 14-15 电切后的创面

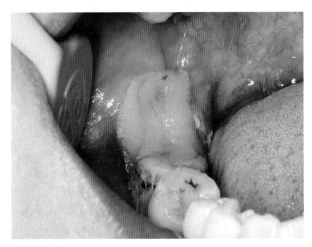

图 14-16　创面覆盖外科辅料

附: 手术电刀图

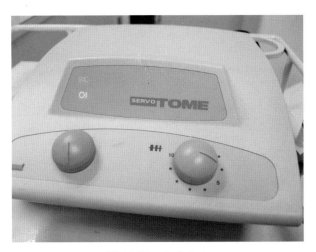

图 14-17　手术电刀

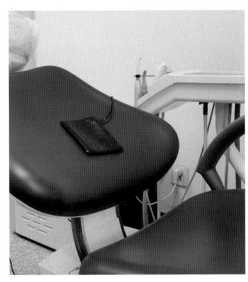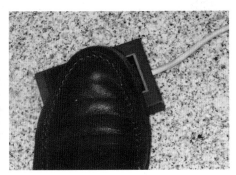

图 14-18　电极放到患者身下

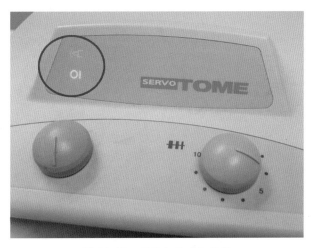

图 14-19 开关打开后灯亮起

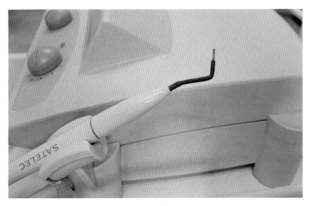

图 14-20 电刀放在电刀架上

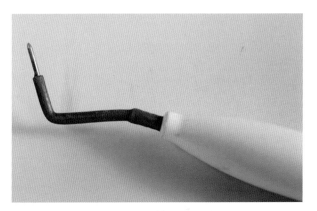

图 14-21 棒状电刀头

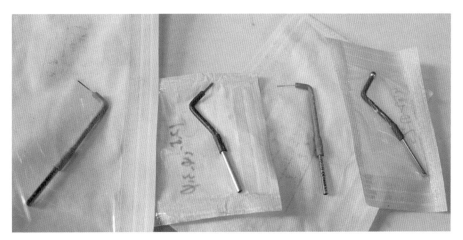

图 14-22 各种形状电刀头

第二节 智牙自体移植术
Section Two Autotransplantation of Wisdom Teeth

第一磨牙也称"六龄齿",早期龋坏丢失,将位置不正的智牙拔除后移植到第一磨牙的位置上是临床上最常用的智牙自体移植术。其次是移到第二磨牙缺失的位置上。

例. 拔除第三磨牙移植到第一磨牙的牙槽窝后固定

男，24岁。

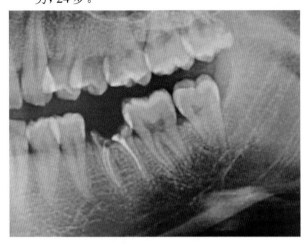

图 14-23　第一磨牙已龋坏成残冠。在X线片上，下颌智牙近远中位置正常。智牙咬合面略有颊侧倾斜

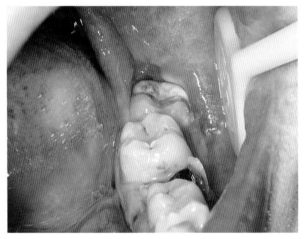

图 14-24　可见智牙明显颊侧错位。智牙颊侧和远中牙龈和黏膜有摩擦伤的痕迹

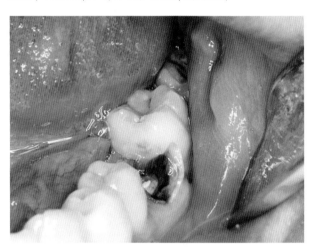

图 14-25　第一磨牙残冠

手术设计和步骤：

1. 先拔除第一磨牙残根和预备移植窝洞；
2. 智牙完整拔除和处理冠、根部（根管治疗也可同时实施）；
3. 放置第一磨牙牙槽窝内，舌侧和颊侧牙弓夹板固定，打磨调整咬合。

手术过程：

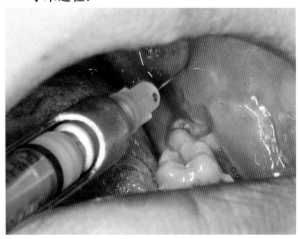

图 14-26　下牙槽神经传导阻滞麻醉

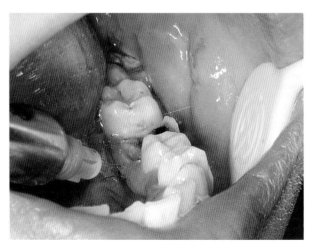

图 14-27　局部浸润麻醉后可立即开始手术

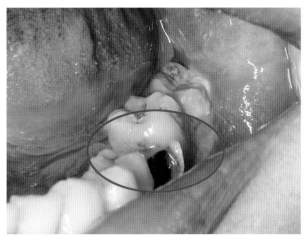

图 14-28　设计微创拔除残冠,尽可能少损伤牙槽骨和附着龈

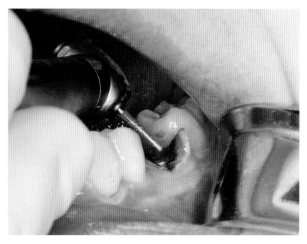

图 14-29　近远中根分离

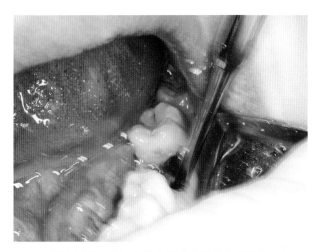

图 14-30　插入两根之间前后撬动分离两根

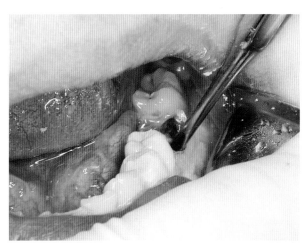

图 14-31　远中根颊侧轻度撬动

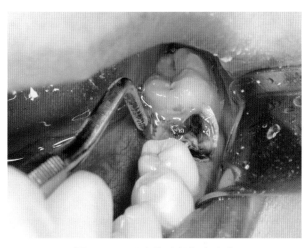

图 14-32　用弯拔舌侧轻度撬动

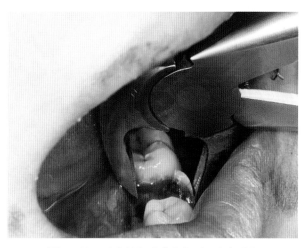

图 14-33　用残根钳子夹住摆动,没有脱位

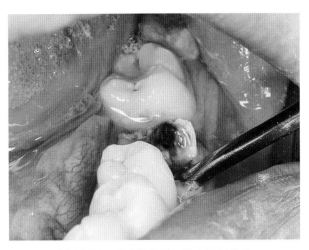

图 14-34 再用挺子插入近中根侧撬动

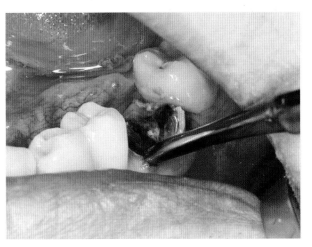

图 14-35 再插入近中根的近中间隙内向远中轻度撬动

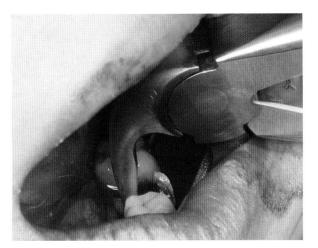

图 14-36 再用残根钳子夹住,左右撼动

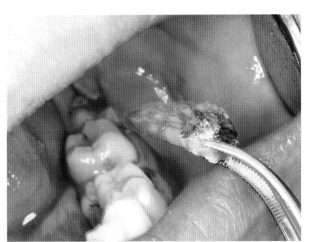

图 14-37 用蚊式钳子夹住取出

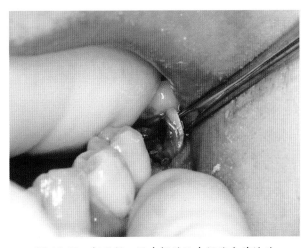

图 14-38 挺子插入远中根的远中间隙向前撬动

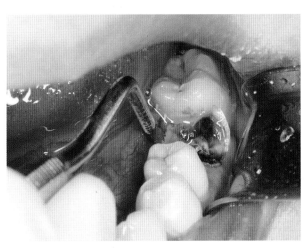

图 14-39 用弯挺再度舌侧撬动,撬出远中根大部

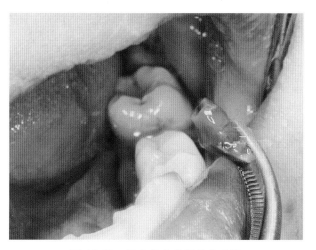

图 14-40　远中根分成颊根和舌根

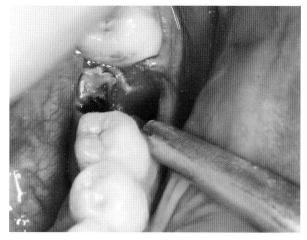

图 14-41　可见颊舌两个牙槽窝和根间隔

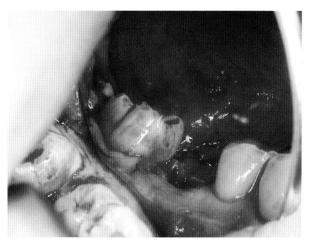

图 14-42　颊侧看到牙龈缘的完整

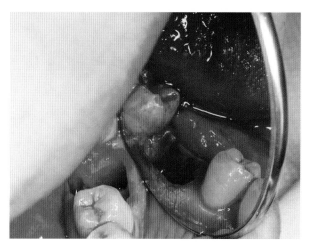

图 14-43　可见牙槽窝比较完整

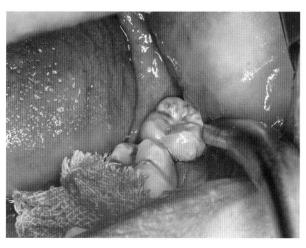

图 14-44　牙槽窝内放入生理盐水纱布

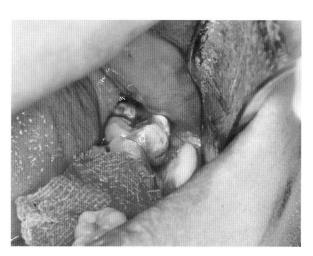

图 14-45　智牙颊侧切开,翻瓣

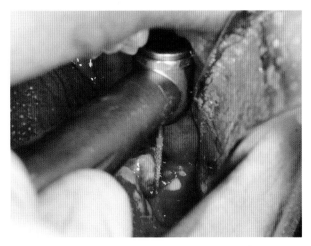

图 14-46　用涡轮钻在近中远中和颊侧去骨增隙

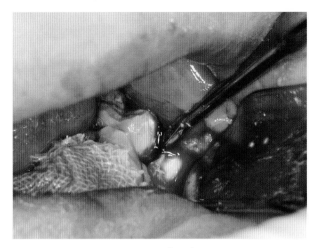

图 14-47　远中冠部撬动

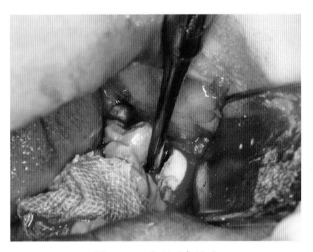

图 14-48　颊侧冠部撬动

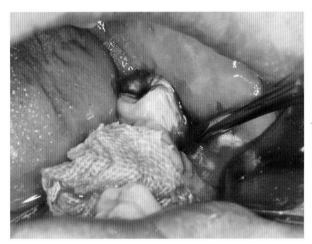

图 14-49　根部撬出

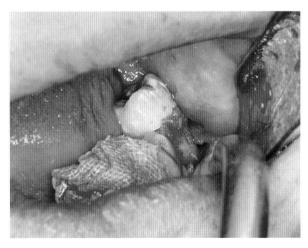

图 14-50　智牙完整脱位

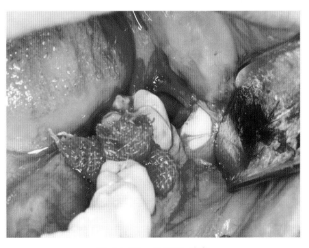

图 14-51　处理牙槽窝

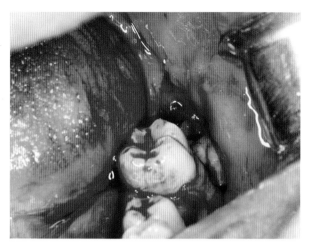

图 14-52   拉拢龈瓣

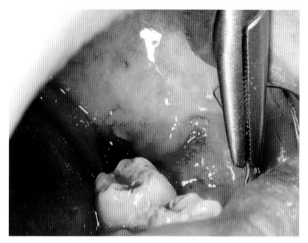

图 14-53   颊侧先进针缝合

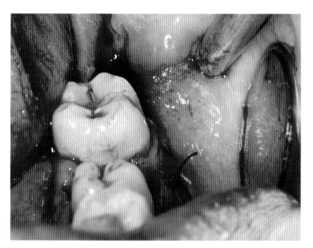

图 14-54   对位缝合

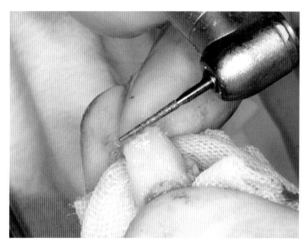

图 14-55   处理牙槽窝的牙根间隔和智牙根尖部

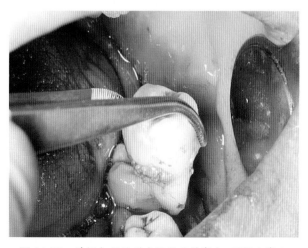

图 14-56   单根智牙放到多根的牙槽窝内，因根小窝大

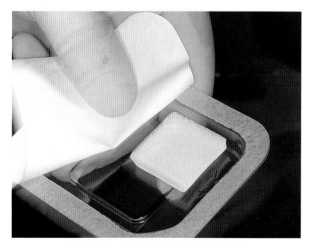

图 14-57   用医用胶原蛋白包裹根部

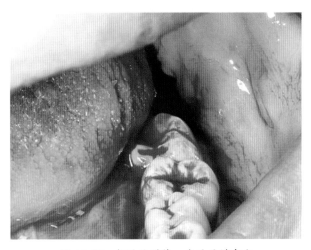

图 14-58　智牙放到第一磨牙牙槽窝内

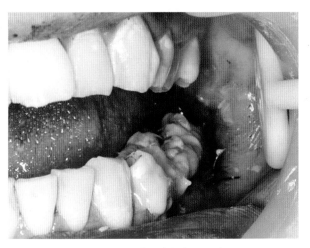

图 14-59　牙弓夹板颊侧固定

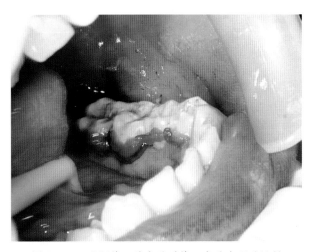

图 14-60　舌侧第一前磨牙到第二磨牙涂刷酸蚀剂

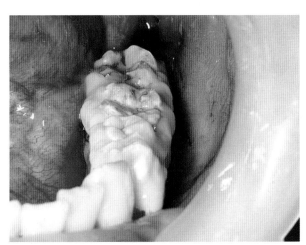

图 14-61　使用弹性纤维牙弓夹板颊侧和舌侧都固定

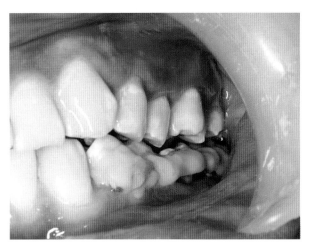

图 14-62　调整咬合

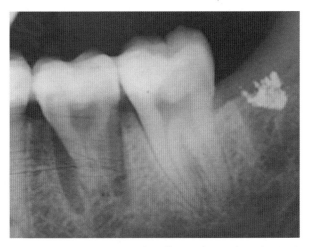

图 14-63　一周后 X 线片，智牙窝内白色不透射的是明胶海绵和碘仿的影像

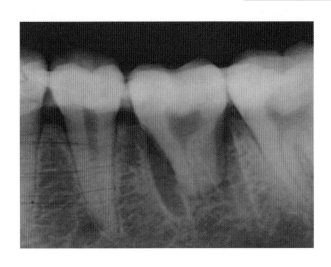

图 14-64　智牙在第一磨牙窝内的影像：根面与牙槽窝骨壁相贴，近中根面与牙槽窝壁有空隙待牙槽骨生长

术后：

1. 围术期消炎止痛；
2. 2 周后实施根管治疗；
3. 2 个月后复诊拆除牙弓夹板；
4. 3 个月后拍 X 线片检查根和骨生长情况。

第十五章　上颌垂直阻生智牙拔除术

Chapter Fifteen　Extraction of Maxillary Vertical Impacted Wisdom Teeth

鲁大鹏

　　上颌阻生智牙多为垂直阻生和倾斜阻生，特别是高位阻生智牙，磨牙后区狭窄，手术操作困难。垂直阻生智牙有颊或腭侧错位，或者近中嵌入倾斜阻生，或者颊或腭向倾斜阻生，需在手术前判定智牙准确位置，选择颊或腭侧手术入路，再选择切实可行的器械避免智牙被推入上颌窦，顺利取出智牙。

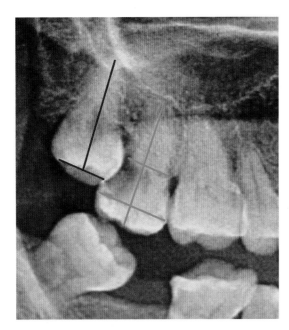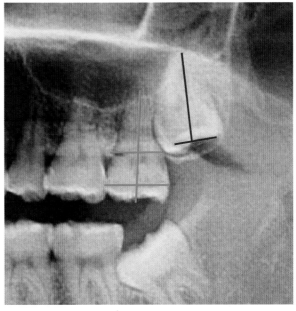

第一节　上颌垂直低位阻生智牙拔除术
第二节　上颌垂直中位阻生智牙拔除术

第一节 上颌垂直低位阻生智牙拔除术
Section one Extraction of Maxillary Vertical Low Impacted Wisdom Teeth

上颌智牙𬌗面低于第二磨牙远中外形高点、颊侧或舌侧错位、小牙畸形、无对颌牙或对颌牙阻生、智牙𬌗面低于第二磨牙𬌗面者,都应采用治疗性拔除。

例. 垂直低位阻生第三磨牙拔除

主诉:左侧后牙经常食物嵌塞,牙龈疼痛。要求拔除左上智牙。

临床检查:

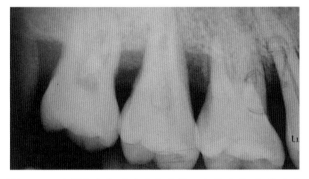

图 15-1 左侧上颌智牙𬌗面高于第二磨牙𬌗面,智牙为多牙根

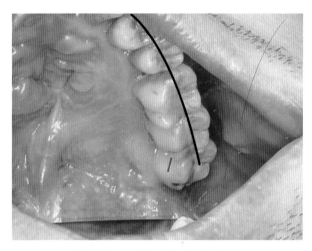

图 15-2 左侧上颌智牙腭侧错位

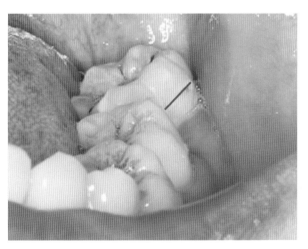

图 15-3 左侧下颌智牙颊侧错位

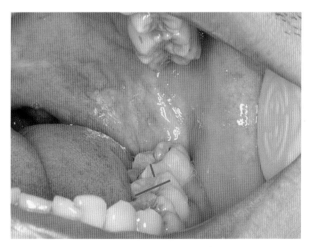

图 15-4 左侧下颌智牙𬌗平面高于第二磨牙𬌗平面

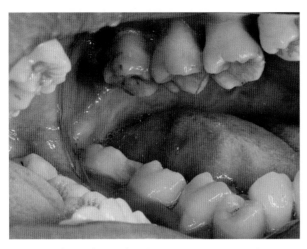

图 15-5 第一、第二和第三磨牙均向舌侧倾斜（见镜面所示）

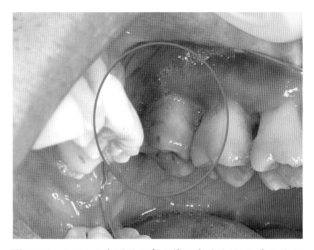

图 15-6 左侧上颌智牙𬌗面高于第二磨牙𬌗面（见镜面所示）

手术评估和设计：

1. 诊断 左侧上颌近中垂直低位阻生第三磨牙。

2. 治疗方法 手术拔除。

3. 手术难度评估 Ⅰ度。

4. 手术步骤

（1）局部麻醉；

（2）分离牙龈；

（3）按插摆动智牙（有根阻力，小心根折）；

（4）挺出；

（5）处理拔牙窝。

手术过程：

（一）局部麻醉

1. 左侧上颌结节神经传导阻滞麻醉

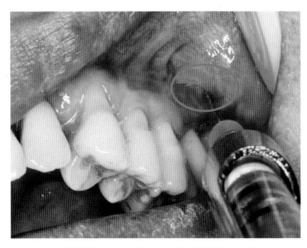

图 15-7 在第二磨牙上方的颊龈沟进针

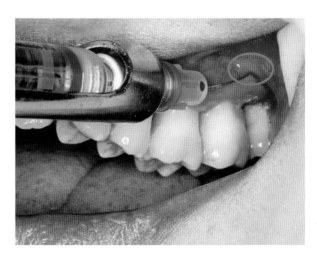

图 15-8 沿着骨壁向上颌结节上方滑动

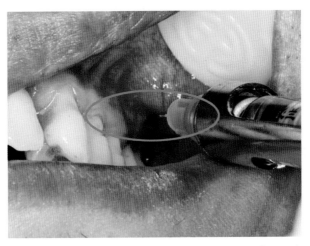

图 15-9　在上颌结节上方注射 1～1.5ml 麻醉药物

2. 腭大孔神经传导阻滞麻醉

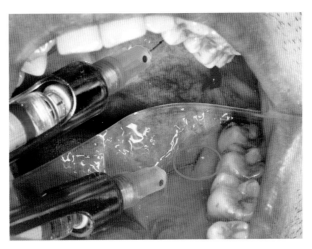

图 15-10　在腭大孔处注射 0.5ml 麻醉药物

（二）拔除
1. 根阻生钳子拔除法

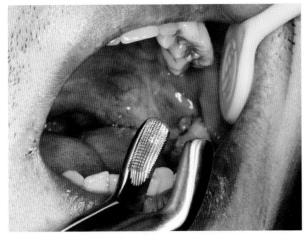

图 15-11　用上颌第三磨牙钳子

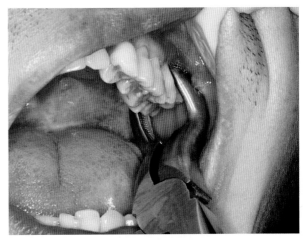

图 15-12　夹住第三磨牙的颈部

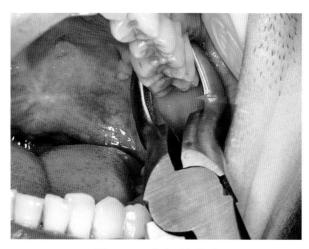

图 15-13　先向腭侧摇动

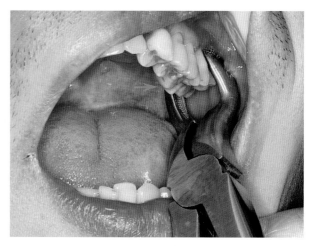

图 15-14　再向颊侧摇动,反复左右摇动至智牙松动

2. 挺出法

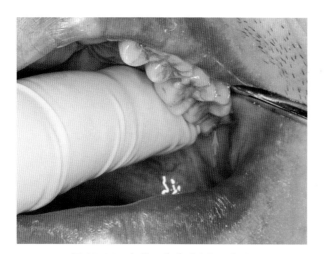

图 15-15　在第三磨牙近中插入挺子

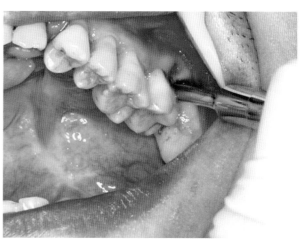

图 15-16　以牙槽嵴为支点向后下方反复撬动,撬出智牙

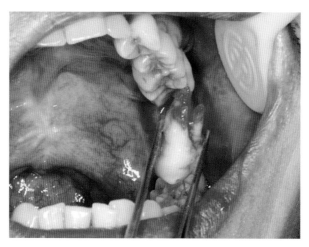

图 15-17　夹住牙体,取出

（三）清理拔牙创口

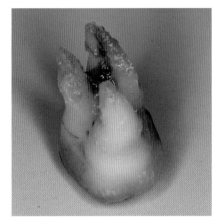

图 15-18　审查牙根是否完整

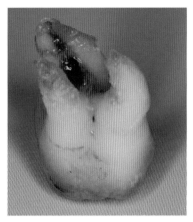

图 15-19　反思和体会：牙根形态、脱位方向和
拔牙用力大小轻重的关系

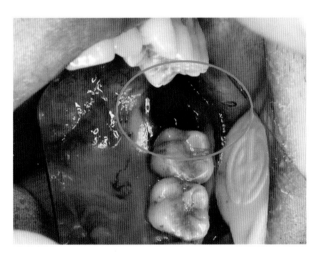

图 15-20　搔刮牙槽窝

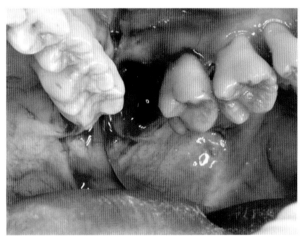

图 15-21　搔刮后渗血会增多，要用止血纱布卷压迫止血

第二节　上颌垂直中位阻生智牙拔除术
Section Two　Extraction of Maxillary Vertical Median Impacted Wisdom Teeth

　　上颌第三磨牙牙体长轴与第二磨牙牙体长轴平行，但是，第三磨牙受到第二磨牙冠部远中外形高点的阻力或第二磨牙根部阻力或对𬌗牙的阻力等而高于第二磨牙𬌗面或低于第二磨牙𬌗面的智牙，还有腭侧或颊侧错位的智牙，牙槽间隔部分或全部吸收的智牙都应拔除。

例 1. 垂直中位阻生第三磨牙
主诉：一年前正畸医生要求拔除左上智牙，2 个月前左上第二磨牙感到咬合无力。现在要求拔除。

临床表现：

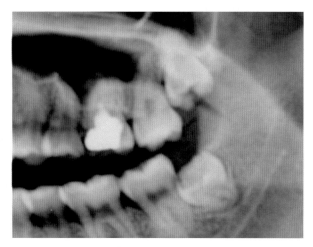

图 15-22 左侧上颌第三磨牙和第二磨牙之间的牙槽间隔被破坏消失

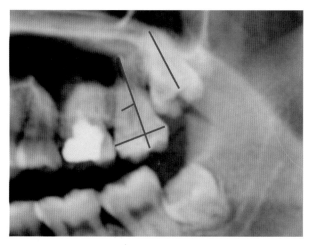

图 15-23 第三磨牙骀面中点位于第二磨牙外形高点和髓室底之间

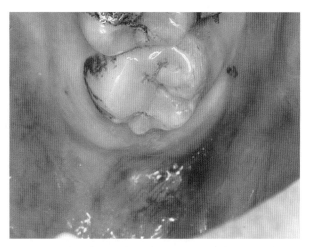

图 15-24 第二磨牙远中附着龈成斜坡状，未能见到第三磨牙能萌出的痕迹

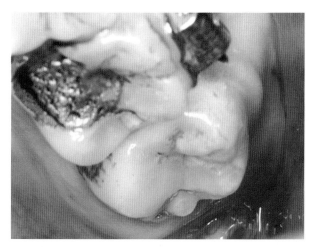

图 15-25 从第二磨牙颊侧翻开覆盖的牙龈瓣才能见到第三磨牙冠部

手术评估和设计：

1. 诊断 左侧上颌近中垂直中位阻生第三磨牙。

2. 治疗方法 手术拔除。

3. 手术难度评估 Ⅱ度。

4. 手术步骤

（1）局部麻醉；

（2）切开翻瓣；

（3）按插撬动；

（4）挺出；

（5）处理拔牙窝。

手术过程：

1. 切开和翻开黏骨膜。

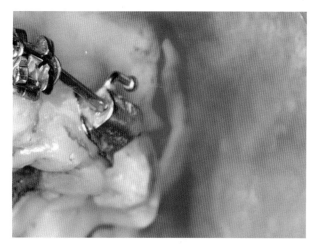

图 15-26 从颊侧龈颊沟至第一磨牙远中切开

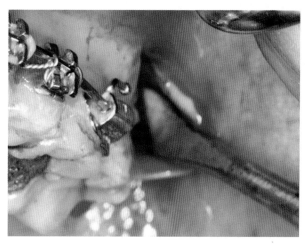

图 15-27 从近中向远中翻瓣

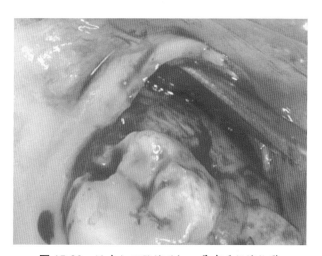

图 15-28 远中如不做辅助切口易有牙龈缘撕裂

2. 撬动和拔除。

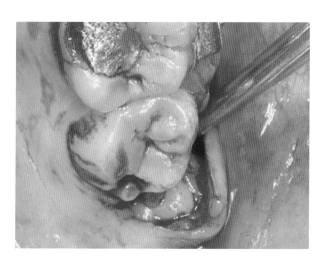

图 15-29 挺子插入第二磨牙和第三磨牙之间，以两牙之间颊侧牙槽嵴为支点向远中和下方轻微反复撬动

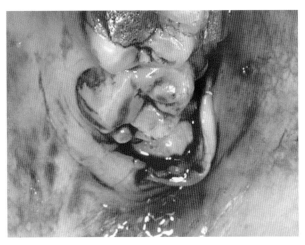

图 15-30　撬动使第三磨牙向下和远中移动而渐渐脱位，冠部逐渐出现在牙龈外

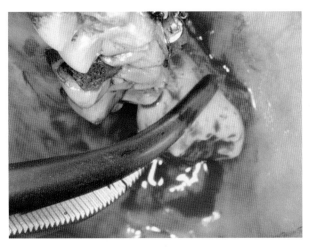

图 15-31　用蚊式钳子夹住冠部取出

3. 处理拔牙窝。

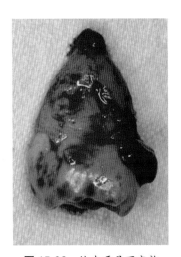

图 15-32　检查牙是否完整

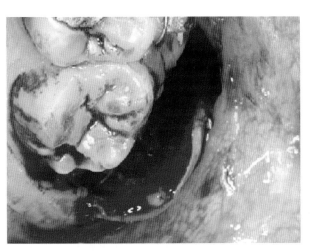

图 15-33　第三磨牙脱位后，将牙槽窝内骨屑和肉芽组织搔刮干净后，放置止血海绵填塞

4. 拉拢缝合。

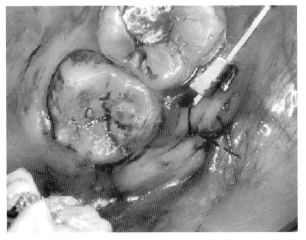

图 15-34　拉拢龈瓣对位，打张力结缝合

例 2. 近中垂直中位阻生第三磨牙拔除

主诉：左侧上颌后牙咬硬物时常感不适。

临床表现和检查：

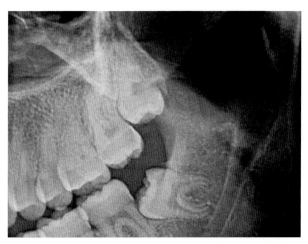

图 15-35　第三磨牙牙体长轴与第二磨牙牙体长轴近似平行

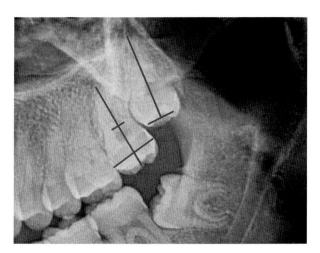

图 15-36　第三磨牙殆面中点位于第二磨牙外形高点和髓室底之间

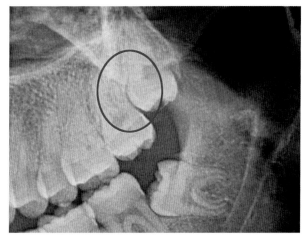

图 15-37　第三磨牙近中冠缘紧贴在第二磨牙远中颈部，牙槽间隔消失

手术评估和设计：

1. 诊断　左侧上颌近中垂直中位阻生第三磨牙。

2. 治疗方法　手术拔除。

3. 手术难度评估　Ⅱ度。

4. 手术步骤

（1）局部麻醉切开翻瓣；

（2）按插撬动和挺出；

（3）处理拔牙窝后缝合。

手术过程：

1. 切开和翻瓣。

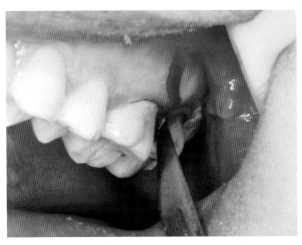

图 15-38　从第一磨牙的颊龈沟至第一磨牙远中龈缘切开

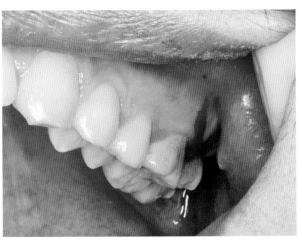

图 15-39　落刀要切到骨面，在骨面上滑向牙间乳头前方

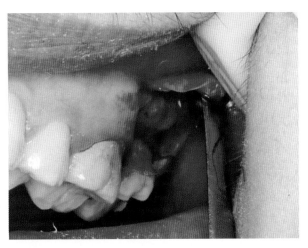

图 15-40　从前向后至第三磨牙，从下向上至颊龈沟，剥离黏骨膜瓣，翻至上方

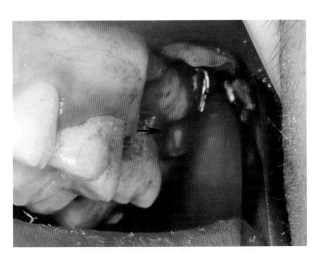

图 15-41　去血迹可见到第三磨牙冠部

2. 挺出智牙。

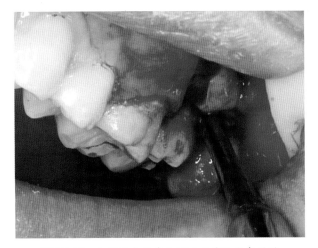

图 15-42　入挺子向远中和下方轻度和反复撬动

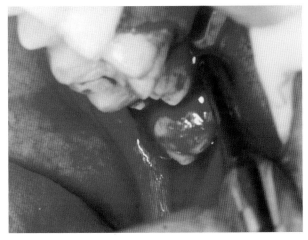

图 15-43　再一次重新插入挺子，向下后方撬动和移动智牙

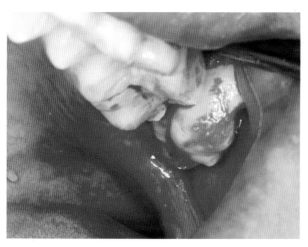

图 15-44　挺出冠颈部即可用止血钳子夹住取出

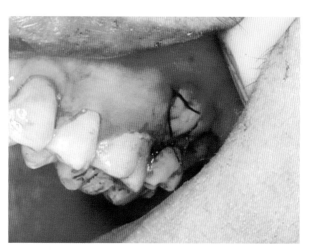

图 15-45　检查根部是否完整

3. 处理拔牙窝和缝合。

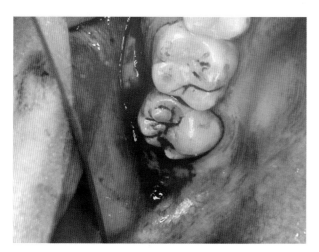

图 15-46　先清理拔牙创，再检查龈瓣是否完整

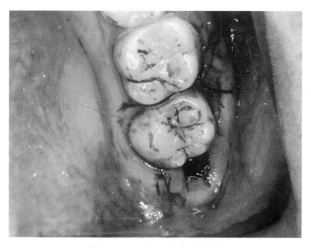

图 15-47　对位缝合，撕裂龈瓣也需对位缝合

图 15-48　近远中都要缝合

第十六章　上颌倾斜阻生智牙拔除术

Chapter Sixteen　Extraction of Maxillary Tilted Impacted Wisdom Teeth

鲁大鹏

上颌近中倾斜阻生的第三磨牙对第二磨牙远中颈根部损伤较大,特别是第三磨牙近中冠缘嵌入到第二磨牙远中颈部和根部时。拔除该类第三磨牙时,关键步骤是对第三磨牙冠斜切,消除阻力。

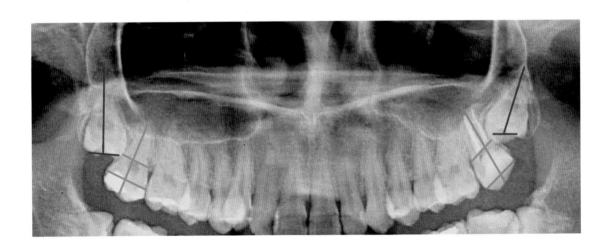

第一节　上颌倾斜中位阻生智牙拔除术

第二节　上颌倾斜高位阻生智牙拔除术

第一节 上颌倾斜中位阻生智牙拔除术
Section One Extraction of Maxillary Tilted Median Wisdom Teeth

上颌智牙𬌗面与牙体长轴交点位于第二磨牙冠部外形高点以上和第二磨牙髓室底以下为中位阻生智牙，智牙咬合面向近中、颊向或腭向倾斜智牙都应采取治疗性拔除。

例1. 腭侧倾斜中位阻生第三磨牙拔除

男，31岁。

主诉：经常有食物嵌塞后不适感。

临床表现：

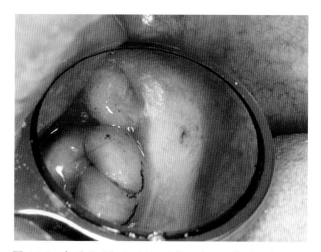

图16-1 智牙𬌗面朝向腭侧，冠部一半埋伏在牙龈内，另一半裸露在口腔

手术评估和设计：

1. 诊断 右侧上颌腭侧倾斜中位阻生第三磨牙。

2. 治疗方法 手术拔除。

3. 手术难度评估 Ⅱ度。

4. 手术步骤

（1）局部麻醉；

（2）腭侧切开翻瓣；

（3）安插挺子挺出；

（4）拉拢对位缝合；

（5）止血止痛消炎。

手术过程：

1. 消毒麻醉和切开。

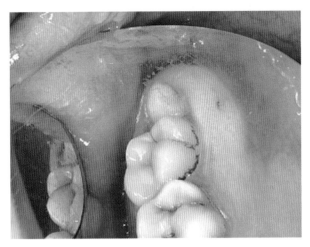

图 16-2　局部麻醉后的上颌第一磨牙后区的腭侧

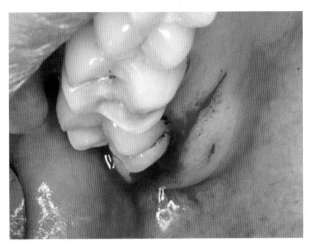

图 16-3　从第一磨牙附着龈(7～8mm)处落刀至至第二磨牙远中龈缘切开

2. 挺出智牙。

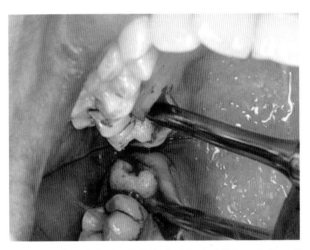

图 16-4　向远中翻瓣,暴露智牙冠部的下半部。在第二磨牙远中插入挺子,以牙槽嵴为支点向腭侧下方反复撬动智牙使其渐渐脱位

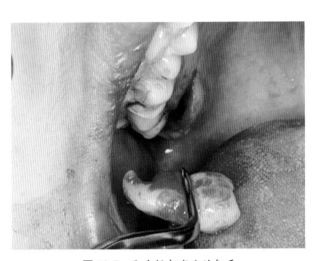

图 16-5　取出根部弯曲的智牙

3. 处理创口和缝合。

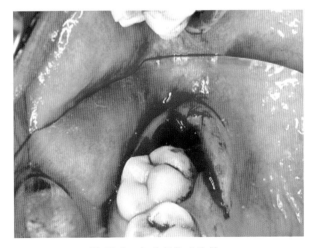

图 16-6　智牙脱位后的创口

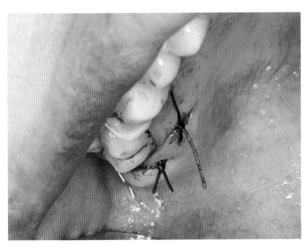

图 16-7　缝合创口

例 2. 颊侧倾斜中位阻生第三磨牙拔除

女，35 岁。

主诉：左侧颊部黏膜发红和白色溃疡，伴随疼痛，要求拔除。

临床表现和检查：

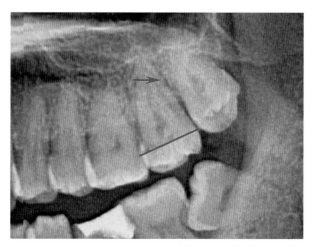

图 16-8 近中垂直中位阻生智牙。根部的形状不清晰，咬合面有偏斜

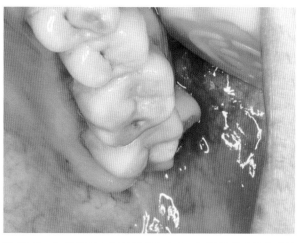

图 16-9 智牙冠部向颊侧倾斜和突出，颊侧黏膜因长期摩擦有小的白色溃疡和其周围充血创面

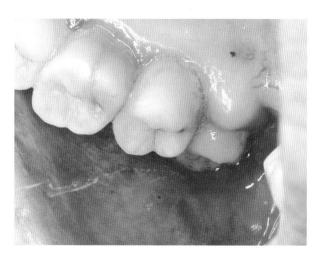

图 16-10 从腭侧看智牙冠部几乎完全倾斜到颊侧

手术评估和设计：

1. 诊断　左侧上颌颊侧倾斜中位阻生第三磨牙。

2. 治疗方法　手术拔除。

3. 手术难度评估　Ⅰ度。

4. 手术步骤

（1）局部麻醉；

（2）切开翻瓣；

（3）涡轮增隙；

（4）挺出；

（5）摘净牙囊；

（6）对位缝合。

手术拔除:

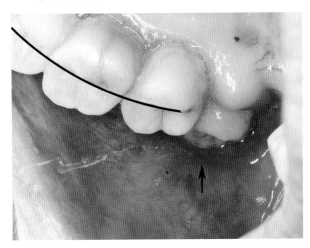

图 16-11　智牙偏离牙弓曲线。可以看到腭侧附着龈和龈缘肥厚,颊侧附着龈几乎消失,牙龈沟移位到颊龈沟的位置

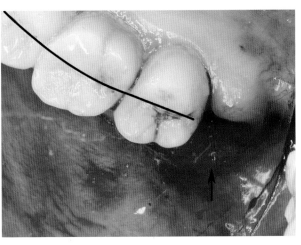

图 16-12　先用挺子轻度反复撬动,然后再用钳子夹住,左右摆动智牙,最大松动时顺势拔除

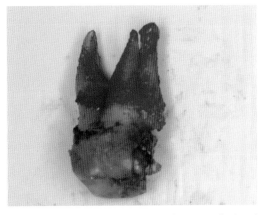

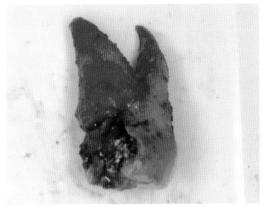

图 16-13　拔除智牙后检查是否完整,有几个根、弯曲度、根部的形状

例 3. 近中倾斜中位阻生第三磨牙拔除

男,38 岁。

主诉:近半年后磨牙咬合不适。

临床表现和诊断:

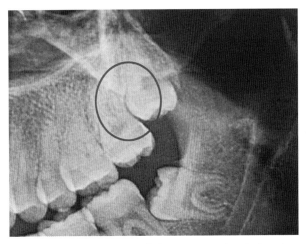

图 16-14　智牙近中冠缘挤靠在第二磨牙远中颈根部。由于近中牙的阻力而停滞于此

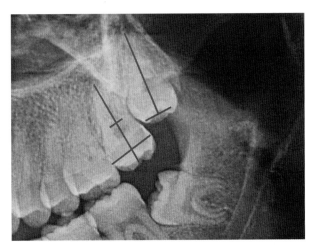

图 16-15　近中倾斜中位阻生智牙

手术评估和设计：

1. 诊断　左侧上颌近中倾斜中位阻生第三磨牙。

2. 治疗方法　手术拔除。

3. 手术难度评估　Ⅲ度。

4. 手术步骤

（1）局部麻醉；

（2）切开翻瓣；

（3）去骨开窗；

（4）涡轮增隙；

（5）分牙挺出；

（6）处理拔牙窝；

（7）对位缝合。

手术过程：

1. 切开翻瓣。

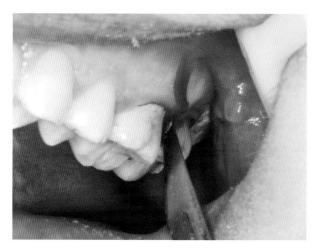

图 16-16　在第一磨牙龈缘远中切开

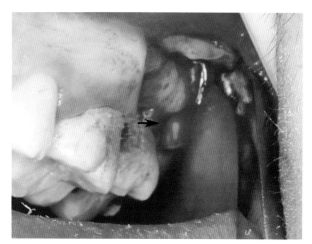

图 16-17　向后上翻开黏骨膜瓣

2. 挺出智牙。

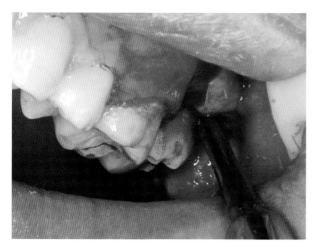

图 16-18　挺子插入第二磨牙远中颈根部，将智牙的近中冠撬向远中

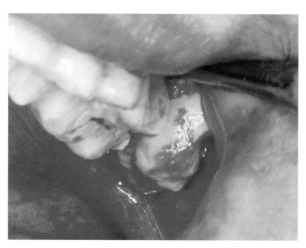

图 16-19　向前下撬出

3. 处理拔牙创。

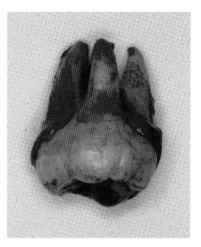

图 16-20 核对智牙根部是否完整

4. 对位缝合。

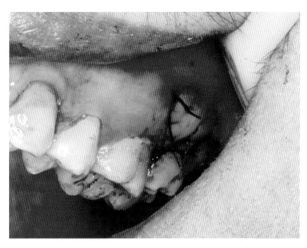

图 16-21 拉拢缝合

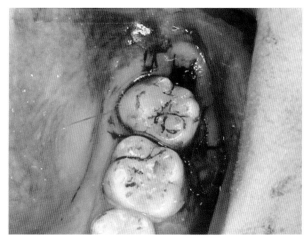

图 16-22 远中缝合

第二节 上颌倾斜高位阻生智牙拔除术
Section Two Extraction of Maxillary Tilted High Wisdom Teeth

上颌智牙中轴线与其殆面中心点引线位于第二磨牙髓室底连线上方，智牙冠部近中冠缘紧贴第二磨牙远中根部或嵌入远中根部，牙槽间隔几乎全部消失。

例1. 近中嵌入倾斜高位阻生第三磨牙拔除
男，27岁。
主诉：自一年前开始咬合不吃力，要求拔除第三磨牙。

临床表现和检查：

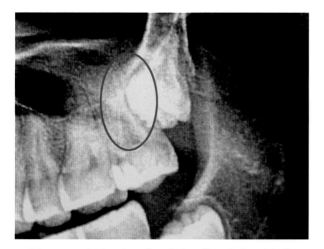

图 16-23　智牙近中冠缘几乎嵌入第二磨牙远中根部

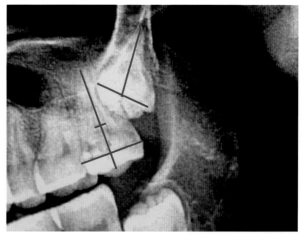

图 16-24　左侧上颌近中倾斜高位阻生智牙

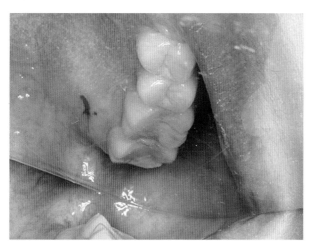

图 16-25　从腭侧看不到智牙，黏骨膜全覆盖

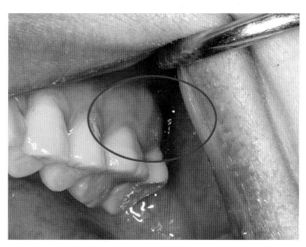

图 16-26　要从磨牙附着龈处切开

手术评估和设计：

1．诊断　左侧上颌近中倾斜高位阻生第三磨牙。

2．治疗方法　手术拔除。

3．手术难度评估　Ⅱ度。

4．手术步骤

（1）局部麻醉；

（2）切开翻瓣；

（3）涡轮增隙；

（4）挺出；

（5）摘净牙囊；

（6）对位缝合。

手术过程：

1．颊侧切开黏骨膜。

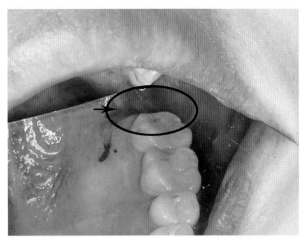

图 16-27 腭侧未见智牙,也未见黏骨膜隆起(见镜面反射)

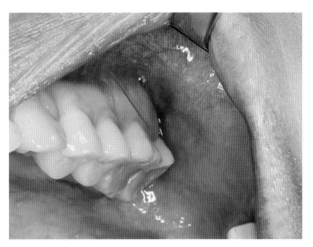

图 16-28 可在颊侧附着龈切开为好

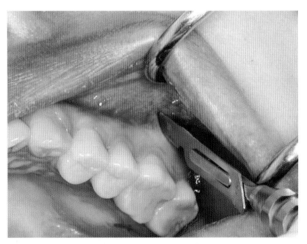

图 16-29 落刀处

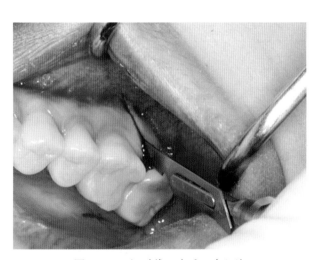

图 16-30 切到第一磨牙远中龈缘

2. 远中切开黏骨膜。

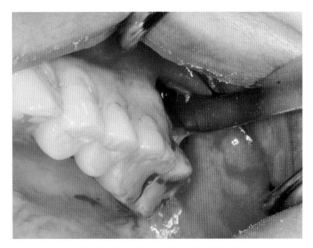

图 16-31 向远中撬起黏骨膜瓣

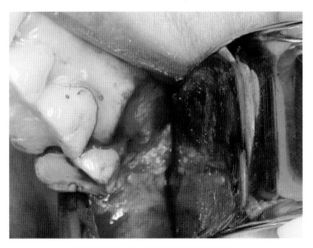

图 16-32 向远中翻开黏骨膜瓣

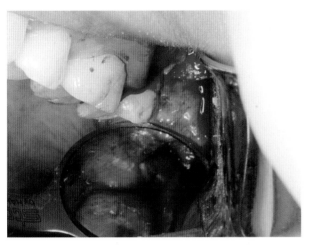

图 16-33　上颌第二磨牙远中牙槽嵴顶骨覆盖的黏骨膜不切开的话，智牙冠部见不到

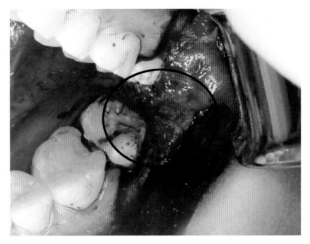

图 16-34　第二磨牙后垫切开（见镜面反射）

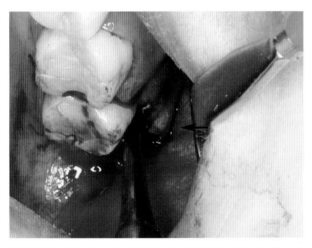

图 16-35　挺子插入智牙与第二磨牙远中根部之间，再以牙槽嵴为支点

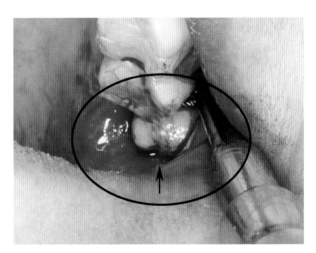

图 16-36　向后下撬出智牙

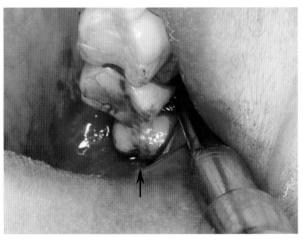

图 16-37　从根部向下方撬动

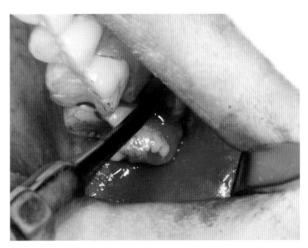

图 16-38　再移位挺子撬动向颊侧下方

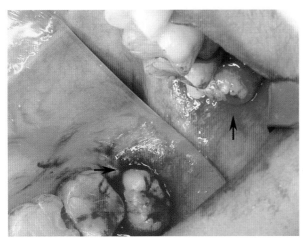

图 16-39　撬出冠部

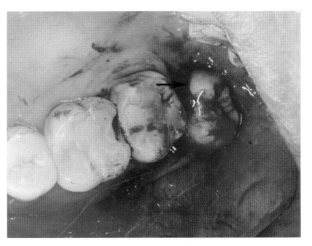

图 16-40　冠部偏向颊侧（见镜面反射）

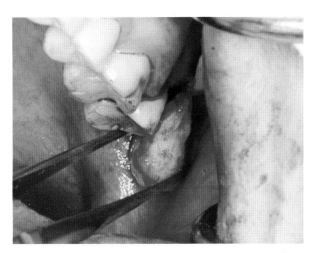

图 16-41　夹住牙取出

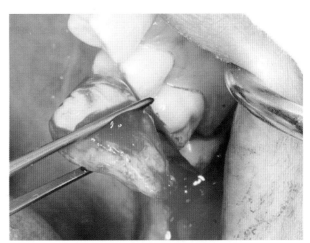

图 16-42　智牙为融合根

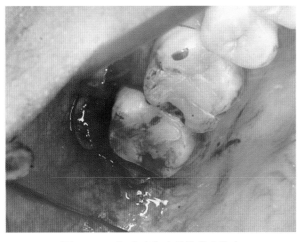

图 16-43　智牙脱位后牙槽窝的状态

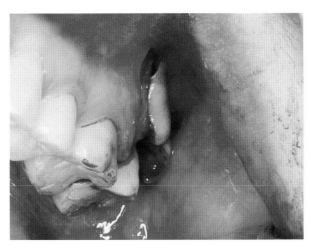

图 16-44　颊侧复位状态

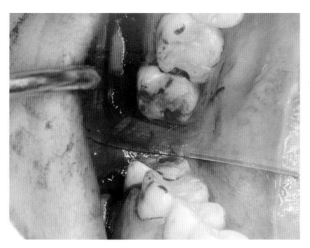

图 16-45　复位的状态

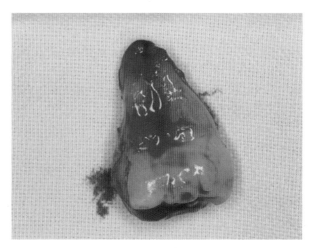

图 16-46　两根融合

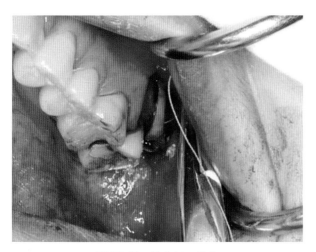

图 16-47　近中切口缝合

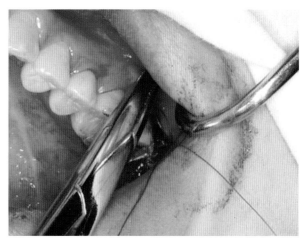

图 16-48　从游离端向固定端缝合

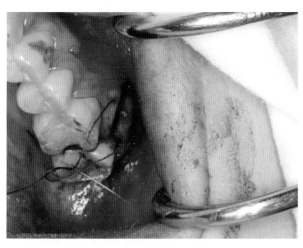

图 16-49　打张力结缝合

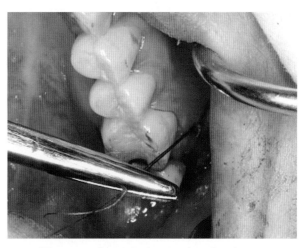

图 16-50　靠近龈颊沟一针；靠近牙龈沟一针

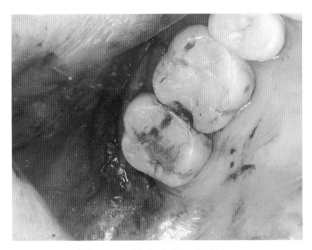

图 16-51　缝合后完全关闭创口

例 2. 近中倾斜高位阻生第三磨牙

男，26 岁。

主诉：两个月前，上颌第二磨牙感觉不适，有松动。一周前遇冷遇热时有点疼痛。

临床表现和检查：

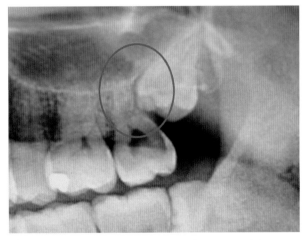

图 16-52　智牙近中冠缘已嵌入第二磨牙远中根面

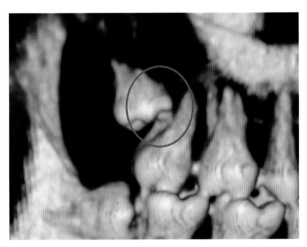

图 16-53　CBCT 内侧观：第二磨牙远中根有部分吸收

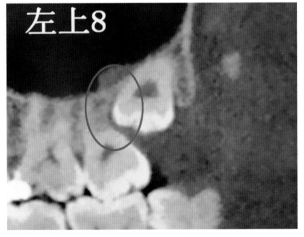

图 16-54　CBCT：智牙近中冠缘嵌入第二磨牙远中根部，智牙近中的颈根部与上颌窦仅以上颌窦黏膜相隔

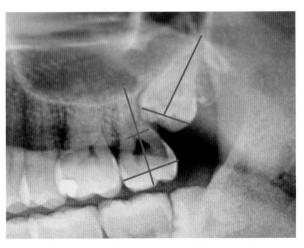

图 16-55　左侧上颌近中嵌入高位阻生智牙

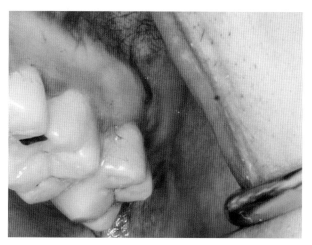

图 16-56 颊侧观：口内无第三磨牙欲萌出的迹象

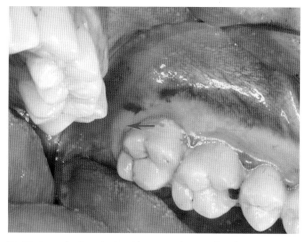

图 16-57 智牙远中牙龈缘附丽于智牙颈部，未见到突出上颌结节（见镜面反射）

手术评估和设计：

1．诊断 左侧上颌近中倾斜高位阻生第三磨牙。

2．治疗方法 手术拔除。

3．手术难度评估 Ⅱ度。

4．手术步骤

（1）局部麻醉；

（2）切开翻瓣；

（3）涡轮增隙；

（4）挺出；

（5）摘净牙囊；

（6）对位缝合。

手术过程：

1．切开翻瓣

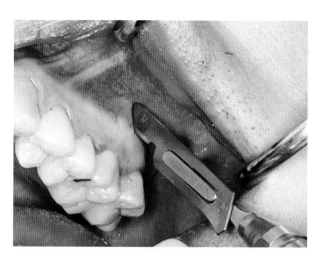

图 16-58 龈颊沟落刀切开

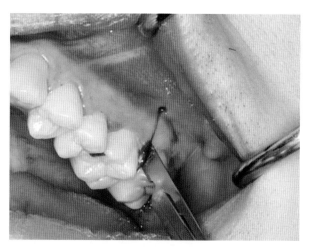

图 16-59 切至第一磨牙和第二磨牙之间牙间乳头前，在牙槽嵴顶纵切牙间乳头，刀刃沿着牙龈沟向远中切开附着龈

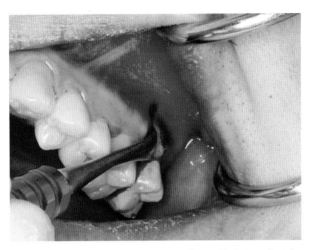

图 16-60　用骨膜起子的勺部扣到骨面上持续向远中撬起

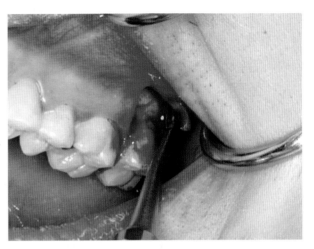

图 16-61　向龈颊沟方向撬起黏骨膜

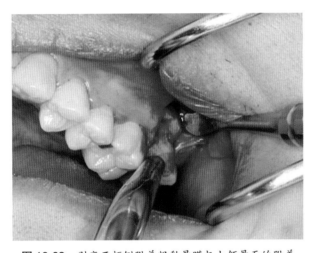

图 16-62　剥离开颊侧附着龈黏骨膜与上颌骨面的附着

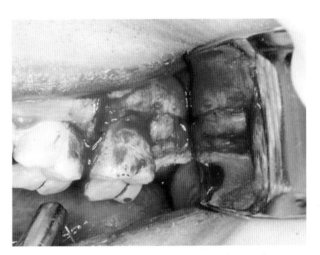

图 16-63　用拉钩向远中拉开，显露智牙冠部

2. 去骨开窗

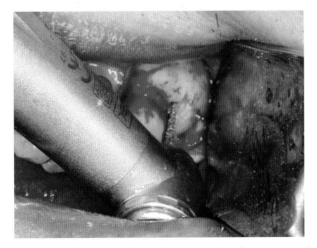

图 16-64　挺子不能插入。用钻开缝

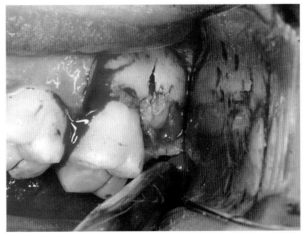

图 16-65　在颊侧第一磨牙根部和第二磨牙冠部相贴部的骨壁切开约 1cm 的缝隙

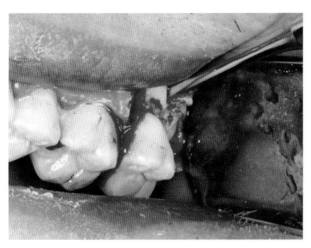

图 16-66 将挺子插入两牙间隙中

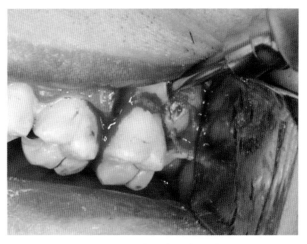

图 16-67 向远中反复撬动

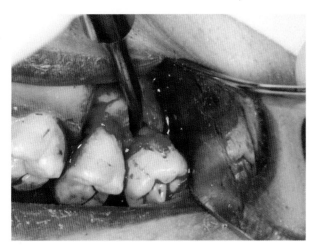

图 16-68 向颊侧、下方撬出智牙

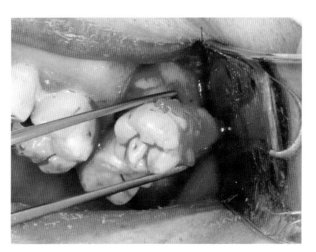

图 16-69 夹住取出，如附带牙囊可剪断一起取出

3. 处理拔牙创

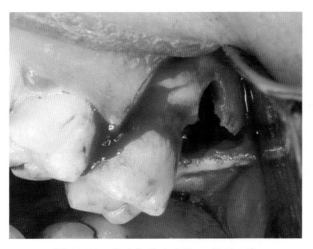

图 16-70 拔除智牙后的创口，搔刮四壁

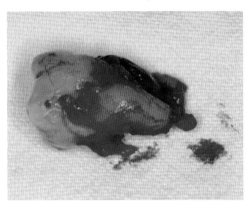
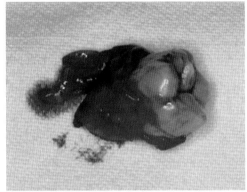

图 16-71　审查智牙的完整性

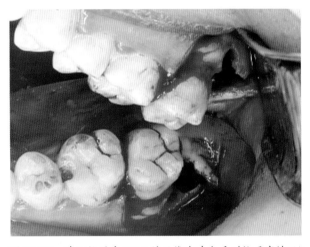

图 16-72　清理拔牙窝（可从镜面像中清晰看到拔牙窝情况）

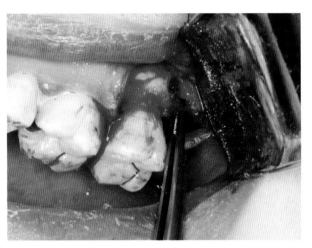

图 16-73　炎性肉芽或没有完全消失的牙囊都摘净

4. 悬吊缝合

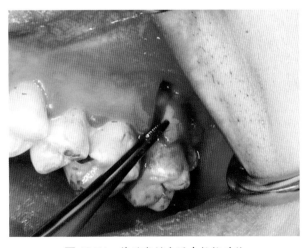

图 16-74　将游离瓣向近中拉拢对位

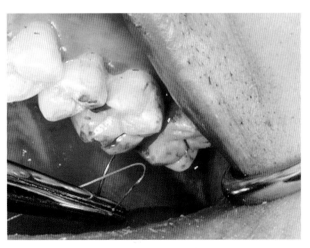

图 16-75　从腭侧进针

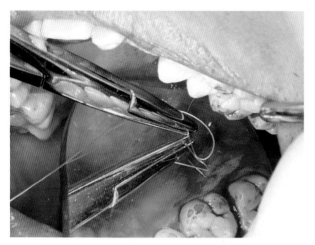

图 16-76　从腭侧第一磨牙和第二磨牙之间龈乳头

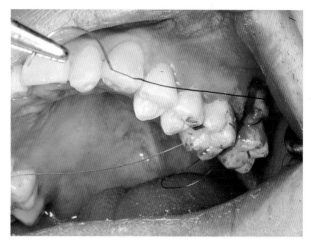

图 16-77　经两牙间隙穿过，颊侧出针，颊侧游离瓣龈乳头穿起并拉拢到位

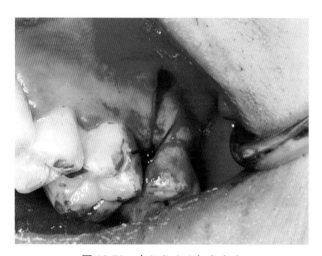

图 16-78　在龈乳头处打张力结

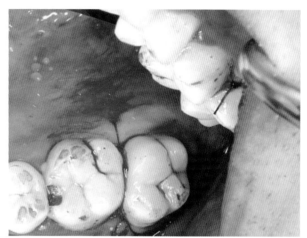

图 16-79　悬吊缝合后的状态（见镜面反射）

5. 颊侧缝合

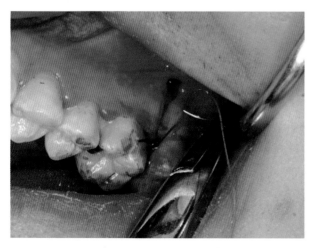

图 16-80　在颊侧颊龈沟近处，先穿针游离瓣

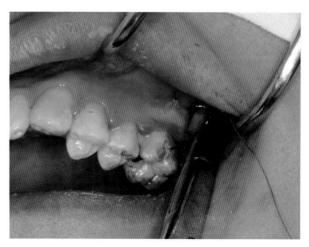

图 16-81　在固定瓣处出针

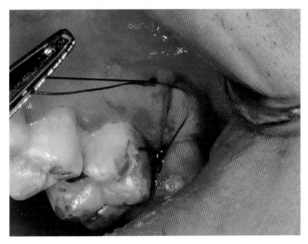

图 16-82　拉拢缝合

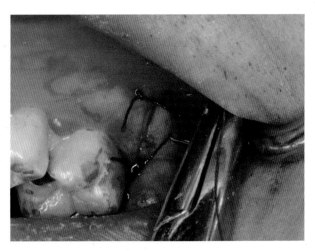

图 16-83　在两针之间，游离瓣进针

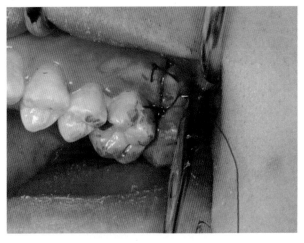

图 16-84　在固定瓣出针

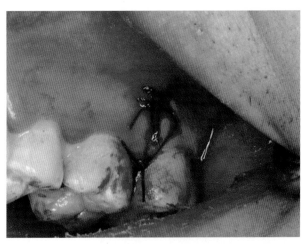

图 16-85　第三针打结

例 3. 近中倾斜高位阻生第三磨牙拔除

男，39 岁。

主诉：咬合时感到疼痛。

临床表现和检查：

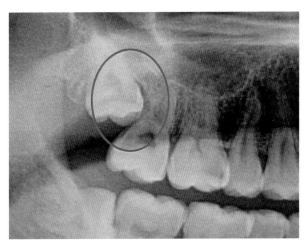

图 16-86　第二磨牙远中根面牙槽间隔已消失

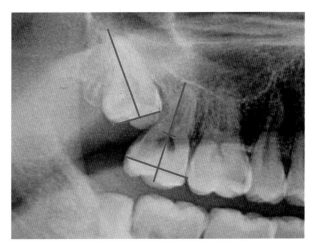

图 16-87　右侧上颌近中倾斜高位阻生智牙

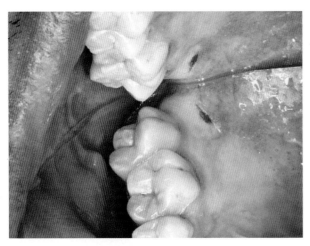

图 16-88　镜面反射可见第二磨牙腭侧远中未见到突出的牙槽嵴顶

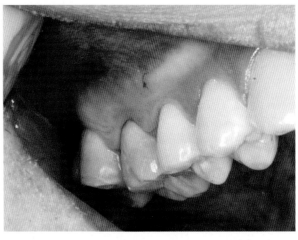

图 16-89　第二磨牙颊侧远中可见到突出的牙槽嵴，推测智牙冠部略偏于颊侧

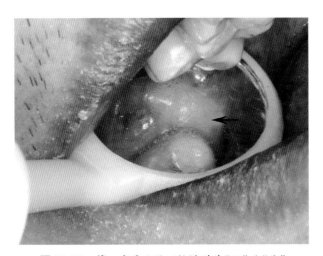

图 16-90　第二磨牙后区可触摸到前"凹"后"凸"

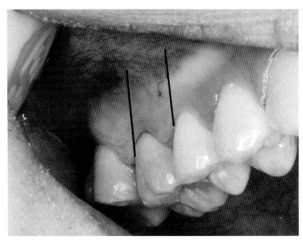

图 16-91　可考虑从颊侧智牙脱位较腭侧容易。切口可二者选一

手术评估和设计：

1. 诊断　右侧上颌近中倾斜高位阻生第三磨牙。

2. 治疗方法　手术拔除。

3. 手术难度评估　Ⅱ度。

4. 手术步骤

（1）局部麻醉，切开翻瓣；

（2）涡轮增隙；

（3）挺出；

（4）摘净牙囊；

（5）对位缝合。

手术过程：

1. 设计和切开

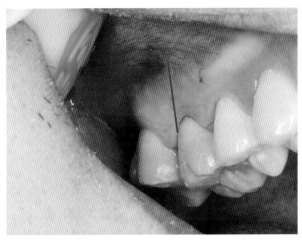

图 16-92 采用红线切口

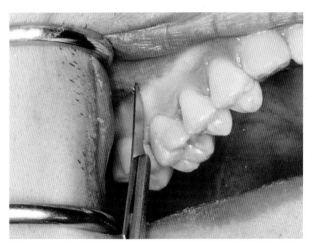

图 16-93 第一磨牙龈颊沟落刀

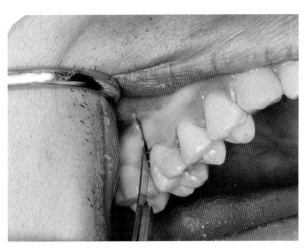

图 16-94 斜向第一磨牙远中牙龈缘切开

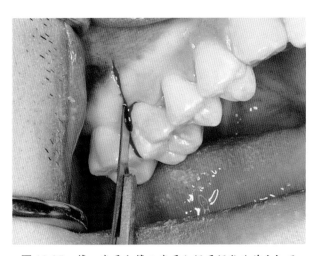

图 16-95 第一磨牙和第二磨牙之间牙间乳头前方切开

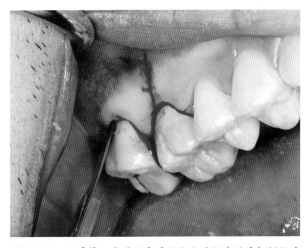

图 16-96 沿着第二磨牙近中牙间乳头的龈沟至其颊侧龈沟

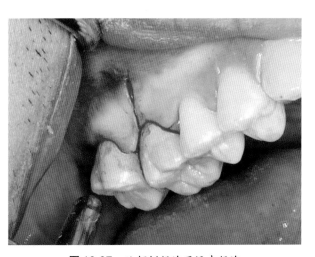

图 16-97 从颊侧龈沟至远中龈沟

2. 剥离和翻开黏骨膜瓣

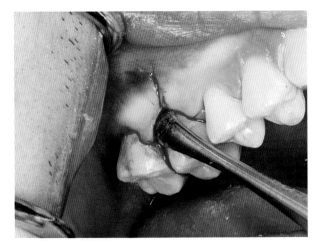

图 16-98　从龈沟紧贴骨面插入骨膜起子

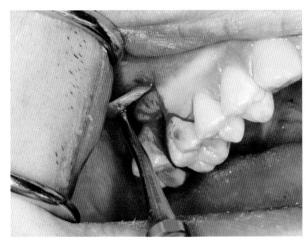

图 16-99　从龈沟到颊龈沟撬起黏骨膜瓣

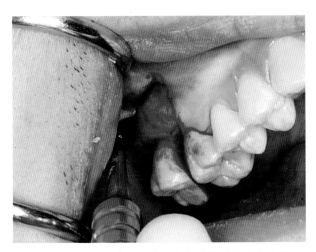

图 16-100　从近中向远中的上颌结节撬起黏骨膜瓣

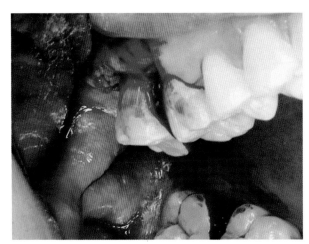

图 16-101　用拉钩拉向后上固定黏骨膜瓣

3. 去骨增隙

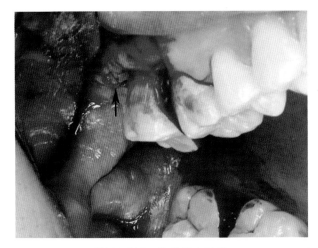

图 16-102　智牙远中冠缘

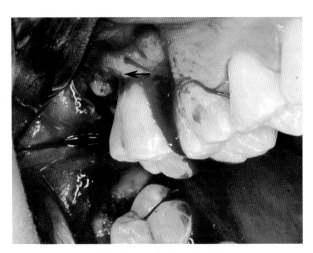

图 16-103　第二磨牙与智牙远中冠缘之间的凹处

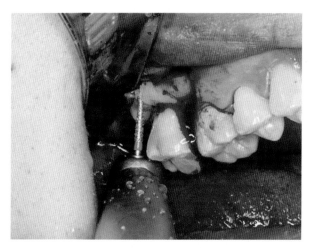

图 16-104　在凹处去骨增隙

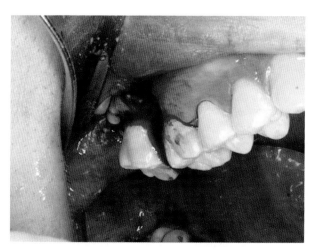

图 16-105　使智牙冠部暴露增大

4. 冠斜切

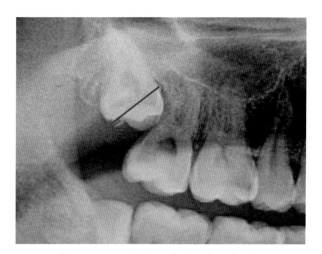

图 16-106　冠斜切可消除近中冠缘阻力

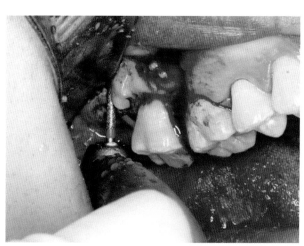

图 16-107　冠斜切

5. 撬出前、后瓣智牙

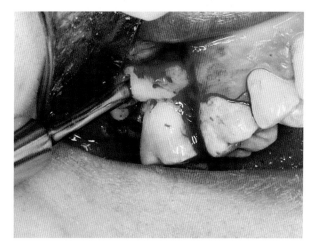

图 16-108　撬出前瓣

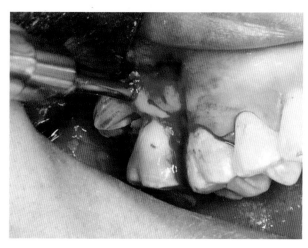

图 16-109　撬出后瓣

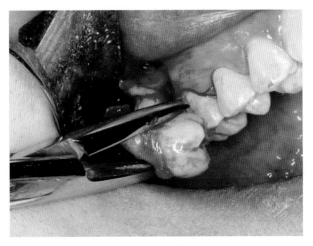

图 16-110　取出后瓣

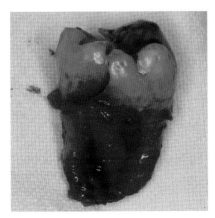 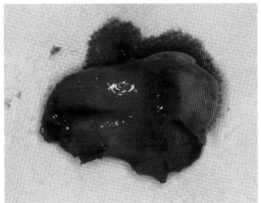

图 16-111　前后瓣合成整体智牙

6. 牵拉缝合

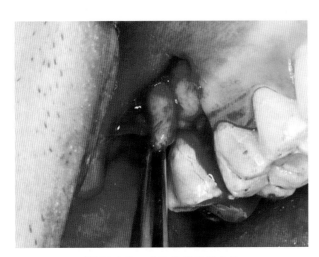 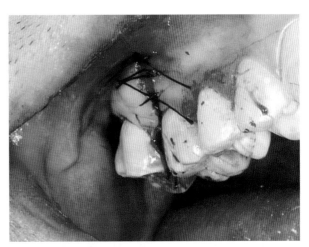

图 16-112　牵拉黏骨膜瓣复原　　　　图 16-113　悬挂缝合和颊侧缝合。缝合后间隙超过 2mm 的
情况下要重新缝合

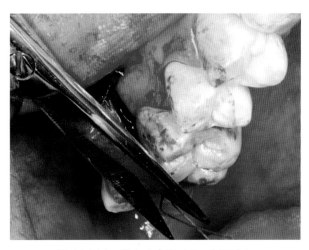

图 16-114 拆除后牵拉对位,重新缝合

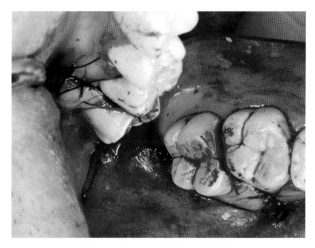

图 16-115 三针缝合后的状态

第十七章　下颌近中倾斜阻生智牙拔除术

Chapter Seventeen　Extraction of Mandibular Mesioclinated Impacted Wisdom Teeth

鲁大鹏

　　下颌智牙在萌出前颌骨里其冠部呈前倾状态，如果沿着其生长轨迹追踪，智牙冠部"近中倾斜"→"漂移"→"直立"→牙槽嵴部→"萌出"。由于人类颌骨退化，磨牙后间隙狭窄，智牙冠部在生长轨迹中遇到阻力就会停滞，因此近中倾斜阻生智牙占智牙阻生的比例最多。近中倾斜阻生智牙多伴有第二磨牙阻生。所以，拔除下颌近中倾斜阻生智牙的关键一步是"去除牙阻力"。

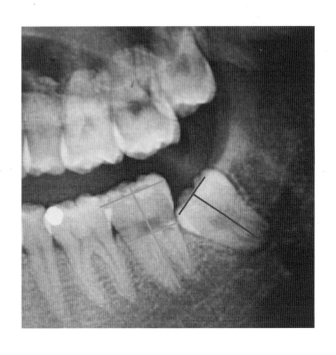

第一节　下颌近中倾斜高位阻生智牙拔除术
第二节　下颌近中倾斜中位阻生智牙拔除术

第一节　下颌近中倾斜高位阻生智牙拔除术

Section One　Extraction of Mandibular Mesioclinated High Impacted Wisdom Teeth

智牙倾斜阻生临床上拔除最多。单一牙阻生的采用冠斜切；如若有根阻生可冠颈根横断。

例1. 近中倾斜高位阻生第三磨牙拔除

女，23 岁。

主诉：自半年前多次左侧后牙区痛疼肿胀，有一次左侧咽部也伴随疼痛。

临床表现和检查：

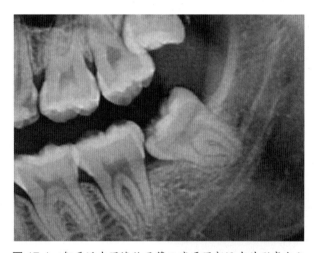

图 17-1　智牙近中冠缘位于第二磨牙冠部远中外形高点之下；智牙冠直径大于第二磨牙到下颌升支前缘距离；智牙近远中根呈环抱状

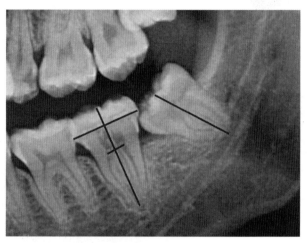

图 17-2　近中倾斜高位阻生智牙

手术评估和设计：

1. 诊断　左侧下颌近中倾斜高位阻生第三磨牙。

2. 治疗方法　手术拔除。

3. 手术难度评估　Ⅱ度。

4. 手术步骤

（1）局部麻醉；

（2）切开翻瓣；

（3）涡轮增隙；

（4）挺出；

（5）摘净牙囊；

（6）对位缝合。

手术过程:

1. 切开。

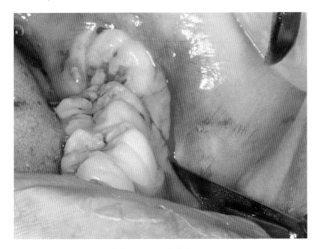

图 17-3　近中切开

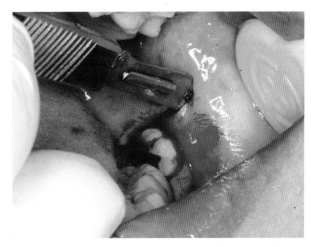

图 17-4　远中切开

2. 翻瓣。

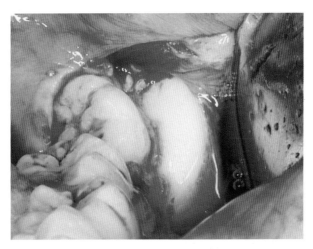

图 17-5　梯形翻瓣固定

3. 撬动智牙。

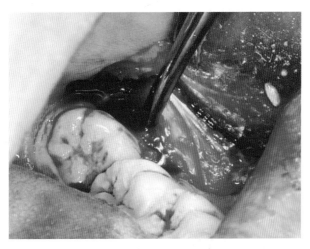

图 17-6　近中进挺子向远中撬动

4. 取除智牙。

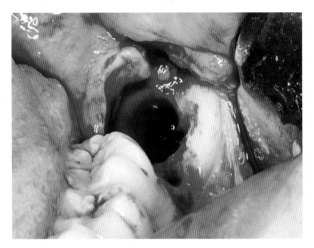

图 17-7　取出智牙

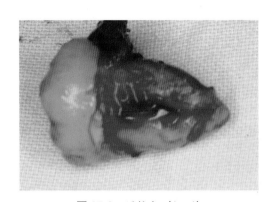

图 17-8　冠较大，根环抱

5. 缝合。

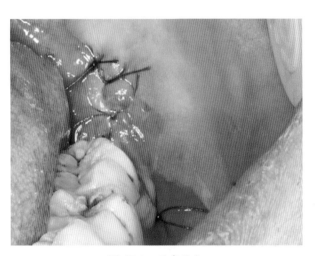

图 17-9　严密缝合

例 2. 近中倾斜高位阻生第三磨牙拔除

男，39 岁。

主诉：3 个月前，左下后牙遇冷遇热疼痛，要求拔除。

临床表现和检查：

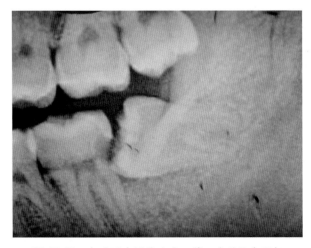

图 17-10　智牙近中冠缘已嵌入第二磨牙远中颈部

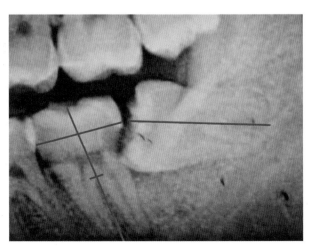

图 17-11　近中倾斜高位阻生智牙

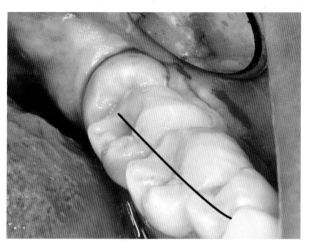

图 17-12　智牙近中冠缘埋伏在龈下

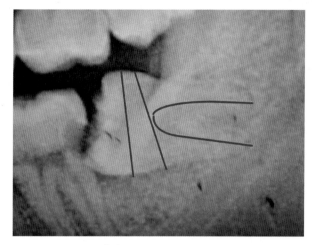

图 17-13　手术可考虑两次冠斜切。先挺出远中根,后撬出近中根

手术评估和设计:

1. 诊断　左侧下颌近中倾斜高位阻生第三磨牙。
2. 治疗方法　手术拔除。
3. 手术难度评估　Ⅱ度。
4. 手术步骤

（1）局部麻醉;

（2）切开翻瓣;

（3）涡轮增隙;

（4）挺出;

（5）摘净牙囊;

（6）对位缝合。

手术过程:

1. 切开

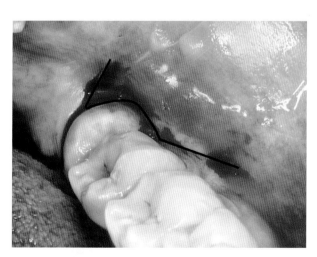

图 17-14　可以先画梯形切开标识

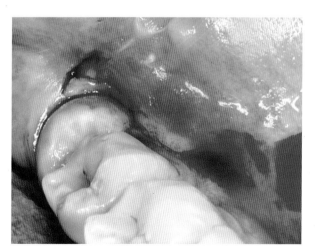

图 17-15　梯形切开

2. 翻瓣

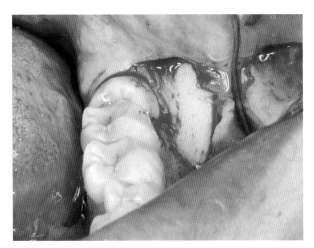

图 17-16 翻瓣

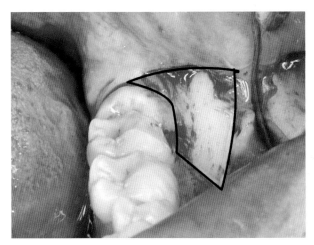

图 17-17 近似于梯形手术术野

3. 增隙

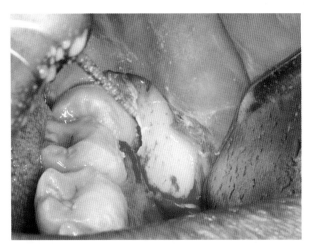

图 17-18 车针沿着智牙颊侧颈部切削增隙

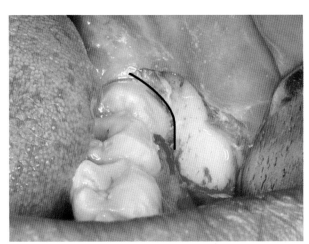

图 17-19 增隙的轨迹呈弧形

4. 冠切

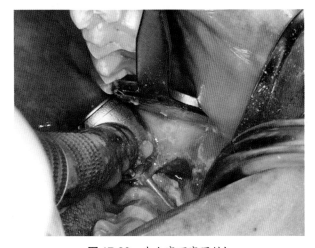

图 17-20 先上窄下宽冠斜切

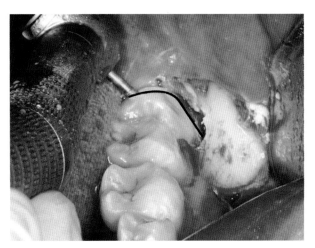

图 17-21 冠切的轨迹

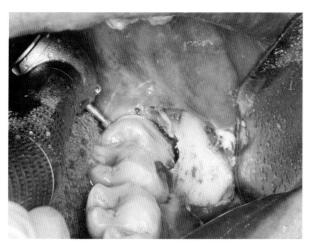

图 17-22　冠斜切到舌侧骨板（可控制不要损伤舌侧骨板）

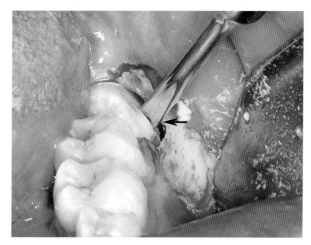

图 17-23　插入挺子，撬开近中瓣

5. 取出冠段

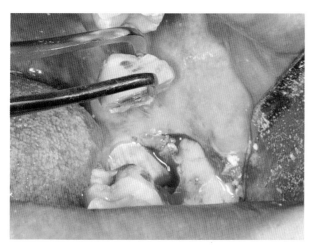

图 17-24　取出近中瓣

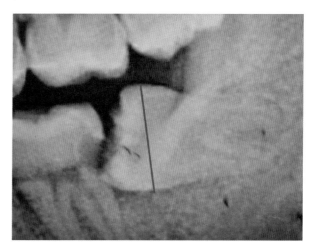

图 17-25　与设计的近中瓣相似

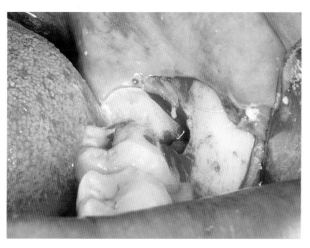

图 17-26　取出近中瓣后状态

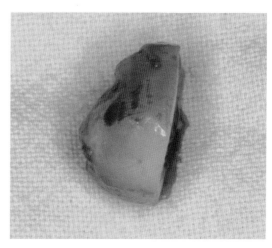

图 17-27　近中瓣

6. 再增隙后拔除

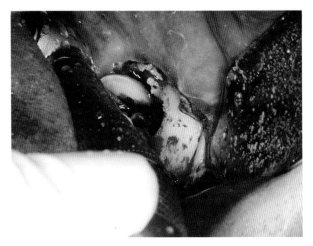

图 17-28 再进一步增隙

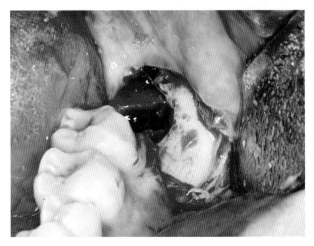

图 17-29 取出中段和两个根

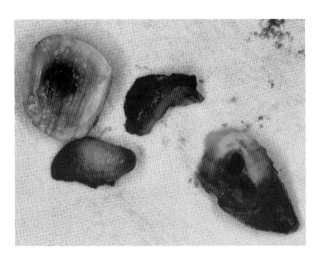

图 17-30 右上是中段,其余是根

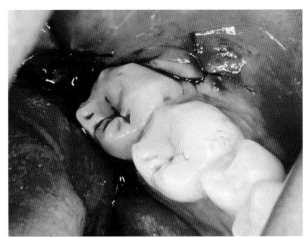

图 17-31 缝合后

第二节　下颌近中倾斜中位阻生智牙拔除术

Section Two　Extraction of Mandibular Mesioclinated Median Impacted Wisdom Teeth

　　对于下颌近中倾斜中位阻生智牙多先实施软组织切开,然后近中冠缘冠斜切,消除近中牙阻力。如有根阻力可实施冠颈根横断。

例1. 近中倾斜中位阻生第三磨牙拔除

男,20岁。

主诉:3个月前开始多次左侧下颌后牙区咬合疼痛而来就诊。

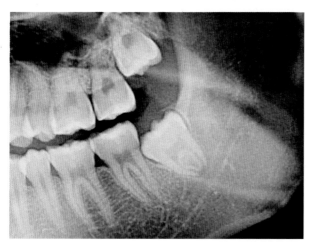

图 17-32 智牙近中倾斜,智牙咬合面低于第二磨牙远中外形高点以下,高于根分叉和髓室底,智牙殆面远中有少许骨覆盖,可见智牙呈近远中两根状,两根尖向牙体长轴中心环抱,根尖位于下牙槽神经管上壁(下牙槽神经管上壁白色阻射线条在智牙根尖部中断的影像)。智牙近中冠部与第二磨牙远中颈部相贴,第二磨牙颈部髓室壁远中外侧骨密度略有减低,第二磨牙与智牙之间牙槽嵴少许缺失

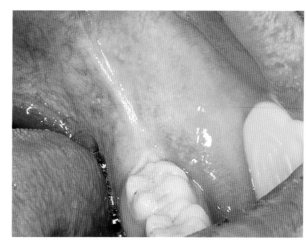

图 17-33 左下颌第二磨牙后区未见第三磨牙,磨牙后垫软组织覆盖略有隆起,隆起的黏膜高于第二磨牙牙龈缘,触之有较硬感觉

手术评估和设计:

1. 诊断 左侧下颌近中倾斜中位阻生第三磨牙。
2. 治疗方法 手术拔除。
3. 手术难度评估 Ⅲ度。
4. 手术步骤
(1) 局部麻醉;
(2) 切开翻瓣;
(3) 涡轮增隙;
(4) 挺出;
(5) 对位缝合。

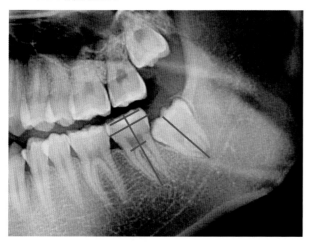

图 17-34 第二磨牙近远中外形高点连线,根分叉上方的髓室底画一横线,两条线与牙体长轴垂直。再在智牙牙体长轴画一条轴线,可见智牙牙体长轴轴线与第二磨牙牙体长轴两条延长线交叉,智牙咬合面呈倾斜状态,智牙近中冠缘位于第二磨牙远中外形高点下方内侧。根据智牙在颌骨中所处的状态诊断为:左侧下颌近中倾斜中位阻生智牙

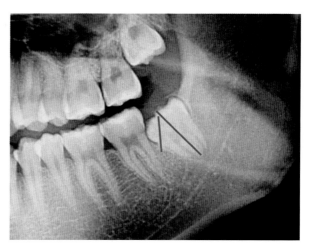

图 17-35 手术前设计如何分割智牙消除阻力。本例智牙近中冠缘受第二磨牙远中外形高点阻碍,削除智牙近中冠缘。由于智牙近远中根环抱存在根阻力,在颊舌侧纵行分割冠根,消除根阻力

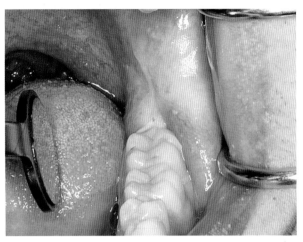

图 17-36　根据上图 X 线片判断智牙位于第二磨牙后方的牙弓曲线上，未向颊舌侧偏斜，智牙冠部有软组织阻力，切口设计时考虑智牙从上方和外侧脱位

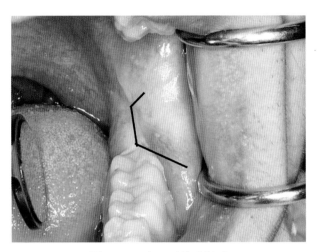

图 17-37　切口设计呈梯形

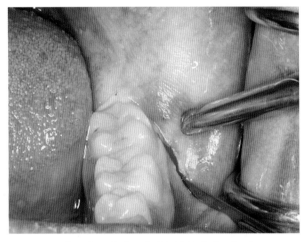

图 17-38　先从第二磨牙远中牙龈缘斜向前下切开 1～1.5cm 接近下颌骨下缘，约呈 45°角左右。刀尖要实切到骨面

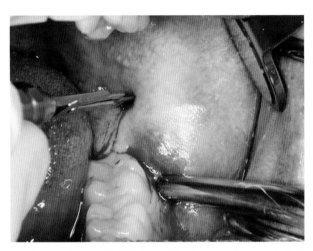

图 17-39　在第二磨牙远中向后切开 1～1.5cm。刀尖要实切到智牙咬合面和智牙远中的牙槽嵴上；要把智牙远中梯形角连到一起切开，以便剥离翻瓣

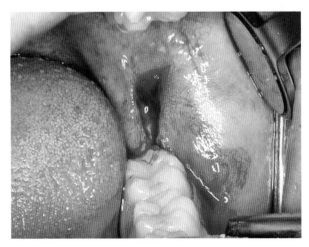

图 17-40　从梯形的远中角斜上后上约 1cm 切开黏膜
注意：此处切开不宜超过 1cm，不宜过深，不宜超过 3mm 厚，过于向上或过深容易损伤颊部血管，引起出血过多。如果磨牙后垫较薄仅覆在牙槽骨上时可将刀尖切到骨面

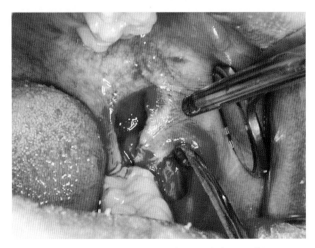

图 17-41　使用钝性剥离器从近中下颌骨骨面沿着梯形切开的部位剥离磨牙后区的黏骨膜

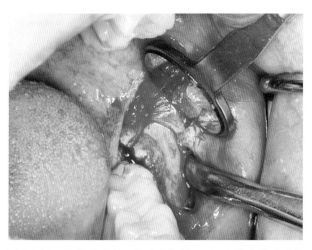

图 17-42　将黏骨膜瓣从骨面向颊侧翻开,显露磨牙后区智牙和牙槽骨

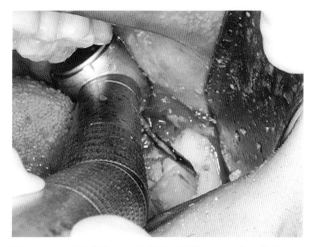

图 17-43　用拉钩将翻开的黏骨膜瓣挡在下颌骨下缘处。用涡轮钻 T12 棒钻进行智牙前后和颊侧增隙

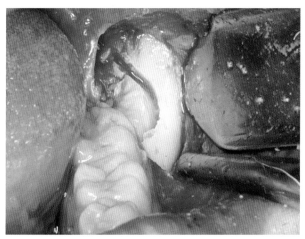

图 17-44　将舌侧黏骨膜瓣向舌侧分离翻起,显露智牙冠部

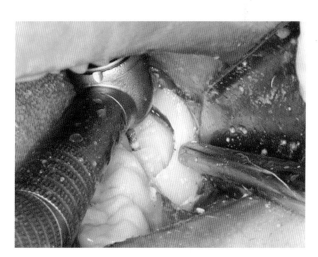

图 17-45　近中冠缘沿颊舌向垂直分割冠部

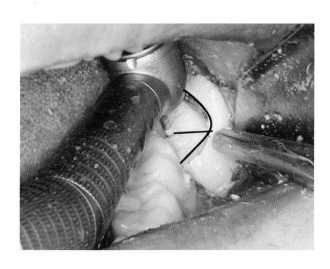

图 17-46　车针与第二磨牙长轴平行,位于智牙冠部咬合面近 1/3 处斜行分割智牙冠部

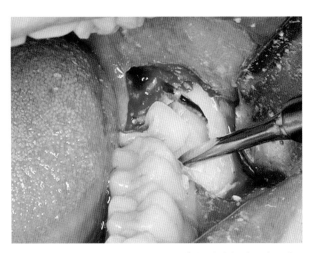

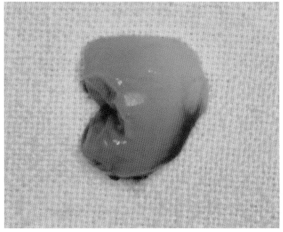

图 17-47　将分割的智牙近中冠部用挺子从颊侧翘出或用止血钳夹出

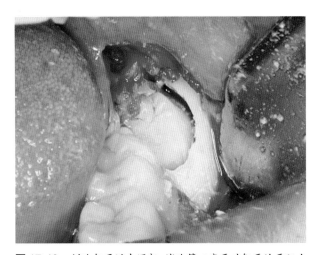

图 17-48　削除智牙近中冠部,消除第二磨牙对智牙的牙阻力

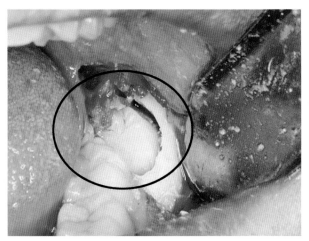

图 17-49　充分显露智牙冠部。要考虑适当的角度,纵行颊舌向分割冠根

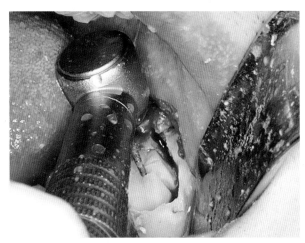

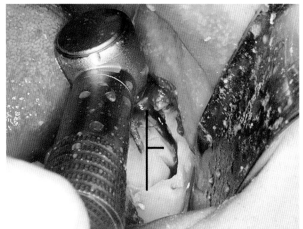

图 17-50　在冠的近远中径的中间进行颊舌向分割,沿着智牙的牙体长轴冠根分离

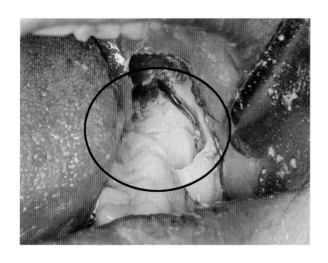

图 17-51　纵行分割后的智牙,在分割裂隙处将细的牙挺的喙部插入分割的裂隙内,近远中轻轻地前后撬动,使智牙的近远中瓣松动

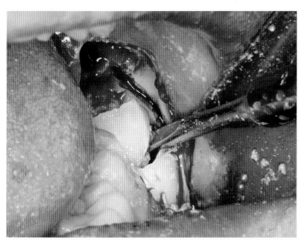 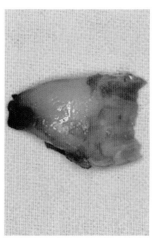 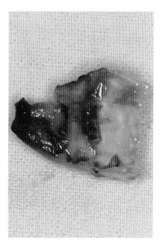

图 17-52　先将智牙近中瓣撬出

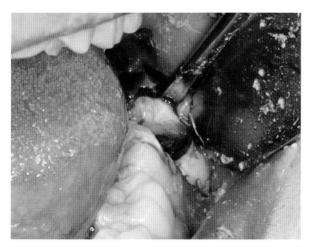 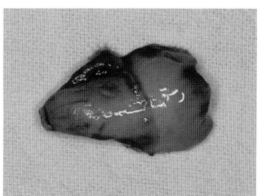

图 17-53　用挺子在智牙远中瓣的远中插入,向近中撬动和撬出远中瓣

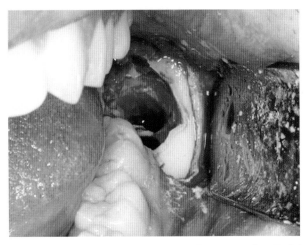

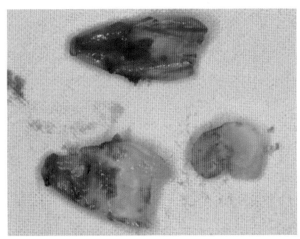

图 17-54　清理拔牙窝,检查智牙的全部牙瓣

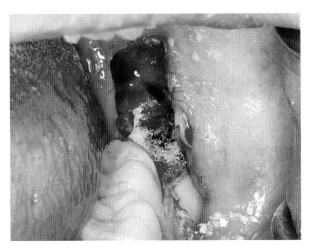

图 17-55　放置止血消炎的明胶海绵和碘仿

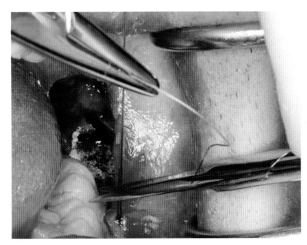

图 17-56　颊侧黏骨膜瓣复位后及其近中切口先对位缝合

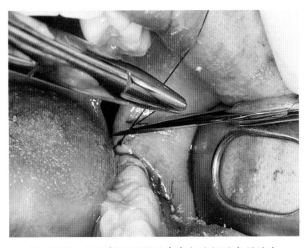

图 17-57　拉拢梯形瓣的近中角与舌侧固定瓣缝合

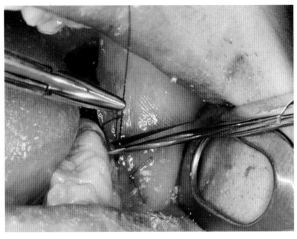

图 17-58　若前两个结之间距离较大时,中间再加一针缝合

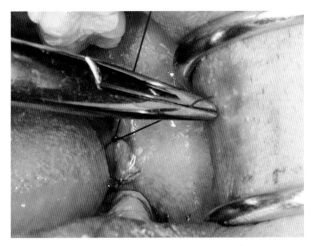

图 17-59　梯形的远中角可再缝一针

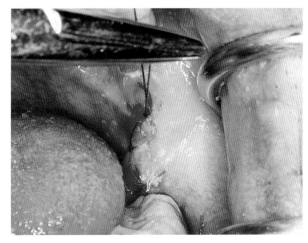

图 17-60　梯形的远中切口缝一针

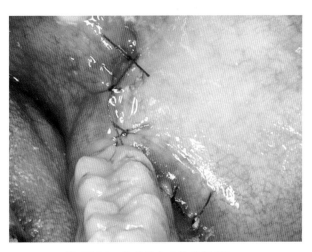

图 17-61　这是缝合 5 针的梯形切口

例 2. 近中倾斜中位阻生第三磨牙

男，36 岁。

主诉：从 3 年前开始，食物嵌塞严重，经常疼痛或不舒适感。

临床表现和检查：

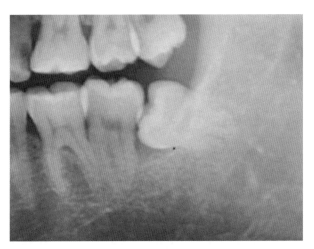

图 17-62　智牙倾斜较大，智牙近中𬌗面与第二磨牙远中冠颈相挤贴

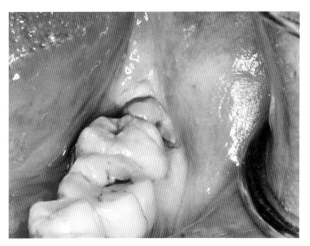

图 17-63　智牙冠部向颊侧偏斜，智牙颊侧牙龈缘和附着龈都是颊部黏膜所替代

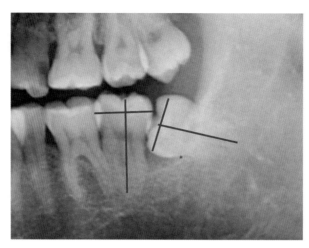

图 17-64　近中倾斜中位阻生智牙

手术评估和设计：

1．诊断　左侧下颌近中倾斜中位阻生第三磨牙。

2．治疗方法　手术拔除。

3．手术难度评估　Ⅱ度。

4．手术步骤

（1）局部麻醉；

（2）切开翻瓣；

（3）涡轮增隙；

（4）挺出；

（5）摘净牙囊；

（6）对位缝合。

手术过程：

1．切开翻瓣

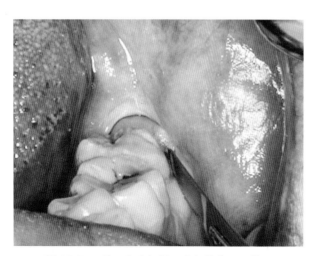

图 17-65　第二磨牙颊侧远中龈缘落刀至骨面

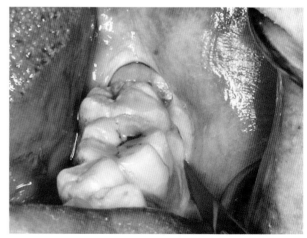

图 17-66　约呈45°角斜向前下至龈颊沟的骨面

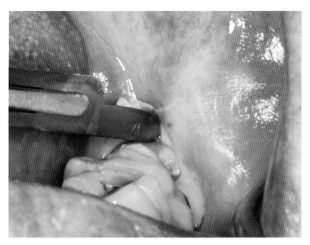

图 17-67　因智牙冠部部分裸露，可自牙槽嵴顶近中牙龈缘落刀

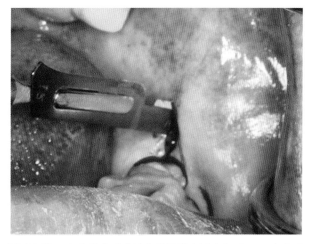

图 17-68　自牙槽嵴顶的近中牙龈缘向远中切开 1cm 左右的黏骨膜

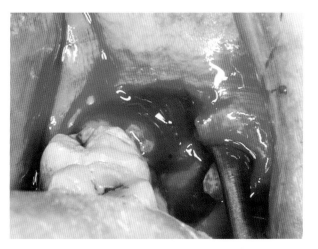

图 17-69　翻开黏骨膜瓣时若感到术野太小可在远中斜向颊侧补加切口（不超过 1cm）

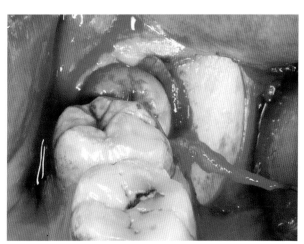

图 17-70　沿着骨面翻开黏骨膜瓣

2. 涡轮钻增隙

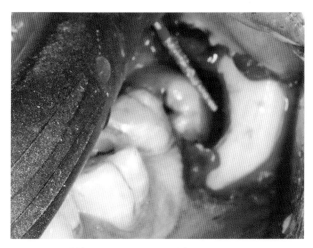

图 17-71　手持涡轮钻增隙时，可选择三种增隙里一种增隙法

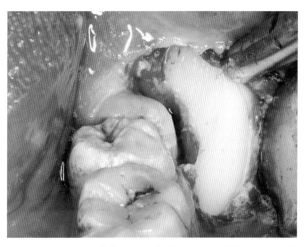

图 17-72　切削牙槽骨增隙为去骨增隙；切削智牙增隙为去牙增隙；切削牙周膜增隙为去牙周膜增隙

3. 第一次冠切和取冠

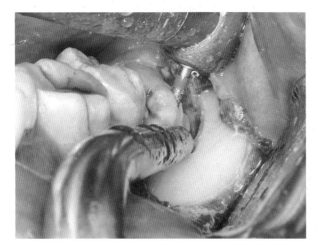

图 17-73　冠斜切

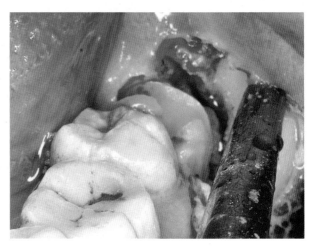

图 17-74　尽可能切断，切断时车针头有落空感

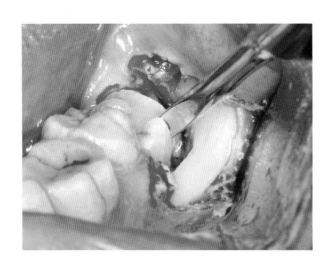

图 17-75　钻的车针如果舌侧和智牙近中冠部没有完全切断时，可插入挺子撬开和使其松动

4. 第二次冠切和取冠

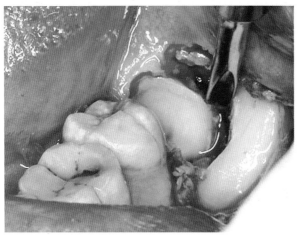

图 17-76　远中试撬不松动

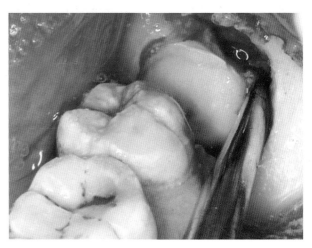

图 17-77　颊侧试撬不松动

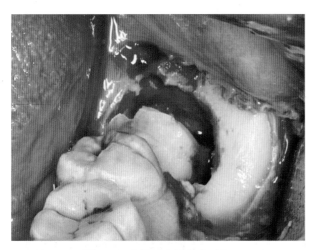

图 17-78　第二次增隙和冠切

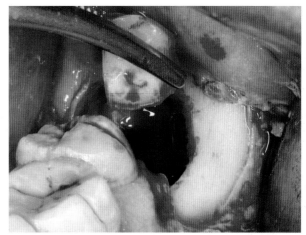

图 17-79　取出冠颈段

5. 取根

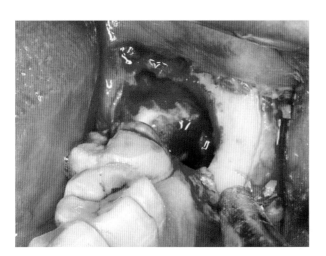

图 17-80　可见远中根

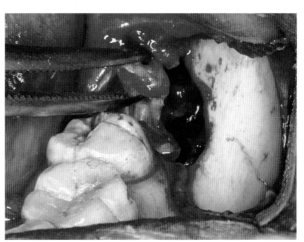

图 17-81　取出远中根

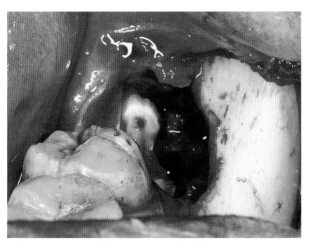

图 17-82　可见近中根

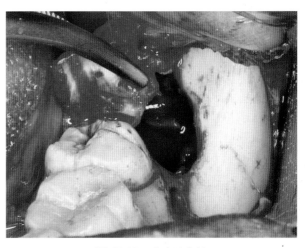

图 17-83　取出近中根

6. 清理拔牙创和缝合

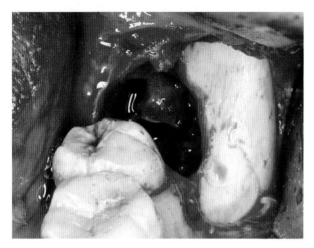

图 17-84 清理拔牙创

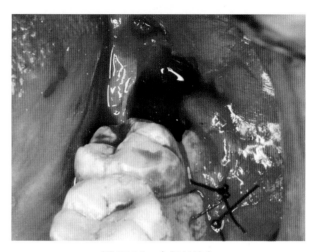

图 17-85 先颊侧缝合

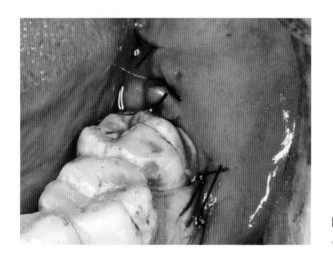

图 17-86 严密缝合，防止术后感染。咬止血棉卷时，第二磨牙远中颈部和龈瓣间隙可有渗出引流作用

第十八章 下颌近中垂直阻生智牙拔除术

Chapter Eighteen　Extraction of Mandibular Mesio Vertical Impacted Wisdom Teeth

鲁大鹏

　　垂直阻生智牙在阻生智牙中发生率仅次于近中倾斜阻生智牙。垂直阻生多是智牙前间隙小于第二磨牙远中外形高点的宽度。或伴有根部阻生（即根部弯曲）。多采用颊舌向冠根分割，然后取出远中冠部和近中冠部。

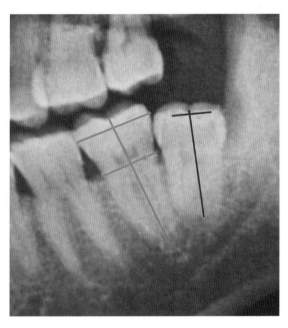 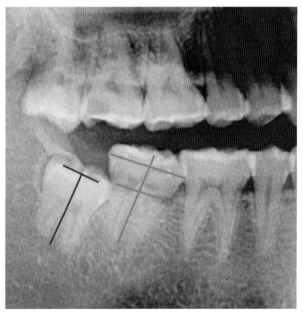

　　第一节　下颌近中垂直高位阻生智牙拔除术
　　第二节　下颌近中垂直中位阻生智牙拔除术

第一节　下颌近中垂直高位阻生智牙拔除术
Section One　Extraction of Mandibular Mesio Vertical High Impacted Wisdom Teeth

在垂直阻生智牙拔除时,对高位垂直智牙的关注点是根的形态和根阻力的去除。

例1. 近中垂直高位阻生第三磨牙拔除

男,45岁。

主诉:后牙经常食物嵌塞。

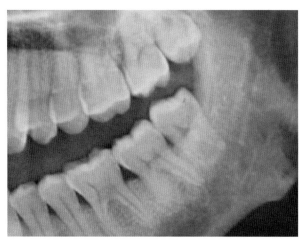

图 18-1　下颌智牙高于第二磨牙殆面

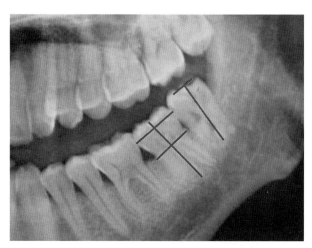

图 18-2　左侧下颌近中垂直高位阻生智牙

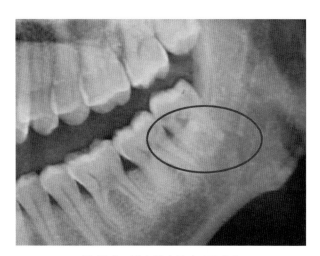

图 18-3　近中根向远中 90° 弯曲

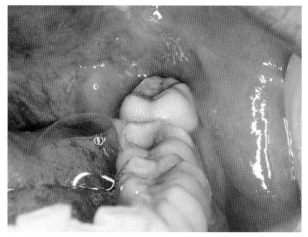

图 18-4　智牙高出第二磨牙殆面一个台阶

手术评估和设计:

1. 诊断　左侧下颌近中垂直高位阻生第三磨牙。

2. 治疗方法　手术拔除。

3. 手术难度评估　Ⅰ度。

4. 手术步骤

（1）局部麻醉；

（2）挺子撬动，安插钳子拔除；

（3）缝合。

手术过程：

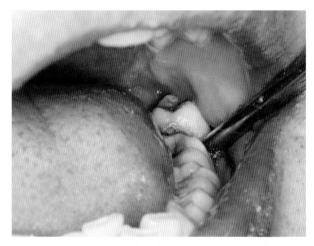

图 18-5　使用挺子插入第二磨牙远中以牙槽嵴为支点轻度反复撬动智牙近中颈部向远中移位

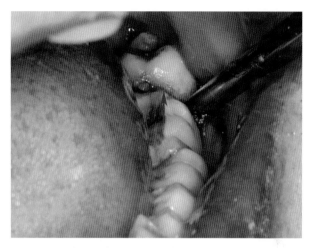

图 18-6　向智牙根部移动挺子喙部，继续向智牙上后方撬动，撬松智牙

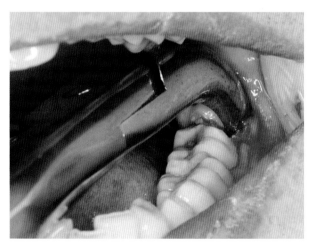

图 18-7　用拔牙钳夹住智牙冠颈部

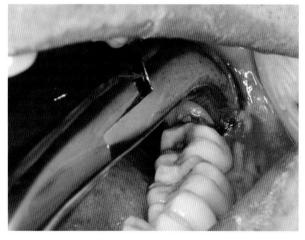

图 18-8　左右摆动，加大智牙根部在颌骨里的动度

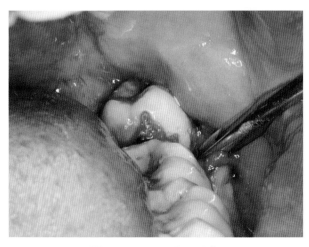

图 18-9　再插入挺子撬起

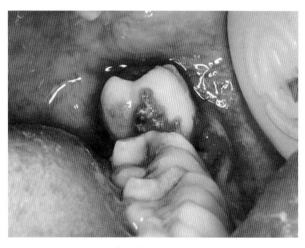

图 18-10　撬起一节，但仍然不能完全脱位

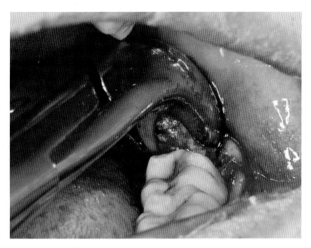

图 18-11　再用钳子喙部牵住根部

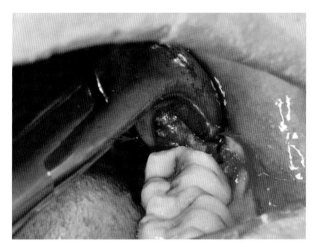

图 18-12　再左右摆动，增大活动度

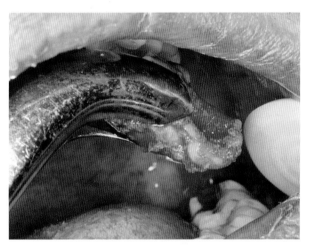

图 18-13　脱位拔除

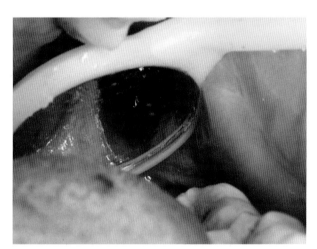

图 18-14　牙槽窝状态

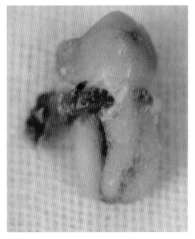

图 18-15　三个根抱在一起，一个直根，一个小弯根

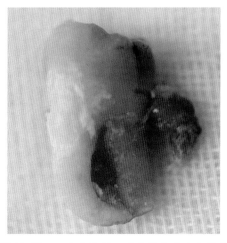

图 18-16　一个大弯根。呈棱柱状长在颌骨中

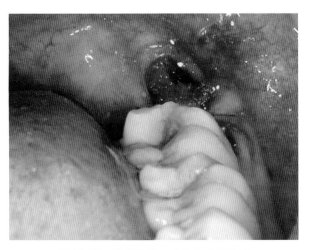

图 18-17　拔牙窝填入碘仿和明胶海绵

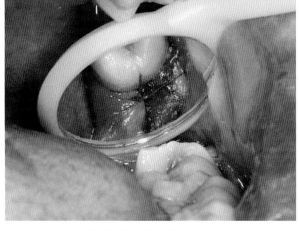

图 18-18　缝合,缩小创口

例 2. 近中垂直高位阻生第三磨牙拔除

女, 29 岁。

主诉: 后牙区多次肿胀不适。

临床表现和检查:

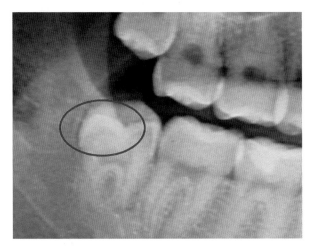

图 18-19　智牙冠缘远中有下颌升支前缘骨阻挡;其上颌智牙近中垂直中位阻生

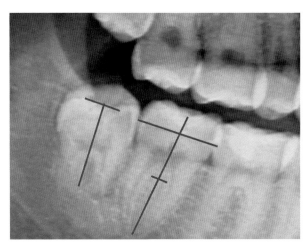

图 18-20　右侧下颌近中垂直高位舌倾阻生

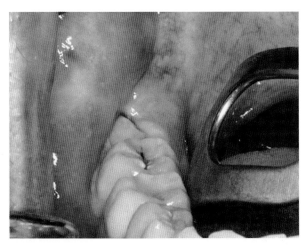

图 18-21　智牙颊尖高舌尖低,龈瓣覆盖咬合面大部,仅近中颊尖可见到

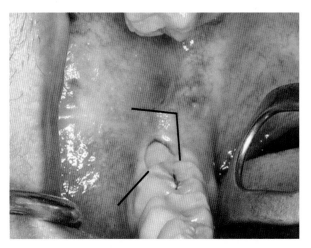

图 18-22　设计梯形切口

手术评估和设计：

1．诊断 右侧下颌近中垂直高位阻生第三磨牙。

2．治疗方法 手术拔除。

3．手术难度评估 Ⅱ度。

4．手术步骤

（1）局部麻醉；

（2）腭侧切开翻瓣；

（3）安插挺子挺出；

（4）拉拢对位缝合；

（5）止血止痛消炎。

手术过程：

1．切开

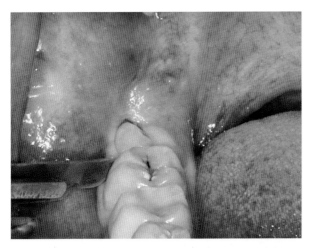

图 18-23 在第二磨牙的牙龈缘远中落刀至牙槽嵴

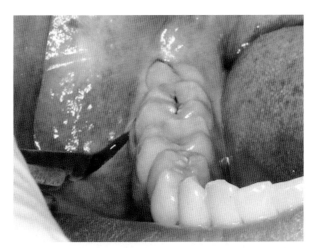

图 18-24 向前下沿着骨面至龈颊沟

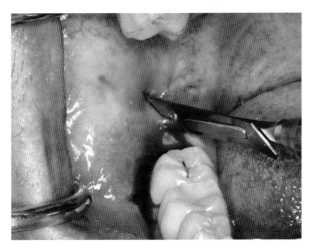

图 18-25 在第二磨牙远中 2cm 内的牙槽嵴顶处落刀

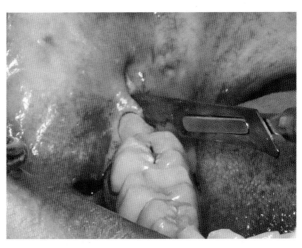

图 18-26 向近中全程切开

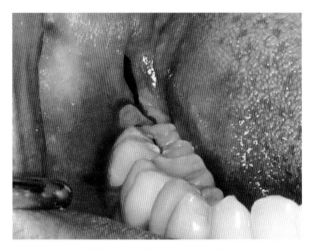

图 18-27　切开两刀的状态

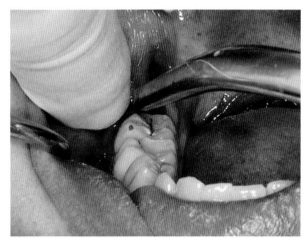

图 18-28　吸净切口附近的血迹

2. 翻瓣

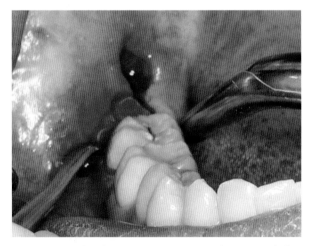

图 18-29　用骨膜起子从近中切口插入黏骨膜下，沿着骨面向远中和牙槽嵴方向撬起

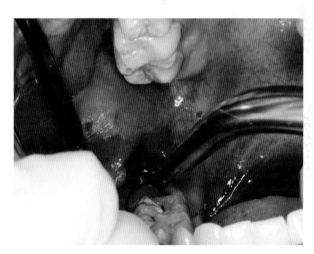

图 18-30　手术术野如果小，也可补刀使三角口变成梯形口

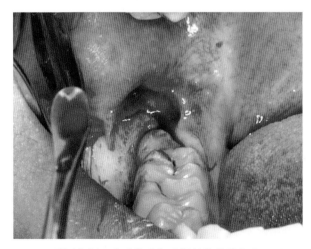

图 18-31　使用骨膜起子颊侧黏骨膜翻开

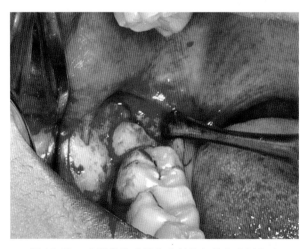

图 18-32　舌侧黏骨膜瓣向舌侧撬起并向舌侧翻开

3. 冠切

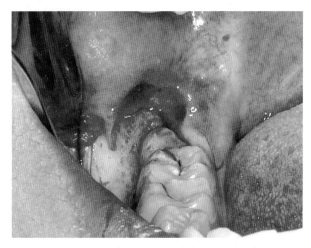

图 18-33　吸净血迹，可见到暴露的智牙冠部

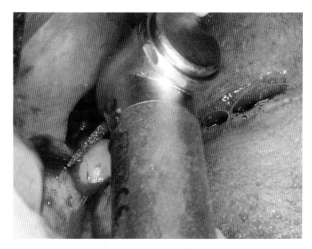

图 18-34　使用涡轮颊侧增隙

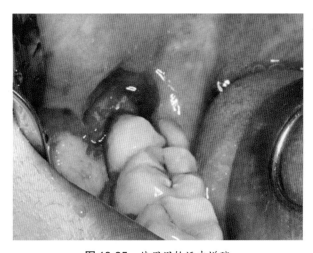

图 18-35　使用涡轮远中增隙

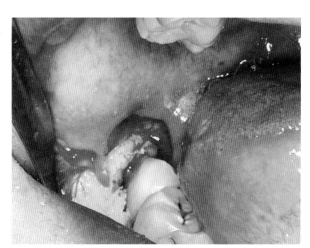

图 18-36　使用涡轮近中增隙

4. 取根

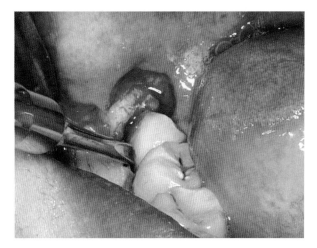

图 18-37　先在颊侧插入挺子撬松动智牙

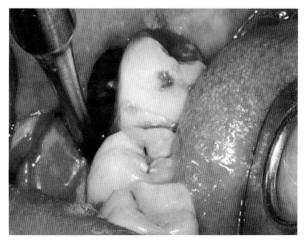

图 18-38　将挺子喙部移向智牙远中根部使智牙向前上撬出

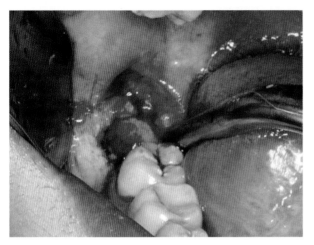

图 18-39　智牙脱位后的拔牙创

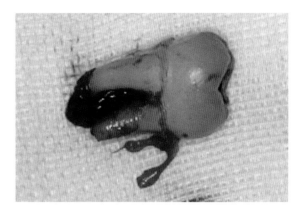

图 18-40　近中根向远中方向弯曲；远中根较直而短

5. 处理牙槽窝

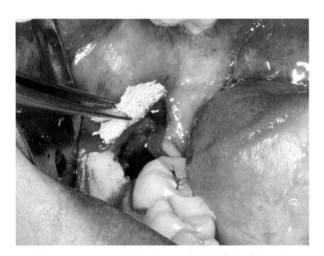

图 18-41　可吸收的数字止血消炎纱布放到创口内

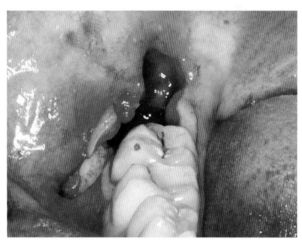

图 18-42　拉拢颊舌侧黏骨膜瓣，缩小创口

6. 缝合

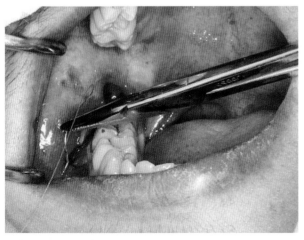

图 18-43　先缝合颊侧切口下方

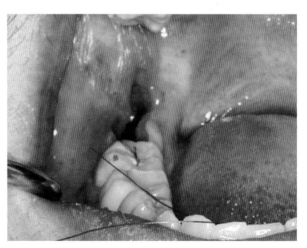

图 18-44　再缝合颊侧切口上方

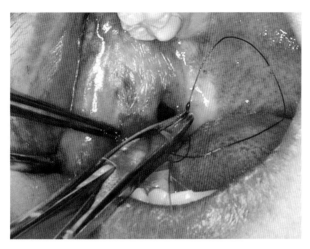

图 18-45　再缝合第二磨牙远中切口

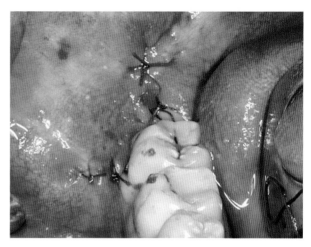

图 18-46　缝合后的创面

例 3. 近中垂直颊侧错位高位阻生第三磨牙

男，38 岁。

主诉：左侧磨牙后区吃饭总有食物嵌塞，还偶发颊侧肿胀。

临床表现和检查：

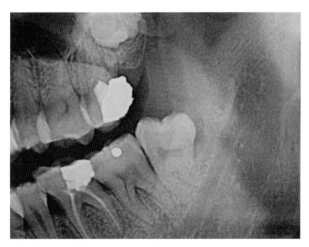

图 18-47　近中垂直高位阻生智牙（根弯曲和远中冠缘有骨阻力）

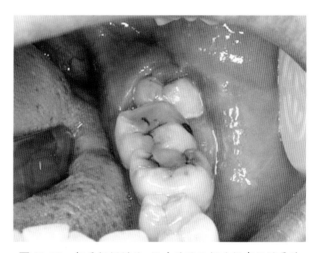

图 18-48　智牙颊侧错位，远中𬌗面及颊舌侧有龈瓣覆盖

手术评估和设计：

1. 诊断　左侧下颌近中垂直颊侧错位高位阻生第三磨牙。

2. 治疗方法　手术拔除。

3. 手术难度评估　Ⅱ度。

4. 手术步骤

（1）局部麻醉；

（2）切开翻瓣；

（3）去骨开窗；

（4）涡轮增隙；

（5）分牙挺出；

（6）处理拔牙窝；

（7）对位缝合。

手术过程:

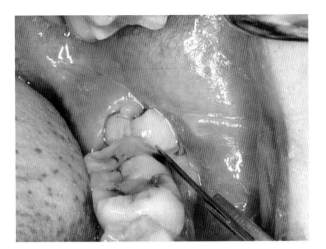

图 18-49 智牙前缘处落刀

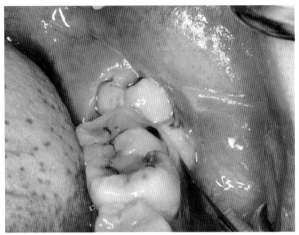

图 18-50 切开黏骨膜至智牙根部

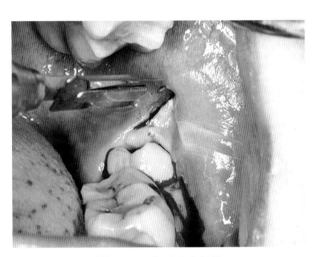

图 18-51 切开远中龈瓣

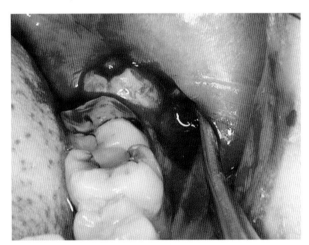

图 18-52 翻瓣

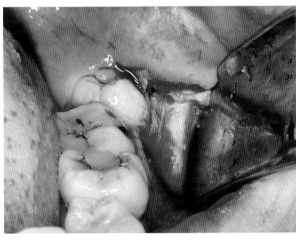

图 18-53 暴露术野

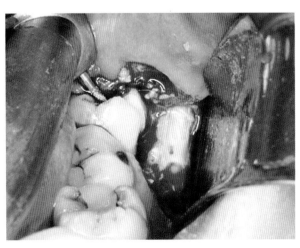

图 18-54 冠至根分叉横切

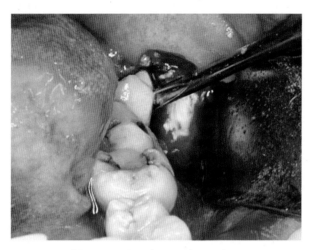

图 18-55　插入挺子活动近远中瓣

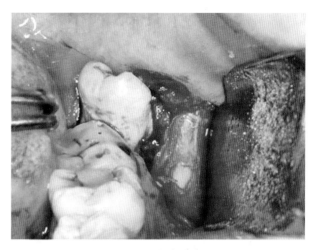

图 18-56　挺出近中瓣

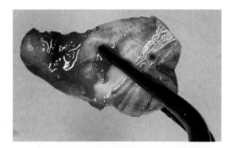
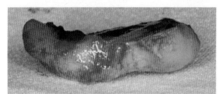

图 18-57　用蚊式钳子夹住和取出智牙近中瓣

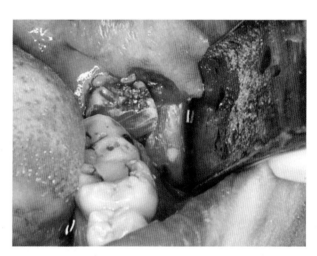

图 18-58　可见到智牙远中瓣并使其近中移位

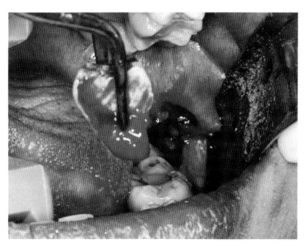

图 18-59　夹出智牙远中瓣

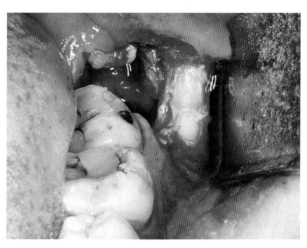

图 18-60　清理拔牙窝

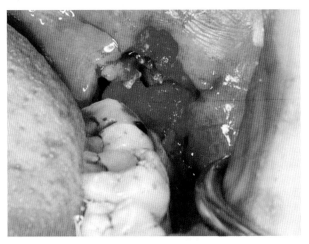

图 18-61　填塞碘仿和明胶海绵

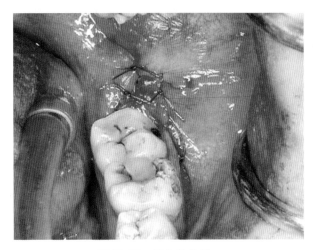

图 18-62　缝合手术创口

例 4. 近中垂直高位阻生第三磨牙拔除

女，51 岁。

主诉：每年都有 2～3 次疼痛和肿胀。

临床表现和检查：

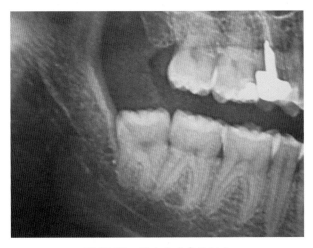

图 18-63　近中垂直高位阻生

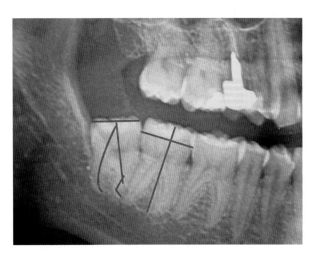

图 18-64　牙体远中倾斜，远中根向近中弯曲

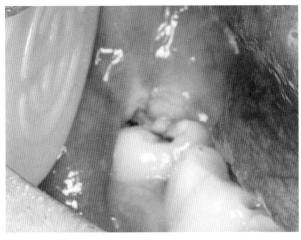

图 18-65　智牙冠部的颊侧和远中都有口腔黏膜贴附

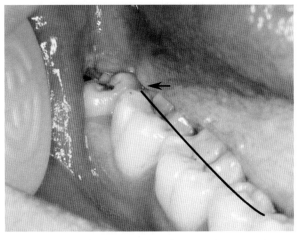

图 18-66　智牙的牙体中轴线颊侧偏离牙弓曲线

手术评估和设计：

1. 诊断 右侧下颌近中垂直高位阻生第三磨牙。

2. 治疗方法 手术拔除。

3. 手术难度评估 Ⅱ度。

4. 手术步骤

（1）局部麻醉；

（2）切开翻瓣；

（3）涡轮增隙；

（4）挺出；

（5）摘净牙囊；

（6）对位缝合。

手术过程：

1. 切开翻瓣

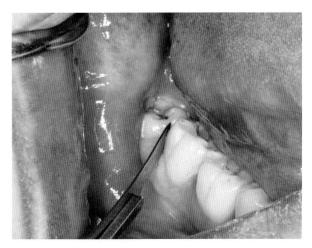

图 18-67 拉开口角，刀刃放到第二磨牙远中龈缘

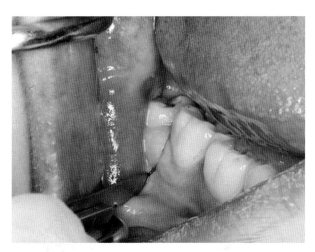

图 18-68 笔式执刀，控制刀刃滑向龈颊沟，全层切开

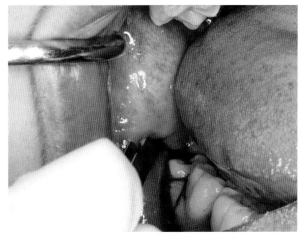

图 18-69 梯形切开，远中切口的刀刃仅切开黏膜和黏膜下层

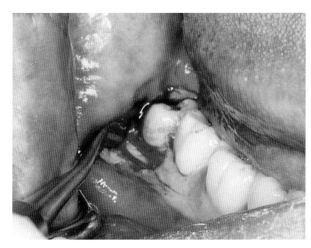

图 18-70 翻开切开的黏骨膜

2. 去骨增隙和撬出

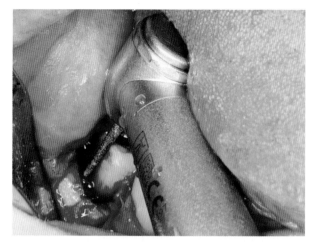

图 18-71　涡轮车针沿着智牙冠缘和根面切削增隙

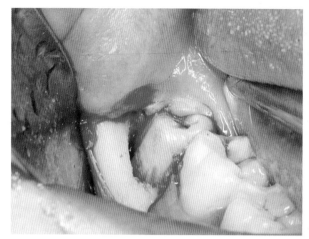

图 18-72　智牙颊侧和智牙远中增隙

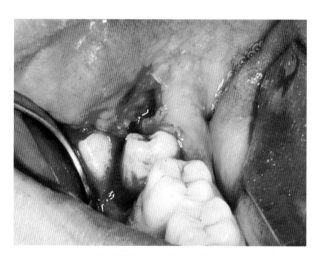

图 18-73　颊侧近中撬动

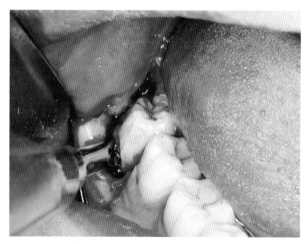

图 18-74　远中撬动，但智牙仍不能脱位

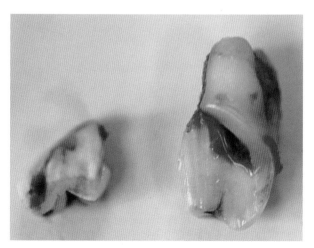

图 18-75　近中斜切

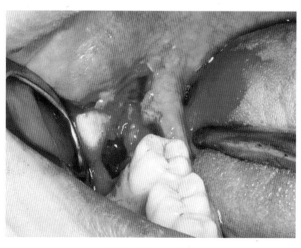

图 18-76　牙槽窝

3. 缝合

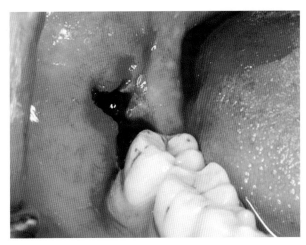

图 18-77　清净骨屑和牙碎片,生理盐水冲洗

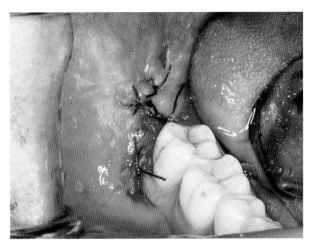

图 18-78　对位缝合

第二节　下颌近中垂直中位阻生智牙拔除术
Section Two　Extraction of Mandibular Mesio Vertical Median Impacted Wisdom Teeth

　　对于中位垂直智牙首先是牙阻生和(或)骨阻生。对于单一阻生可冠斜切削除阻力;对于有两种阻生或伴有根阻生时,采用冠颈根横断为好。

例1. 垂直中位阻生第三磨牙拔除
男,55 岁。
主诉:后牙区今年肿胀疼痛频繁。要求拔除智牙。
临床表现和检查:

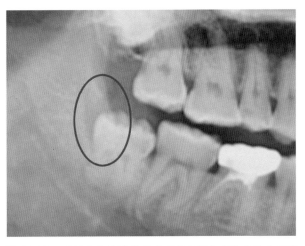

图 18-79　下颌升支前缘骨密度减低阴影中有智牙远中冠缘嵌入

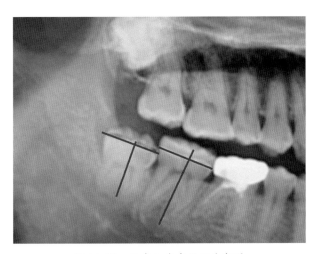

图 18-80　近中垂直中位阻生智牙

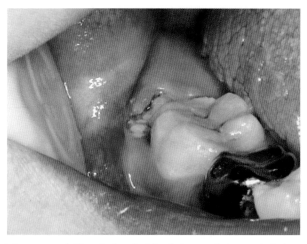

图 18-81　在第二磨牙远中有较厚的龈瓣覆盖。图中患者龈颊沟仅到第二磨牙颊侧远中

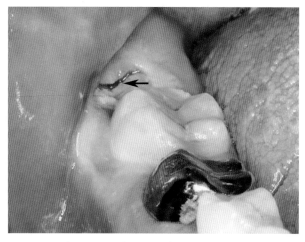

图 18-82　盲袋开口处有分泌物渗出。智牙颊侧口腔黏膜与覆盖智牙粭面的盲袋相连续

手术评估和设计：

1. 诊断　右侧下颌近中垂直中位阻生第三磨牙。

2. 治疗方法　手术拔除。

3. 手术难度评估　Ⅱ度。

4. 手术步骤

（1）局部麻醉；

（2）切开翻瓣；

（3）涡轮增隙；

（4）挺出；

（5）摘净牙囊；

（6）对位缝合。

手术过程：

1. 切开翻瓣

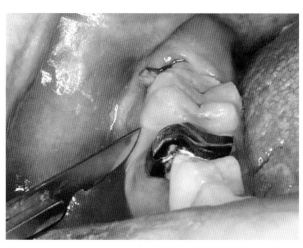

图 18-83　第二磨牙近中冠缘落刀

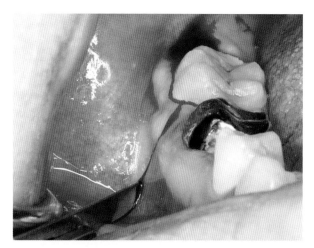

图 18-84　向前下切到龈颊沟

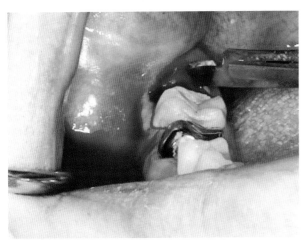

图 18-85　再将第二磨牙后垫切开

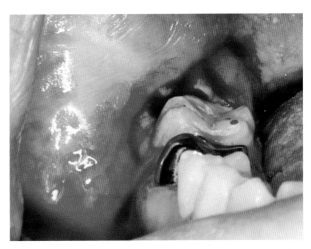

图 18-86　吸走渗出的血迹

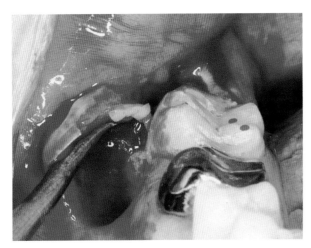

图 18-87　迅速翻瓣

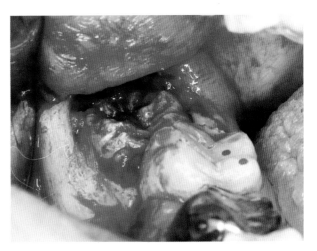

图 18-88　再洗净渗血，可见智牙冠部，智牙颊侧错位，殆面没有骨覆盖

2. 去骨增隙

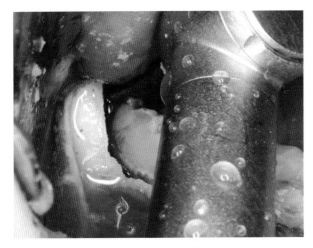

图 18-89　颊侧及远中增隙

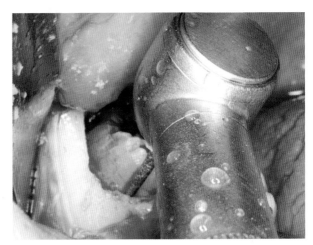

图 18-90　智牙近中增隙

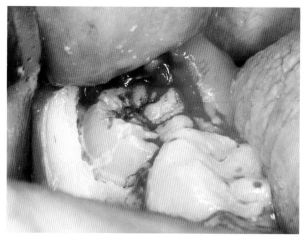

图 18-91 智牙近中、智牙颊侧和远中去骨增隙 2～3mm

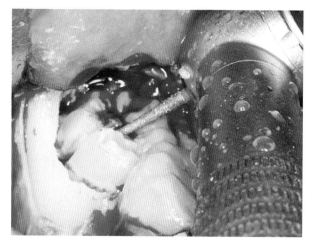

图 18-92 智牙冠部至远中颈部斜切

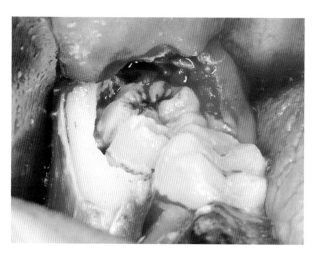

图 18-93 智牙远中和舌侧龈瓣翻开

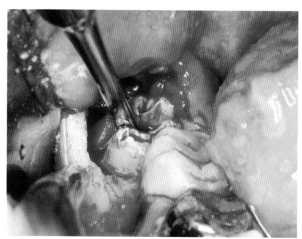

图 18-94 撬动远中瓣

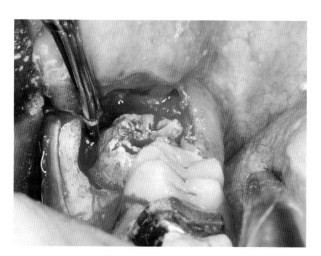

图 18-95 撬出远中瓣

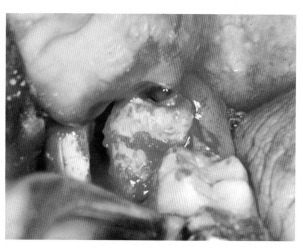

图 18-96 再把挺子插入智牙颊侧近中撬出近中瓣

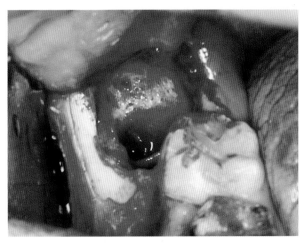

图 18-97 显露牙槽窝

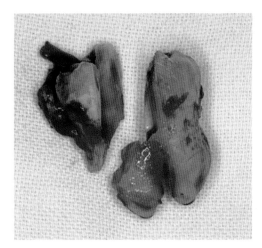

图 18-98 左侧为远中瓣；右侧为近中瓣

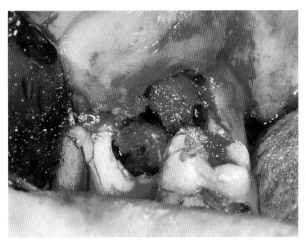

图 18-99 处理牙槽窝

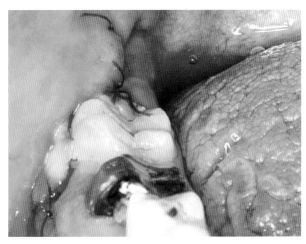

图 18-100 拉拢缝合

例 2. 垂直中位颊侧错位阻生第三磨牙拔除

女，19 岁。

主诉：自 1 年前经常咬腮，颊部黏膜溃疡和疼痛。

临床表现和检查：

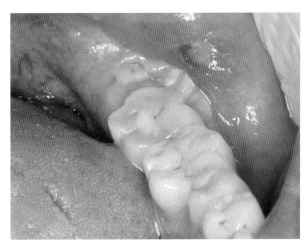

图 18-101 智牙𬌗面低于第二磨牙冠部外形高点，并颊侧错位

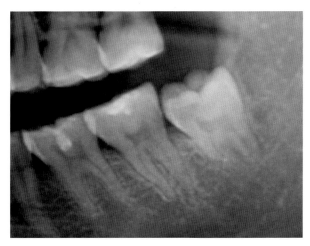

图 18-102 智牙近中冠缘有第二磨牙阻生，远中有下颌升支前缘的骨阻生。近远中根尖部尚未完全形成，根尖口尚未闭合

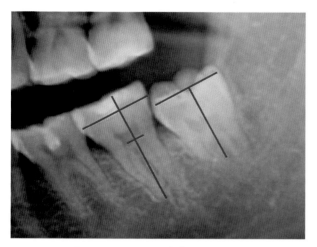

图 18-103 下颌垂直中位阻生智牙

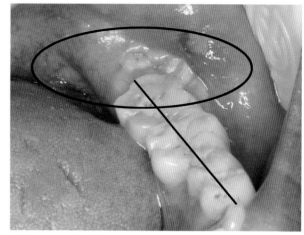

图 18-104 智牙𬌗面上有不完整龈瓣覆盖,由于智牙颊侧错位,智牙外侧附近的颊黏膜有似咬伤颊黏膜造成的溃疡,呈白色,边缘不完整

手术评估和设计:

1. 诊断 左侧下颌近中垂直中位颊侧错位阻生第三磨牙。

2. 治疗方法 手术拔除。

3. 手术难度评估 Ⅱ度。

4. 手术步骤

(1)局部麻醉;

(2)切开翻瓣;

(3)涡轮增隙;

(4)挺出;

(5)摘净牙囊;

(6)对位缝合。

手术过程:

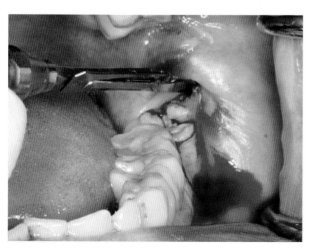

图 18-105 近中切开;远中切开;从智牙颊侧牙龈沟向远中划开

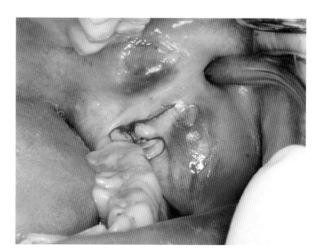

图 18-106 梯形切开状态

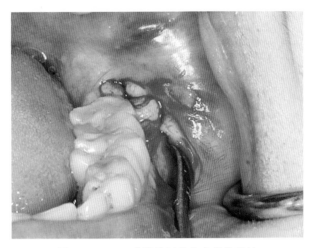

图 18-107　沿牙槽骨侧壁分离黏骨膜瓣

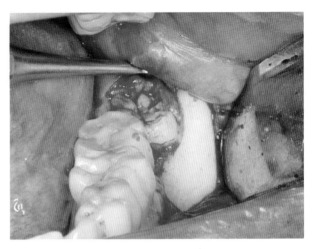

图 18-108　翻开黏骨膜瓣，分离牙槽窝边缘的牙龈，显露牙槽嵴

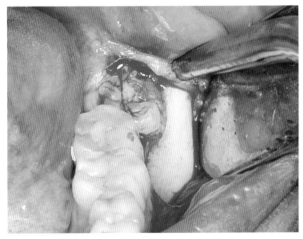

图 18-109　拉钩拉开固定颊侧黏骨膜瓣，洗净血迹

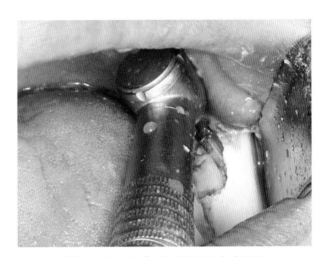

图 18-110　去骨、去牙周膜和去牙增隙

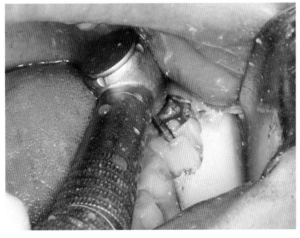

图 18-111　冠颈斜切

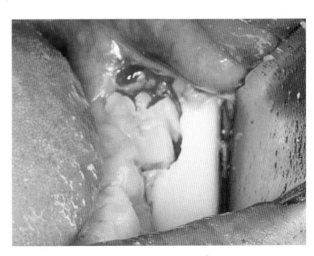

图 18-112　分离近远中瓣

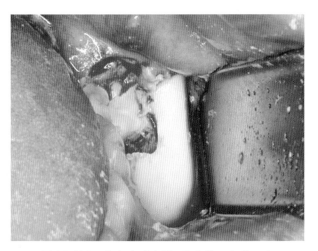

图 18-113　先取出近中瓣，消除第二磨牙阻力

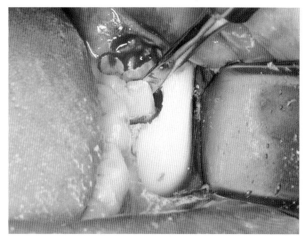

图 18-114　将挺子喙部插入智牙远中间隙，使其向近中移位

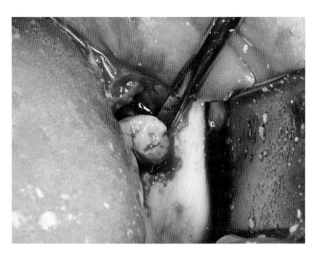

图 18-115　挺出远中瓣

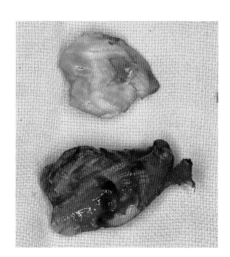

图 18-116　上为近中瓣；下为远中瓣

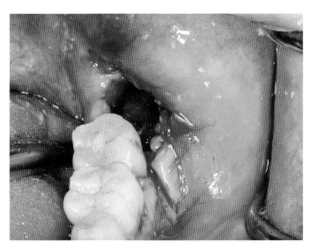

图 18-117　清理牙槽窝，复位黏骨膜瓣

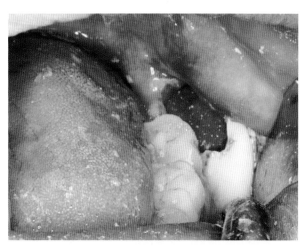

图 18-118　避免牙槽窝空腔，填塞明胶海绵

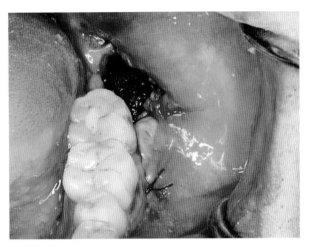

图 18-119　颊侧对位缝合第一针

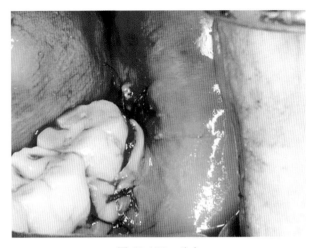

图 18-120　缝合

例 3. 垂直中位阻生第三磨牙拔除

女，21 岁。

主诉：1 年前出现咬合痛，几乎无法使用该侧吃饭。要求拔除。

临床表现和检查：

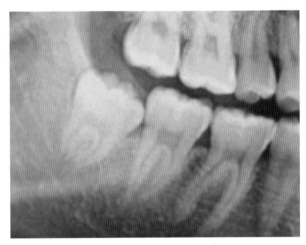

图 18-121　智牙近中位于第二磨牙冠部外形高点之下，智牙远中冠缘位于下颌升支前缘之下前方

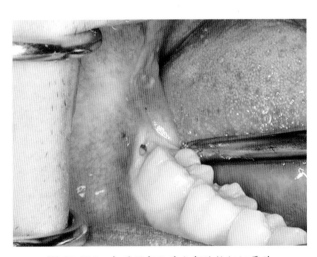

图 18-122　智牙冠部几乎全部被软组织覆盖

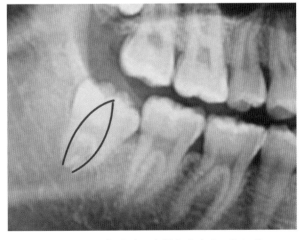

图 18-123　智牙近远中根相向弯曲，呈 O 形

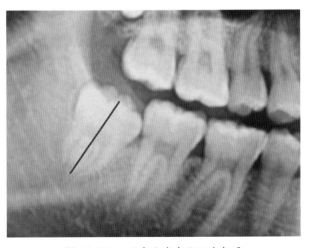

图 18-124　近中垂直中位阻生智牙

手术评估和设计：

1. 诊断　右侧下颌近中垂直中位阻生第三磨牙。

2. 治疗方法　手术拔除。

3. 手术难度评估　Ⅱ度。

4. 手术步骤

（1）局部麻醉；

（2）切开翻瓣；

（3）去骨开窗；

（4）涡轮增隙；

（5）分牙挺出；

（6）处理拔牙窝；

（7）对位缝合。

手术过程：

1. 切开翻瓣

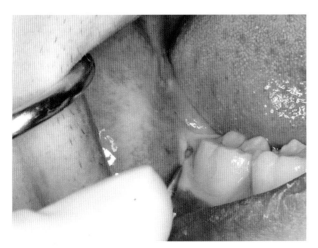

图 18-125　颊侧切开第一刀

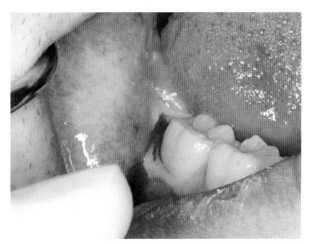

图 18-126　线形切开黏骨膜

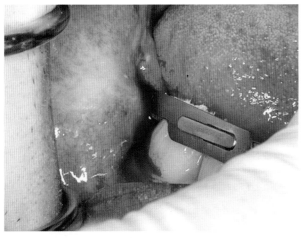

图 18-127　在第二磨牙远中 2cm 左右处向近中切开磨牙后垫软组织

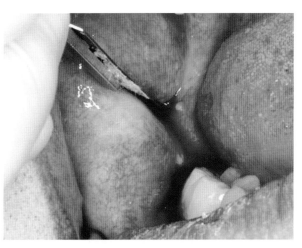

图 18-128　吸净渗血

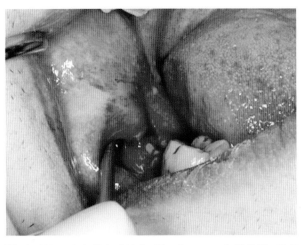

图 18-129　远中斜向后外上再切开 1cm 以内黏骨膜，剥离黏骨膜

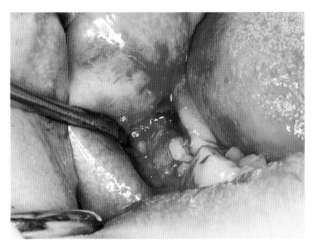

图 18-130　翻开黏骨膜瓣

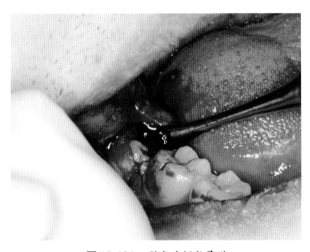

图 18-131　剥离舌侧黏骨膜

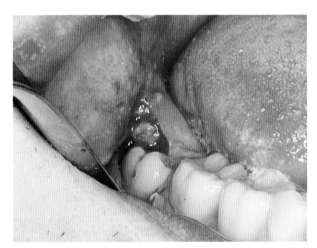

图 18-132　显露智牙牙冠部

2. 分冠、撬动前后瓣

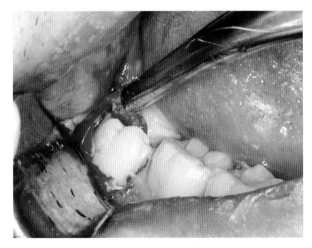

图 18-133　吸净渗血

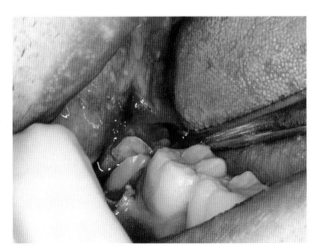

图 18-134　分割冠颈根部

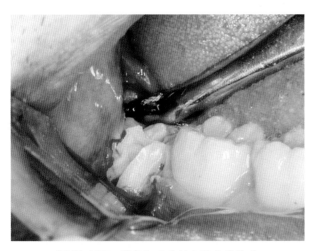

图 18-135　剥离翻开舌侧和远中黏骨膜

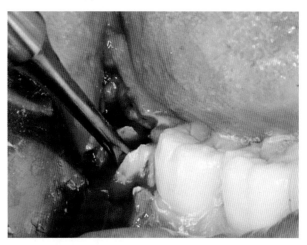

图 18-136　插入挺子，前后撬动，可感到前后瓣松动

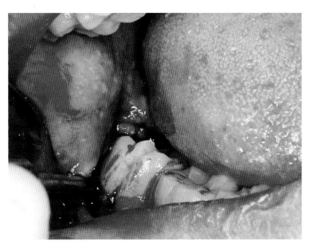

图 18-137　于远中根部插入挺子，撬动远中根

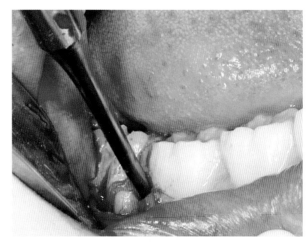

图 18-138　近中根插入挺子撬动

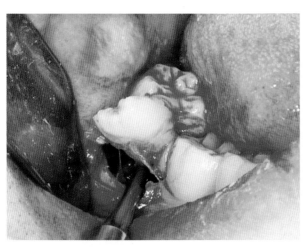

图 18-139　再插入两根中央可同时撬出前后瓣

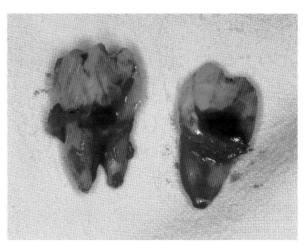

图 18-140　左为后瓣，右为前瓣

3. 处理牙槽窝和缝合

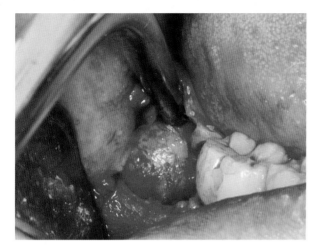

图 18-141 直视下清理拔牙窝

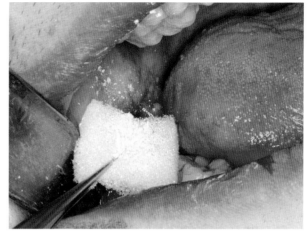

图 18-142 明胶海绵上可放上少许碘仿

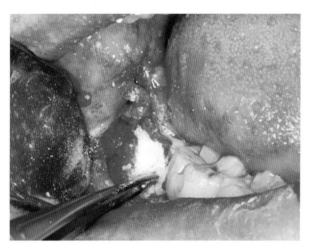

图 18-143 填入牙槽窝,浸入血液中

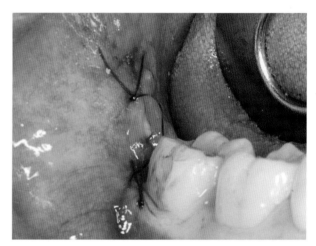

图 18-144 拉拢缝合创口

第十九章　下颌近中水平阻生智牙拔除术

Chapter Nineteen　Extraction of Mandibular Mesio Horizontal Impacted Wisdom Teeth

鲁大鹏

　　近中水平高位阻生智牙很少见到，近中水平中位和低位阻生较常见。智牙牙胚近中冠缘在漂移时受到阻力较大时就会出现冠𬌗面与第二磨牙中轴平行而形成近中水平阻生。对近中水平中位阻生智牙采用涡轮冠根分离，是手术的重要一环。近中水平低位阻生智牙多处于骨覆盖，去骨开窗，显露冠颈根，再行冠根分离。

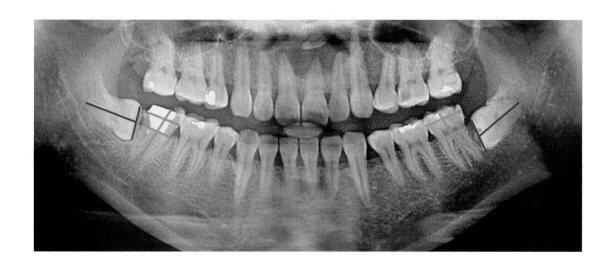

　　第一节　下颌近中水平中位阻生智牙拔除术
　　第二节　下颌近中水平低位阻生智牙拔除术

第一节 下颌近中水平中位阻生智牙拔除术
Section One Extraction of Mandibular Mesio Horizontal Median Impacted Wisdom Teeth

下颌中位阻生智牙常是黏膜全覆盖和牙槽骨半覆盖的状态。在狭窄的第二磨牙后间隙里拔除智牙，要先去除黏膜覆盖和骨覆盖，再通过分解智牙的牙体组织，分离第二磨牙远中外形高点的牙阻力和下颌升支前缘的骨阻力。

例1. 近中水平中位阻生第三磨牙拔除

男，43岁。

主诉：右下后牙区常有食物嵌塞、不适和微痛。

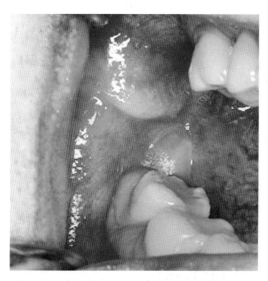

图 19-1 第二磨牙后区略有隆起，触之高低不平

手术评估和设计：

1. 诊断 右侧下颌近中水平中位阻生第三磨牙。

2. 治疗方法 手术拔除。

3. 手术难度评估 Ⅱ度。

4. 手术步骤

（1）局部麻醉；

（2）切开翻瓣；

（3）去骨开窗；

（4）涡轮增隙；

（5）分牙挺出；

（6）处理拔牙窝；

（7）对位缝合。

手术过程：

1. 切开

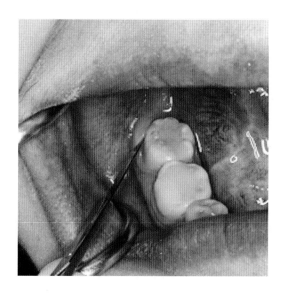

图 19-2　拉钩拉开口角，使用 15 号刀梯形切口切开黏骨膜

2. 翻开黏骨膜瓣

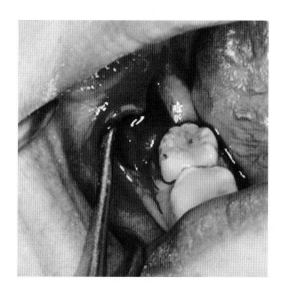

图 19-3　沿着骨面从近中向远中，从牙槽嵴顶向颊龈沟剥离黏骨膜瓣

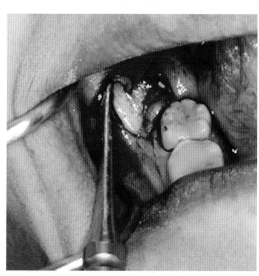

图 19-4　一边剥离覆盖在智牙和牙槽骨面上的黏骨膜瓣一边洗净创面的血迹，充分显露手术术野

3. 冠切和取根

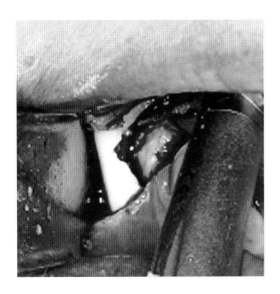

图 19-5 方形开窗去除智牙冠部颊侧和上方的牙槽骨；在冠部颊侧和上方颈根部切削牙槽骨增隙；再颊舌向横断智牙颈部；去除智牙冠部

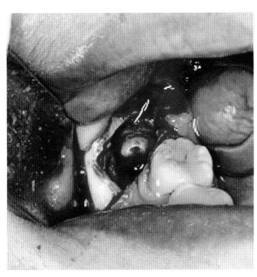

图 19-6 根部与上方和颊侧牙槽骨仍去骨增隙后挺出牙根

4. 缝合

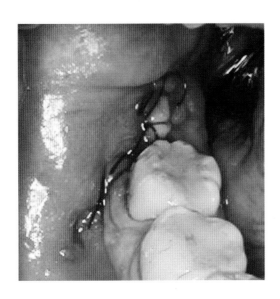

图 19-7 清理牙创后缝合

例2. 近中水平中位阻生第三磨牙拔除

男，34岁。

主诉：两年前经常疼痛和肿胀，无法用该侧后牙咀嚼。

临床表现和检查：

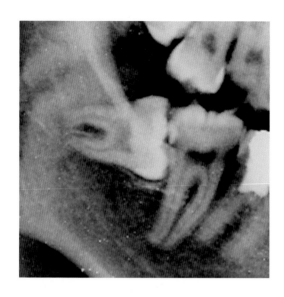

图 19-8　右侧下颌近中水平中位阻生，冠部较大，第三磨牙𬌗面紧紧靠在第二磨牙远中冠颈和根的上部。远中根向近中弯曲，近中根向远中弯曲

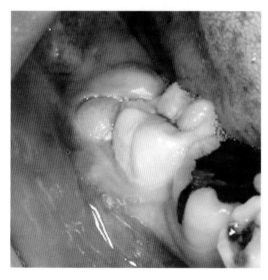

图 19-9　龈瓣覆盖第三磨牙远中冠缘，仅能见到颊侧远中部分冠缘。龈瓣的高处与第二磨牙𬌗面平齐

手术评估和设计：

1. 诊断　右侧下颌近中水平中位阻生第三磨牙。

2. 治疗方法　手术拔除。

3. 手术难度评估　Ⅲ度。

4. 手术步骤

（1）局部麻醉；

（2）切开翻瓣；

（3）颊侧和近远中去骨增隙；

（4）颈部横断；

（5）分别挺出冠和根；

（6）处理拔牙窝；

（7）对位缝合。

手术过程：

1. 切开黏膜

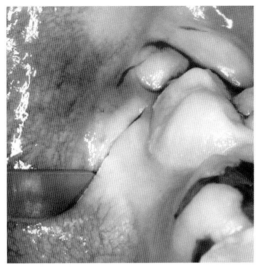

图 19-10　从第二磨牙颊侧远中冠缘向前下颊龈沟处切开

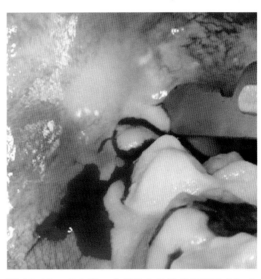

图 19-11　再从第二磨牙远中冠缘的龈瓣近中切向远中切开

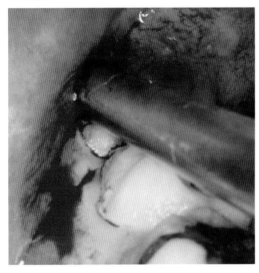

图 19-12　吸净出血

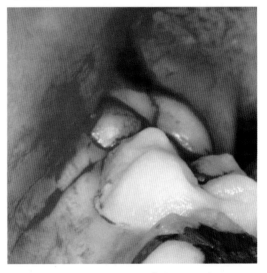

图 19-13　再从龈瓣远中向下后方切开

2. 分离和翻开黏骨膜瓣

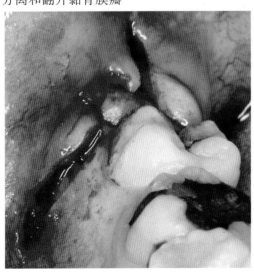

图 19-14　梯形切开黏骨膜瓣

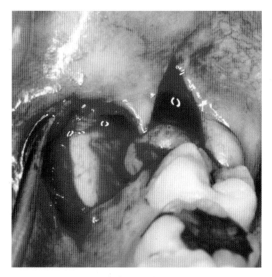

图 19-15　从下颌骨骨面和第三磨牙冠缘处分离和翻开黏骨膜瓣

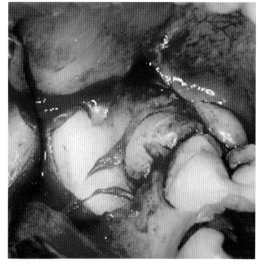

图 19-16　用拉钩将龈瓣拉开固定,第三磨牙颊侧和远中冠缘及颊侧下颌骨骨壁

3. 增隙

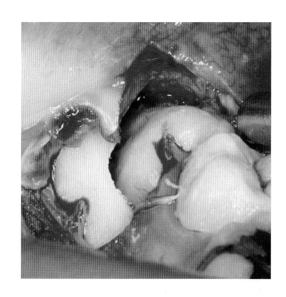

图 19-17　颊侧去骨增隙分离骨阻力面和远中去骨增隙分离冠颈部阻力面

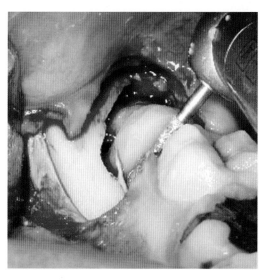

图 19-18　近中削除第三磨牙咬合面增隙,分离第二磨牙阻力面

4. 颈部横断

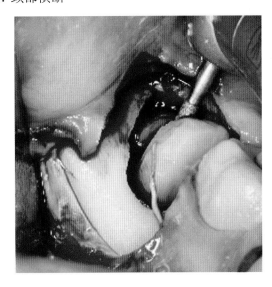

图 19-19 从颊侧向舌侧横断第三磨牙颈部,把冠根分成两段

5. 取出冠部

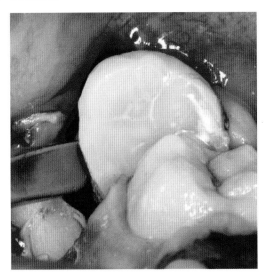

图 19-20 切断的冠部向上挺出

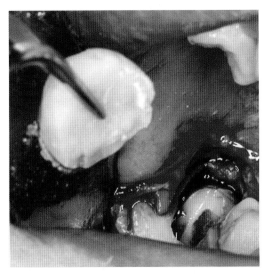

图 19-21 夹住取出

6. 挺出根部

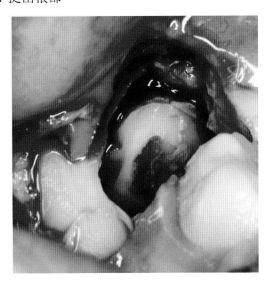

图 19-22 可见到冠部取出后颈部断面的第三磨牙根部与周围没有完全分离

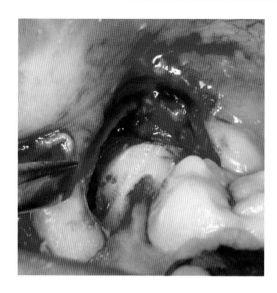

图 19-23　颊侧去骨增隙去除根部的脱位阻力；远中去骨增隙分离根部远中阻力

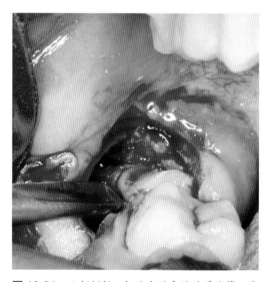

图 19-24　从颊侧插入挺子向近中撬动并使第三磨牙根部从牙槽窝脱位

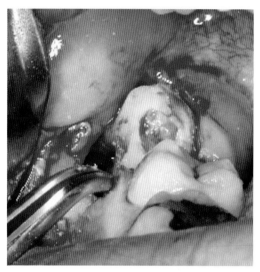

图 19-25　向前上撬动根部

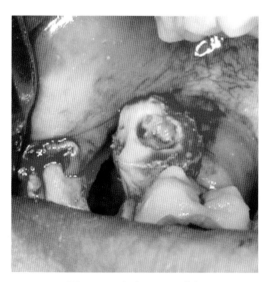

图 19-26　根部脱离牙槽窝

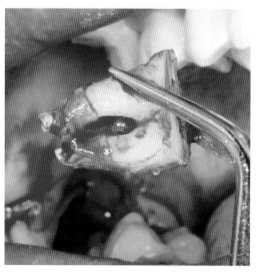

图 19-27　夹住根部取出

7. 处理牙槽窝和缝合

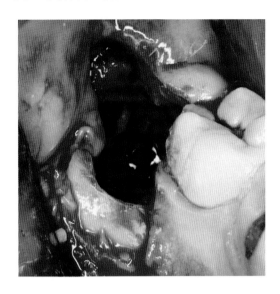

图 19-28 要把拔牙创的残根骨屑、第二磨牙远中颈部根面的炎性肉芽清除,整理创口边缘,生理盐水冲洗后,放入碘仿和明胶海绵

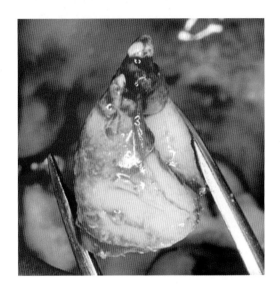

图 19-29 检查根部完整性

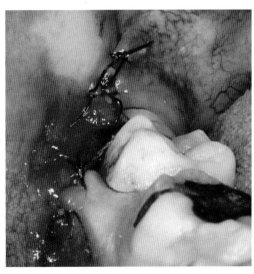

图 19-30 拉拢缝合

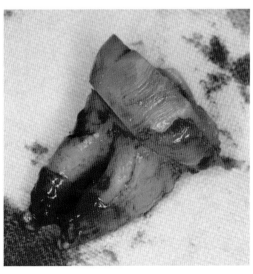

图 19-31 冠根合到一起

例3. 近中水平中位阻生第三磨牙拔除

男，45 岁。

主诉：磨牙后区经常疼痛肿胀。

临床表现和检查：

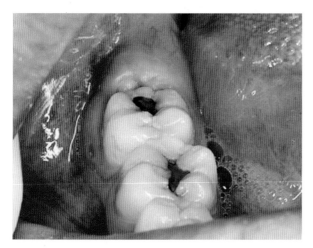 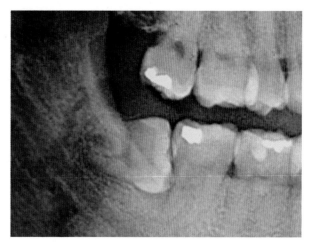

图 19-32 磨牙后垫高于第二磨牙𬌗面，近中颊侧可见到第三磨牙远中冠缘

图 19-33 第三磨牙冠根呈近远中水平阻生状态，其冠部较大，近远中根呈 O 形

手术评估和设计：

1. 诊断 右侧下颌近中水平中位阻生第三磨牙。

2. 治疗方法 手术拔除。

3. 手术难度评估 Ⅱ度。

4. 手术步骤

（1）局部麻醉；

（2）切开翻瓣；

（3）去骨开窗；

（4）涡轮增隙；

（5）分牙挺出；

（6）处理拔牙窝；

（7）对位缝合。

手术过程：

1. 梯形切开和翻瓣

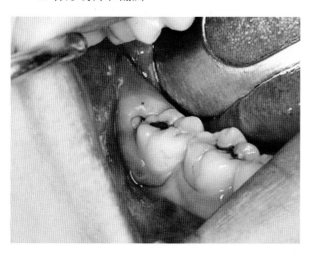

图 19-34 用拉钩将口角和舌向两侧拉开

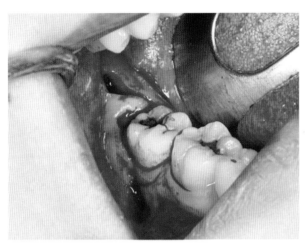

图 19-35　梯形切开

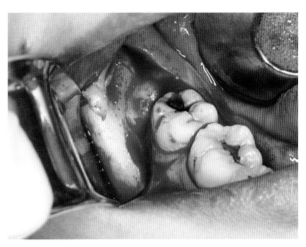

图 19-36　翻开黏骨膜瓣，拉钩拉开和固定黏骨膜瓣

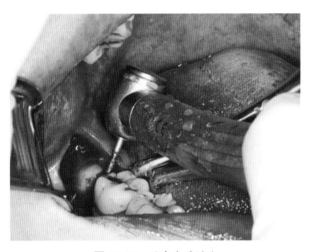

图 19-37　近中去牙增隙

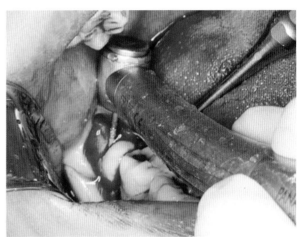

图 19-38　颈部横断

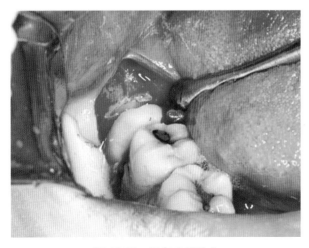

图 19-39　冠部两侧剥离

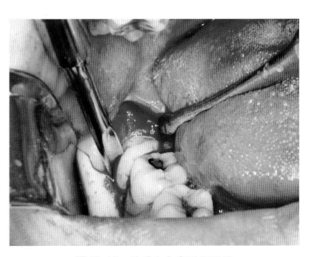

图 19-40　撬动和分离冠颈两段

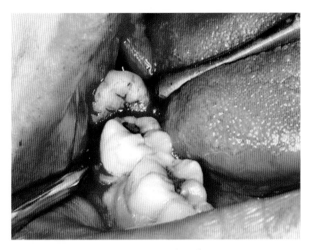

图 19-41　撬出冠部

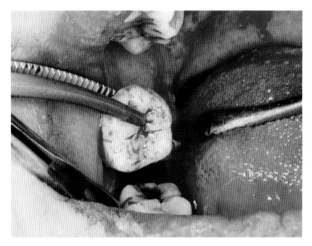

图 19-42　取出冠部

2. 取根

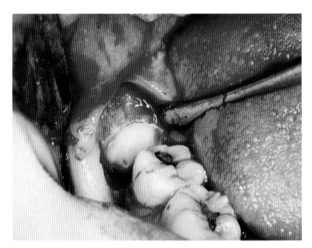

图 19-43　剥离根部牙槽骨部分的黏骨膜,显露牙槽嵴与根颈部

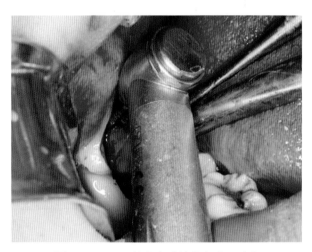

图 19-44　用涡轮钻去牙槽骨半圆形增隙

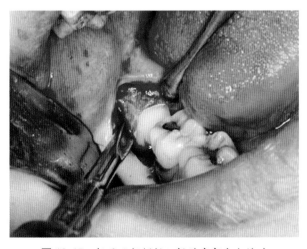

图 19-45　挺子从颊侧插入根的底部向上撬动

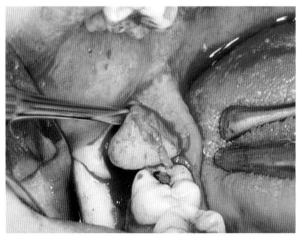

图 19-46　撬起根部,夹住取出

3. 处理牙槽窝

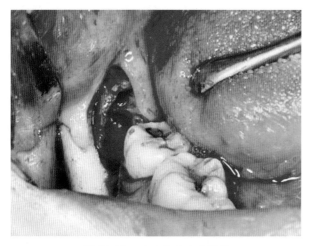

图 19-47　清理和冲洗牙槽窝

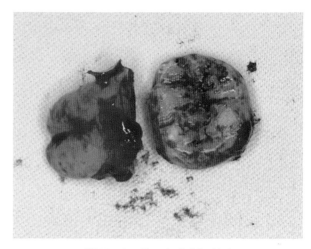

图 19-48　第三磨牙的根和冠

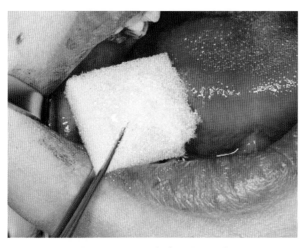

图 19-49　明胶海绵和碘仿粉末

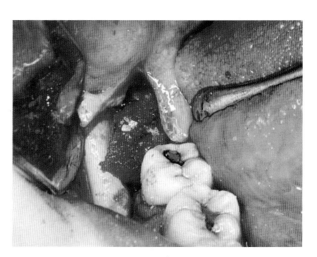

图 19-50　可填满拔牙创

4. 缝合

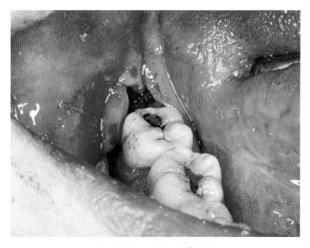

图 19-51　拉拢黏骨膜瓣

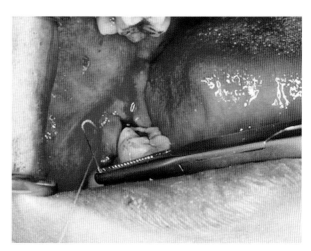

图 19-52　颊侧第一针：进针

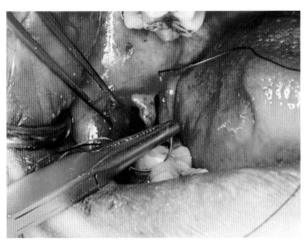

图 19-53 颊侧第一针：出针

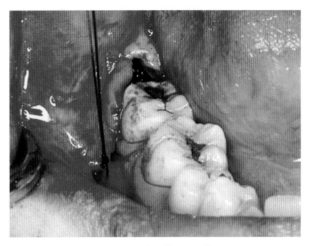

图 19-54 颊侧第一针：打结

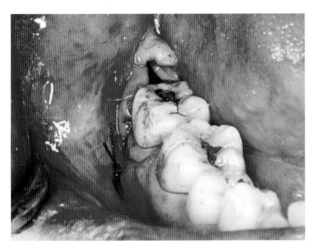

图 19-55 第一针缝合

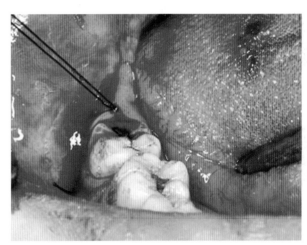

图 19-56 第二针打结

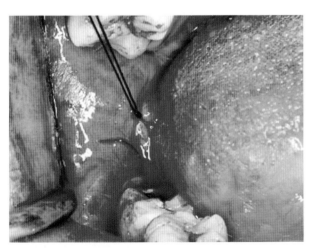

图 19-57 第四针打结

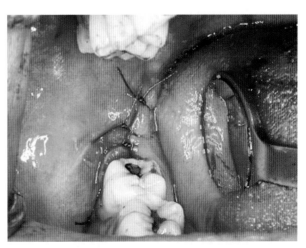

图 19-58 打张力结缝合

例4. 近中水平中位阻生第三磨牙拔除

男，35岁。

主诉：近两个月经常肿胀疼痛。

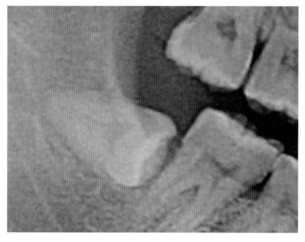

图19-59　近中水平中位阻生智牙。X线片显示智牙水平低位阻生状态，但与临床检查复核时属水平中位

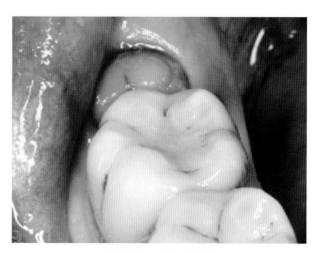

图19-60　局部麻醉后

手术评估和设计：

1. 诊断　右侧下颌近中水平中位阻生第三磨牙。

2. 治疗方法　手术拔除。

3. 手术难度评估　Ⅱ度。

4. 手术步骤

（1）局部麻醉；

（2）切开翻瓣；

（3）去骨开窗；

（4）涡轮增隙；

（5）分牙挺出；

（6）处理拔牙窝；

（7）对位缝合。

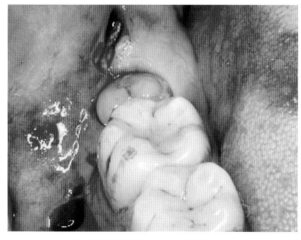

图19-61　切开

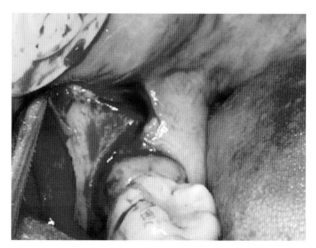

图19-62　翻瓣

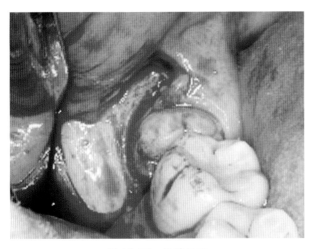

图 19-63 拉钩拉开

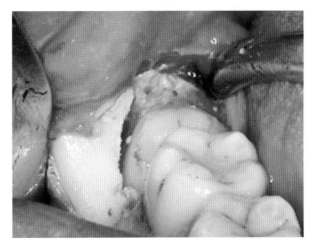

图 19-64 近中、远中和颊侧增隙

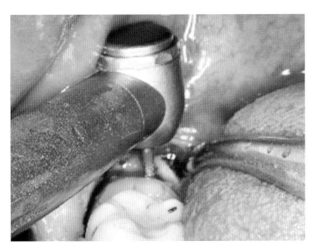

图 19-65 冠横切中

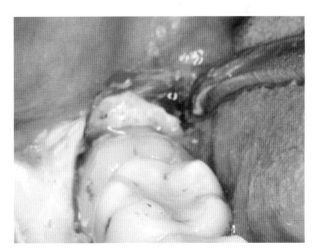

图 19-66 冠横断后

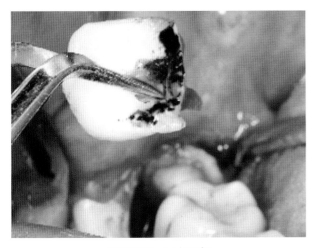

图 19-67 取出冠部

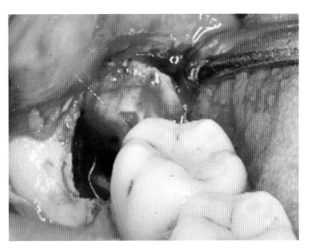

图 19-68 分离龈瓣,暴露远中牙颈部

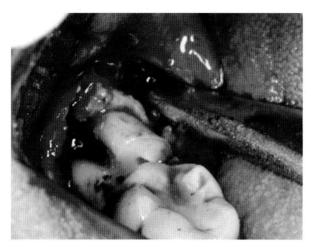

图 19-69　向近中撬动

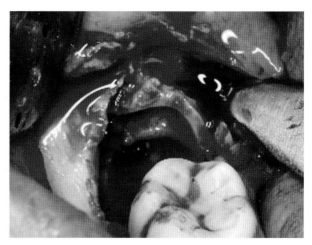

图 19-70　处理牙槽窝

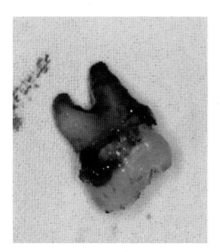

图 19-71　取出的冠根

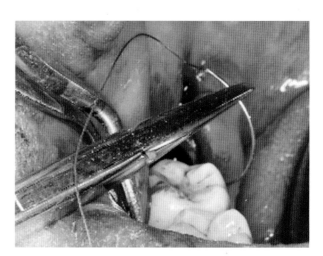

图 19-72　从舌侧进针，从颊侧出针

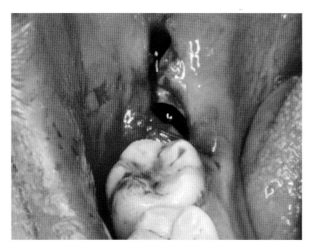

图 19-73　缝合第一针

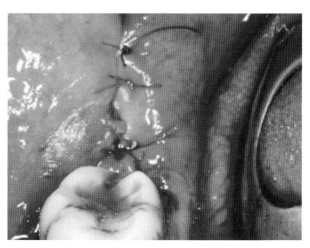

图 19-74　拉拢缝合

第二节 下颌近中水平低位阻生智牙拔除术
Section Two Extraction of Mandibular Mesio Horizontal Low Impacted Wisdom Teeth

水平低位阻生智牙对颌骨的破坏很大，拔除难度也大，手术的创伤也比较大。

例1. 近中低位水平阻生第三磨牙拔除

男，25岁。

主诉：自半年前，右侧下颌后磨牙区咬合不适，偶发疼痛。

临床表现和检查：

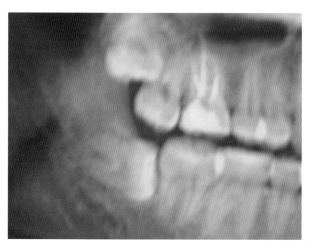 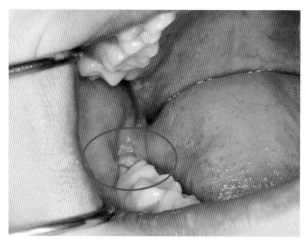

图 19-75 第二磨牙与智牙之间的牙槽间隔消失　　图 19-76 第二磨牙向舌侧倾斜，可见到智牙远中冠缘颊侧部分，其余部分龈瓣覆盖

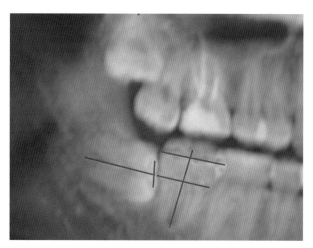

图 19-77 右侧下颌智牙近中低位水平阻生

手术评估和设计：

1. 诊断　右侧下颌近中水平低位阻生第三磨牙。

2. 治疗方法　手术拔除。

3. 手术难度评估　Ⅲ度。

4. 手术步骤

（1）局部麻醉；

（2）切开翻瓣；

（3）去骨开窗；

（4）涡轮增隙；

（5）分牙挺出；

（6）处理拔牙窝；

（7）对位缝合。

治疗过程：

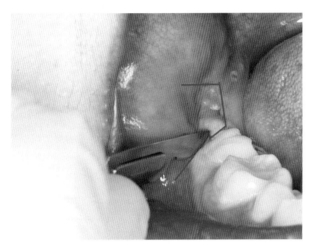

图 19-78　梯形切开设计

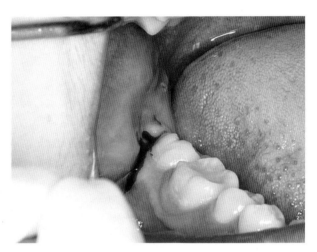

图 19-79　颊侧第一刀切开

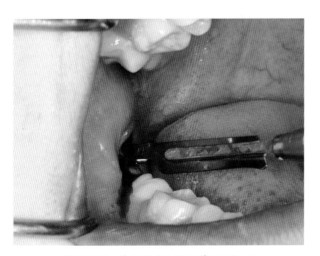

图 19-80　第二磨牙后垫区第二刀切开

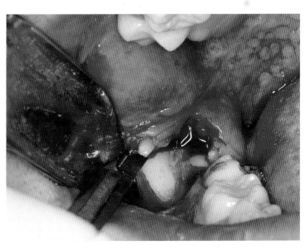

图 19-81　第三刀切开颊侧远中

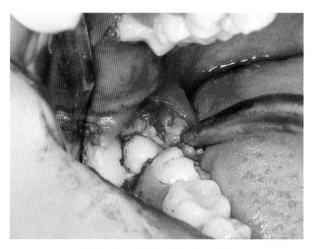

图 19-82　翻瓣：显露第三磨牙

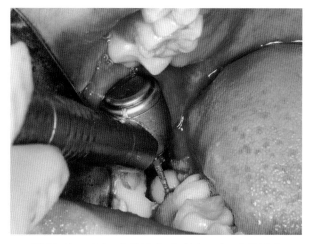

图 19-83　近中：去牙增隙；颊侧和远中：去骨增隙

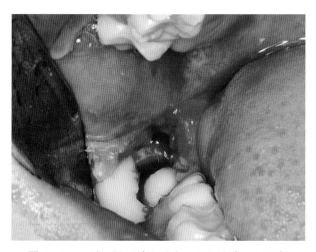

图 19-84　颈根斜切（前上斜向后下）：分成一冠二根

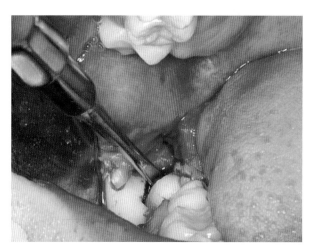

图 19-85　撬动冠颈部

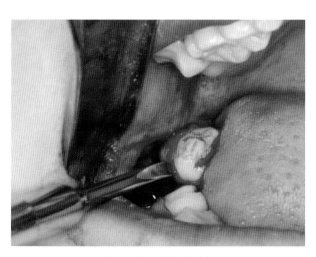

图 19-86　撬出冠颈部

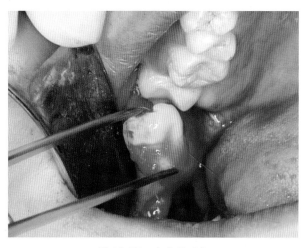

图 19-87　夹出冠颈部

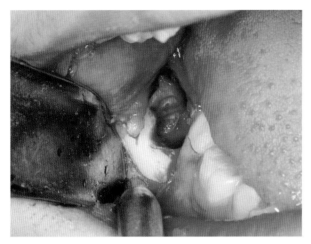

图 19-88　可见到两个根的断端

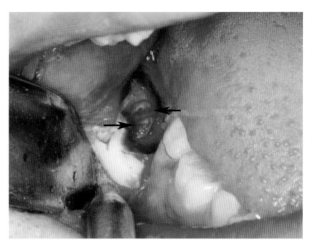

图 19-89　两个断根上下排列

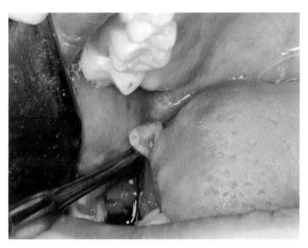

图 19-90　先取出下方的根

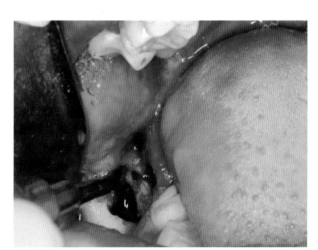

图 19-91　再撬动上方的根

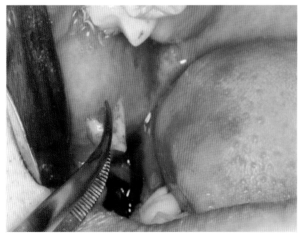

图 19-92　用蚊式钳子夹住根取出

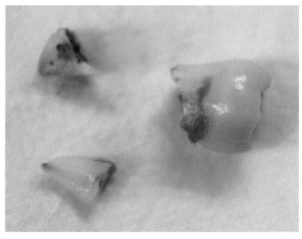

图 19-93　取出的一个冠两个根

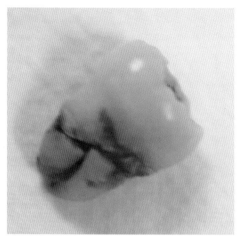

图 19-94　恢复原形

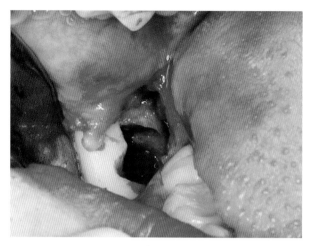

图 19-95　常规处理牙槽窝

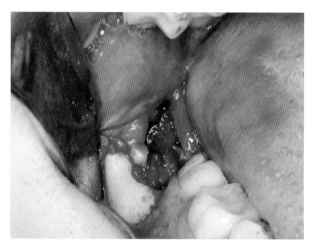

图 19-96　牙槽窝填塞止血和消炎药物

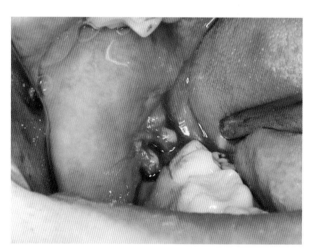

图 19-97　拉拢黏骨膜瓣

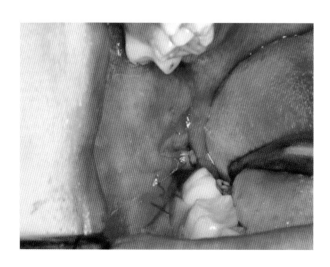

图 19-98　对位缝合。第二磨牙远中和颊侧黏骨膜瓣处都有缝隙可使手术创口及牙槽窝内的分泌物和组织渗出物排出

例 2. 近中低位水平阻生第三磨牙拔除

男, 51 岁。

主诉: 左侧下颌后牙咬合无力, 有时咬合不适或偶感疼痛。

临床表现和检查:

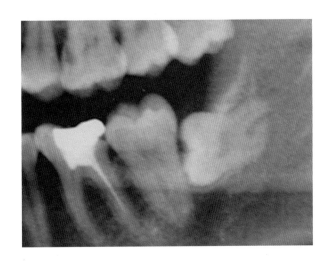

图 19-99　左侧上颌第三磨牙下垂伸长低于第二磨牙牙合面; 下颌第三磨牙远中冠缘低于第二磨牙外形高点, 第二磨牙远中牙槽间隔大部消失

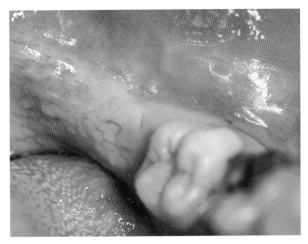

图 19-100　磨牙后垫较宽, 触之有高低不平的感觉 (黏膜下是第三磨牙远中冠缘)

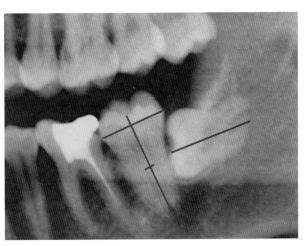

图 19-101　第三磨牙牙合面中心与中轴线的交点位于第二磨牙冠部远中外形高点与髓室底之间; 水平低位阻生, 其位置是低位水平中较高的

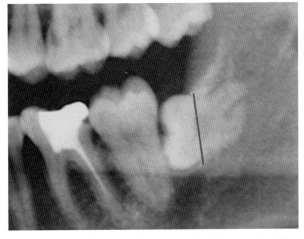

图 19-102　手术进路设计: 冠颈之间横断, 先取出冠部

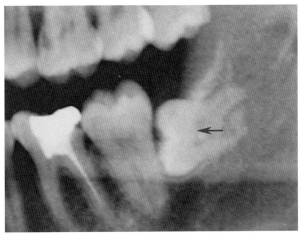

图 19-103　手术进路设计: 使根部向前移位, 脱离牙槽窝

手术评估和设计：

1. 诊断　左侧下颌近中水平低位阻生第三磨牙。

2. 治疗方法　手术拔除。

3. 手术难度评估　Ⅲ度。

4. 手术步骤

（1）局部麻醉；

（2）切开翻瓣；

（3）去骨开窗；

（4）涡轮增隙；

（5）分牙挺出；

（6）处理拔牙窝；

（7）对位缝合。

手术过程：

1. 切开

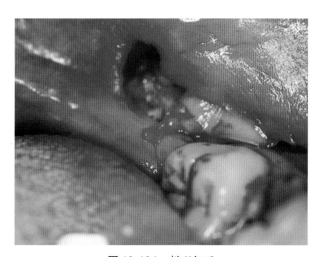

图 19-104　梯形切开

2. 增隙

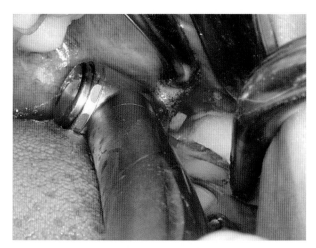

图 19-105　用 TF-12 钻在第三磨牙颊侧去牙槽骨增隙

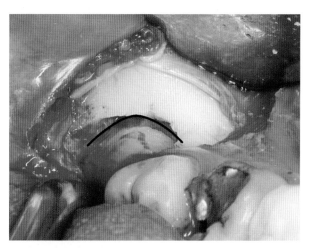

图 19-106　从颊侧向远中去除牙槽骨，约呈半圆形

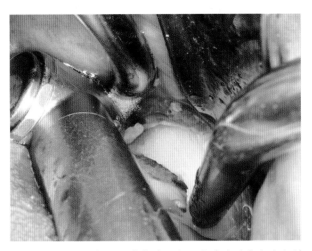

图 19-107　根据挺子的喙部能否插入和受力的支点决定增隙的宽度和深度；宽度 1～2mm，深度 8～10mm

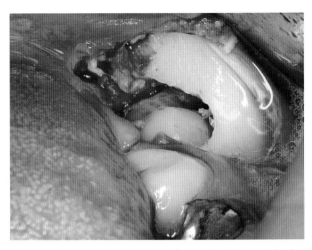

图 19-108　近中、远中和颊侧沿着冠颈根增隙，为颈部横断后冠部脱位和根部向前移做准备

3. 撬动和取出冠部

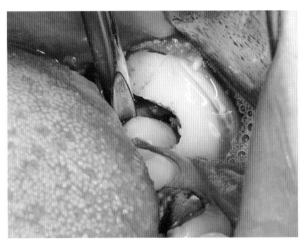

图 19-109　用直挺子的喙部插入横断颈部的缝隙中，前后左右轻轻撬动，使冠和根完全分离

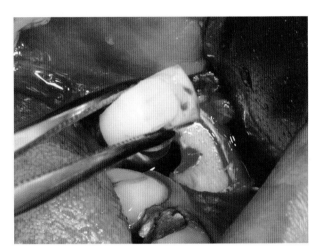

图 19-110　用蚊式钳子夹住冠部取出

4. 取根部

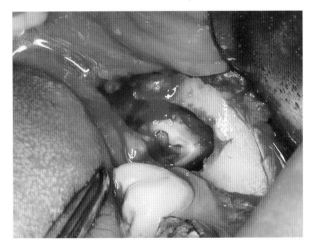

图 19-111　沿着颈根部的上方和颊侧进一步增隙，然后分别在上方和侧方插入挺子轻轻向前撬动；松动后再用挺子插入侧下方向前上方撬动和撬出根部

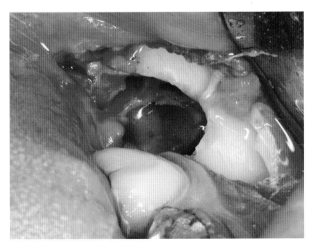

图 19-112　处理拔牙创

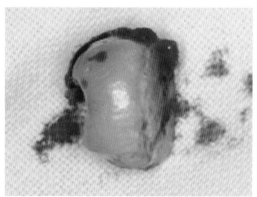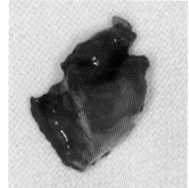

图 19-113　冠部和根部

5. 对位缝合

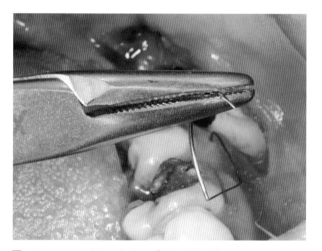

图 19-114　用圆针从颊侧近中的固定瓣进针，再从游离瓣的远中出针后打结

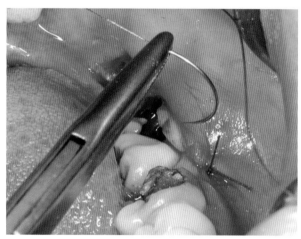

图 19-115　在颊侧的游离瓣进针，从舌侧的固定瓣出针，拉拢缝合

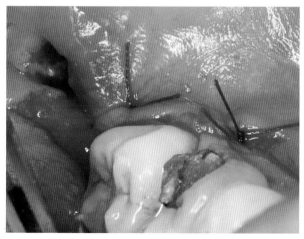

图 19-116　两针缝合后，远中创口较大，需要再缝合两针

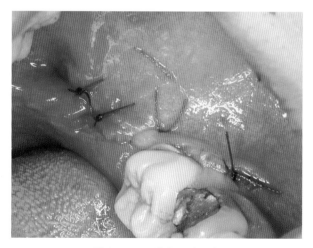

图 19-117　缝合后的状态

第二十章　手术中和手术后并发症的防治

Chapter Twenty　Complications Prevention In Intraoperation and Postoperation

刘洪飞　王志鹏　鲁大鹏

手术前要详细分析,准确诊断,设计切实可行的手术方案;术中每个操作步骤和动作都要做到稳、轻、准,避免和减少不必要组织的损伤;术后要尽可能减轻术后反应和减少并发症的发生。

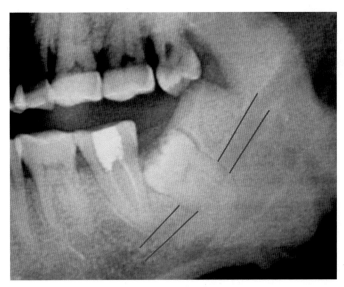
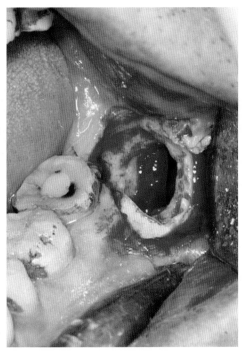

第一节　常见术中和术后并发症及防治
第二节　避免下牙槽神经损伤手术案例

第一节　常见术中和术后并发症及防治
Section One　Intraoperative and Postoperative Complications and their Treatment

　　阻生智牙可继发许多口腔疾病,在其拔除手术时,容易伤及周围组织和使继发疾病提早显现出来。提高临床技术水平,可以减少或杜绝其并发症的发生和妥善处理,减少和挽回患者的不必要损失和痛苦。

一、划痕伤

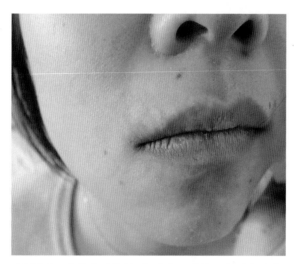

图 20-1　手术中用拉钩、挺子或口镜拉口角形成划痕

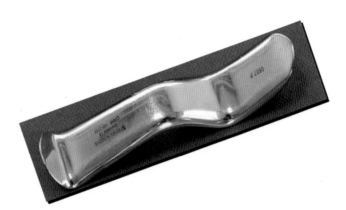

图 20-2　如板式拉钩长时间在龈瓣的翻瓣后拉开

防治措施:

1. 使用咬合式开口器配合。
2. 拔上颌智牙使用挺子时,要在患者闭嘴状态下操作。
3. 术前口角可预涂一点凡士林软膏等。
4. 术后或有破溃可涂少许四环素或土霉素软膏。

二、车针离断在拔牙窝内

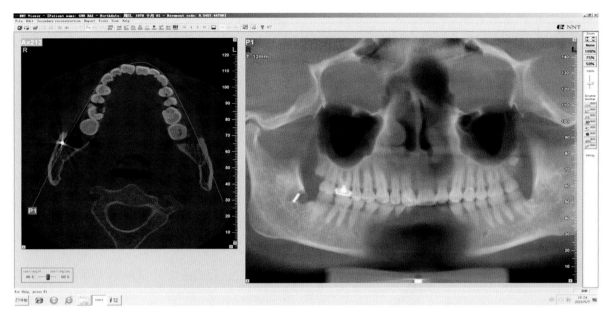

图20-3 左图：CT的矢状面，右侧下颌骨升支部可见到白色点状物；右图：曲面体层片上，右下智牙窝内有长形的白色不透过影像

防治措施：

1. 使用的车针要考虑其长度和韧性，钻和切削时要控制车针的切削深度和硬度；

2. 不要使用磨耗过的车针和硬性打磨；

3. 一旦断针需及时取出；也可术前预备一块小吸铁石。

三、智牙拔除时部分进入上颌窦

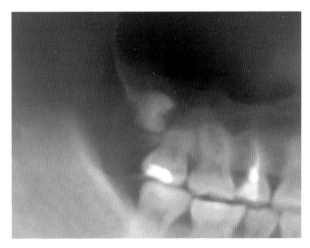

图20-4 正畸前拔除上颌智牙，不恰当操作，使得部分智牙进入上颌窦，手术终止

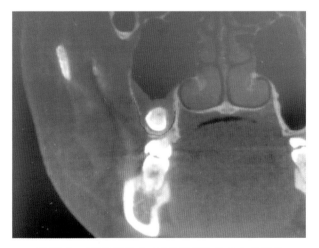

图20-5 CT的冠状面，可见到智牙位于上颌窦内

防治措施：

1. 为防止智牙突入上颌窦内，手术中切忌用任何向上颌窦方向的力，包括凿子和挺子的不适当操作。

2. 一旦发生牙体或牙根向上颌窦移动，要采用切开、开窗和取出的手术。

四、上颌结节传导阻滞麻醉引发视物模糊

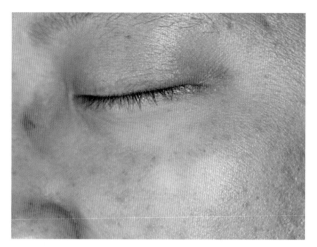

图 20-6 上颌结节传导阻滞麻醉引发患者视物模糊,眶下区斑片状发白

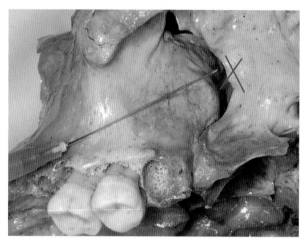

图 20-7 推测原因为在实施麻醉时刺入点较高,含有肾上腺素的麻药进入眼动脉血管内

防治措施:

1. 要遵守上颌结节传导麻醉的操作要点和过程。

2. 注射前回抽不见血。

3. 缓慢注射麻药的同时,仔细留意,一旦发现异常,立即停止注射。

五、牙齿进入咽旁间隙

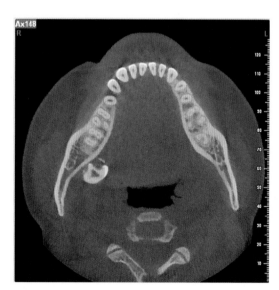

图 20-8 在横断面上,可见到智牙已脱离下颌骨体,位于舌侧

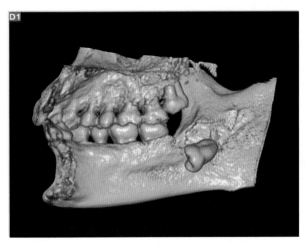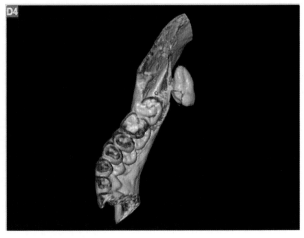

图 20-9　左图可见智牙水平位于下颌骨内斜线的位置；右图可见智牙冠朝前，根朝后的状态。智牙紧贴下颌骨壁

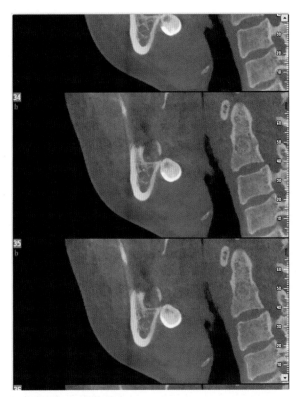

图 20-10　CT 冠状位，可见智牙冠朝向前方，智牙从牙槽窝
移到下颌骨体舌侧。智牙的舌侧骨板折断至牙槽窝底部

防治措施：

1. 智牙拔除时舌侧骨板切忌破坏，一要避免智牙落入舌侧的咽旁间隙，二要避免舌神经遭受损伤。

2. 拔牙时切忌使用挺子时向舌侧猛用力，更不要敲击劈凿。

3. 出现智牙落入咽旁时，用左手四指在同侧下颌下三角区向上托起智牙，用右手示指从智牙的下内方向上推移。或用蚊式钳子夹住智牙后取出。

六、拔牙残留

例 1. 龋坏智牙残根

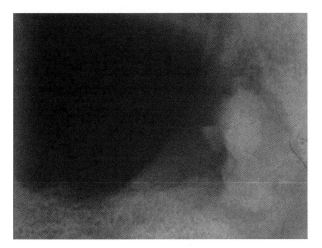

图 20-11 可见埋伏在下颌角的智牙

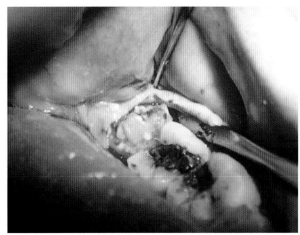

图 20-12 5 年后切开拔除

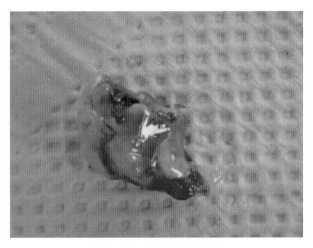

图 20-13 拔除龋坏的智牙

例 2. 智牙残根

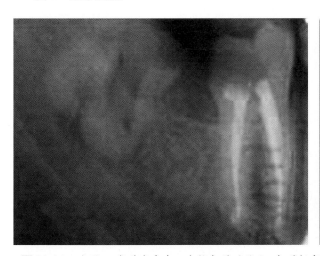

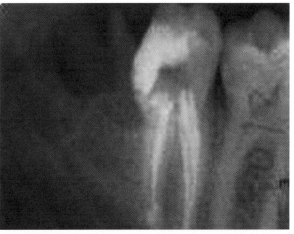

图 20-14 左图：5 年前患者在日本拔智牙时终止，智牙根部残留在颌骨内；右图：本患者回国后拔除智牙后的 X 线片

例 3. 部分智牙

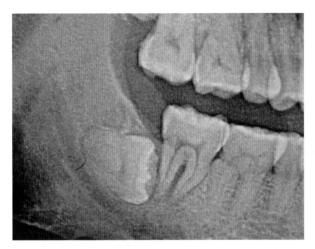

图 20-15　智齿拔出前第二磨牙牙髓炎，张口度不到二指

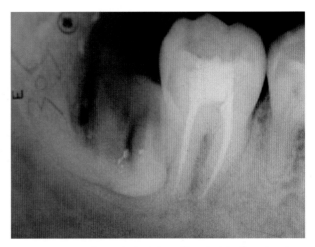

图 20-16　拔牙中断（患者要求），第二磨牙根管治疗一年后的照片。患者无任何感觉异常

防治措施：

1. 已经龋坏感染的智牙在拔除困难时要求助上级医生尽早拔除。

2. 智牙拔除前要对阻生智牙拔除的难度进行评估；医师对自身临床技术也要自我评价是否能实现顺利拔除。

3. 在埋伏智牙切开试拔而难拔时中止，转诊上级医院拔除。

4. 埋伏智牙拔除中断、约定不拔除者，需追踪控制和治疗其引发的疾病。

七、智齿拔除后，邻牙牙髓炎症状

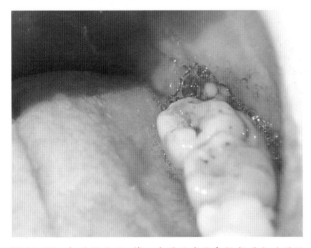

图 20-17　智牙拔除后，第二磨牙遇冷热食物或喝水时明显疼痛

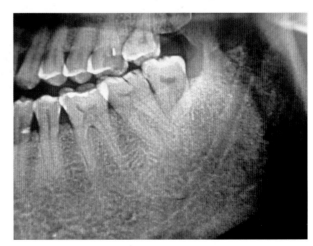

图 20-18　查看拔牙前 X 线片时可见智牙近中根面与第二磨牙远中根面紧紧相贴。拔除智牙后第二磨牙远中根部直接暴露出现牙髓刺激反应

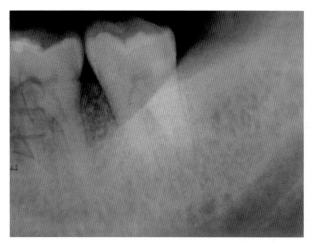

图 20-19 智牙拔除后 X 线片
第二磨牙远中并没有损伤

防治措施：

1. 智牙拔除后牙槽窝要填塞医用胶原蛋白或明胶海绵，有条件者第二磨牙根面也可植骨。这样可防止第二磨牙远中出现牙周袋和第二磨牙牙髓炎症状。

2. 多数患者牙髓敏感症状在智牙拔除后牙槽窝骨愈合后逐渐消失。

八、错拔磨牙，即刻再植

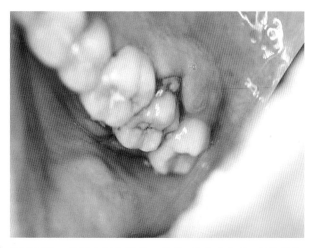

图 20-20 错拔右侧上颌第二磨牙，完全离体后，原位再植

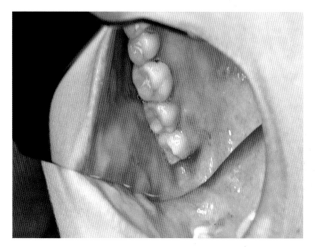

图 20-21 再植后一个月。无松动，牙龈缘和附着龈等未见异常

防治措施：

1. 医师拔牙前要三次核对。首先与患者核对，其次拔牙牙位与麻醉点核对，动用拔牙器械时再一次核对牙位。

2. 拔除的牙要与目的牙核对，发觉错拔时立即再植后固定。1周和1个月复诊检查，并考虑根管治疗。

九、拔牙后出血

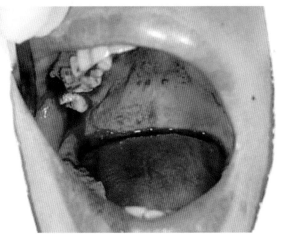

图 20-22　右侧上颌智牙拔除后出血较多

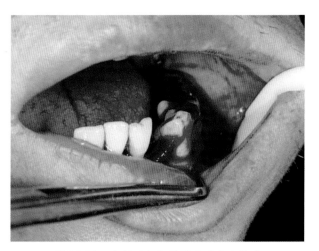

图 20-23　左侧下颌智牙拔除后出血较多

防治措施：

1．术前询问患者有无出血性疾病和血液性疾病史。

2．术前询问患者有无高血压病和心血管疾病，是否服用抗凝血类药物。

3．检查切开时是否伤及周围血管或小动脉，查找出血点，用蚊式钳子止血或立即填塞压迫止血。

4．术中出血较多可立即停止拔牙。查找出血原因后再行决定是否继续拔牙。

十、涡轮机分牙时损伤舌侧缘

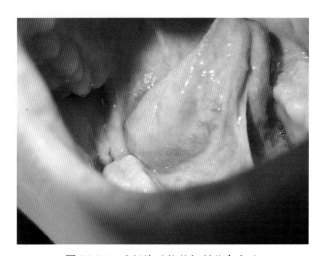

图 20-24　舌侧缘涡轮钻切割伤愈合后

防治措施：

1．切割智牙和智牙近中增隙时控制车针保持与牙体长轴平行，避免车针舌侧倾斜损伤舌侧骨板、舌侧牙龈及舌体组织。

2．操作时，将车针放到预定切割位置后再启动马达，切割完成后先停止马达再移出车针。

十一、术后牙周袋

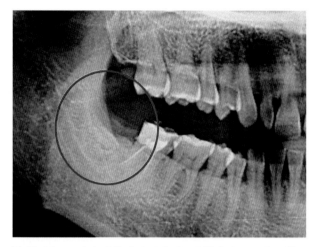

图 20-25　阻生智牙拔除后两个月，牙槽嵴凸凹不平。第二磨牙远中颈根部凹陷

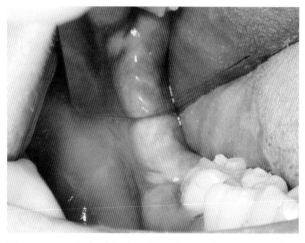

图 20-26　下颌智牙拔除后第二磨牙远中龈缘缺损，食物嵌塞、龋坏

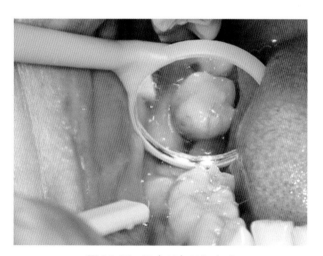

图 20-27　远中颈部龋坏发黑

十二、智牙拔除与下牙槽神经神经损伤

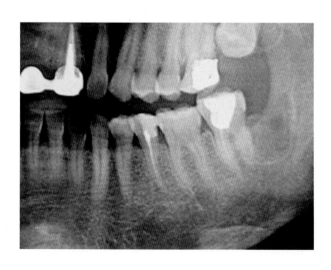

图 20-28　术后 1 个月后的 X 线片

患者，女，63 岁。左侧下颌阻生智牙拔除术后，左侧下唇和口角一直麻木。术后两个月，患者主诉：唇部麻木症状减轻

防治措施：

1. 下颌阻生智牙拔除时，牙槽窝底部尽可能不搔刮。

2. 取断根时车针和根尖挺子都不要强力向下，以免进入下牙槽神经管损伤下牙槽神经。

十三、腭部浸润麻醉——误入腭大动脉

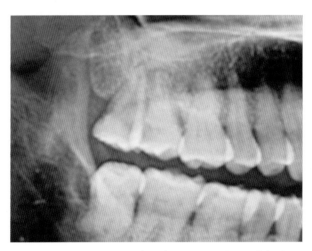

图20-29 右侧上颌近中垂直低位腭侧错位阻生智牙

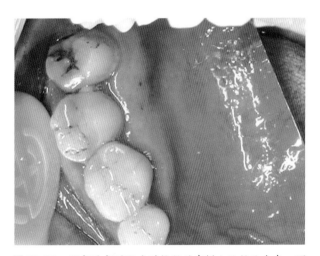

图20-30 腭部局部浸润麻醉拔针时有鲜血从针孔出来。腭大孔部位黏膜立即出现浅黄色

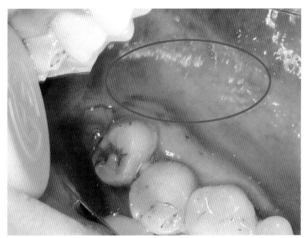

图20-31 同侧硬腭后部及软腭黏膜由粉红色变为浅黄色（含有肾上腺素的碧兰麻注入腭大动脉）

防治措施：

1. 腭侧局部浸润麻醉时刺入的针尖要达到骨面。

2. 腭部附着龈局部浸润麻醉时即使附着龈较厚也需要回吸一下，以免将麻药注入到腭大动脉内。

第二节 避免下牙槽神经损伤手术案例

Section Two Case Study of Operations Avoiding Injury in Inferior Alveolar Nerve

下牙槽神经与第三磨牙距离最近，当第三磨牙埋伏阻生时，二者之间的关系更加密切，埋伏阻生第三磨牙拔除时，下牙槽神经损伤的几率更高。

例. 男, 58岁

主诉: 左下后牙经常肿胀和疼痛。

术前分析:

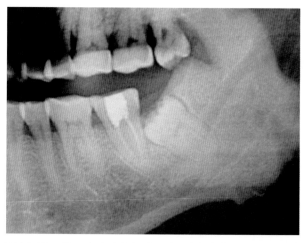

图20-32 第三磨牙近中倾斜状态, 其根尖部位于下牙槽管的下方。下牙槽管从第三磨牙颈部颊侧或舌侧穿过, 看此片不能确定

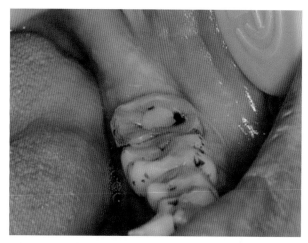

图20-33 口内未发现第三磨牙萌出的痕迹

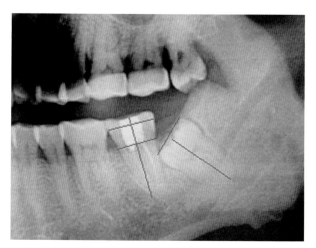

图20-34 分析X线片为近中倾斜低位阻生第三磨牙

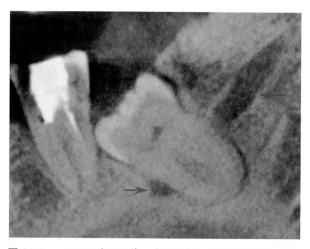

图20-35 CBCT片可见第三磨牙颈部从颊侧遮挡下牙槽管, 箭头所指从后向前的透过性阴影即为下牙槽管影像

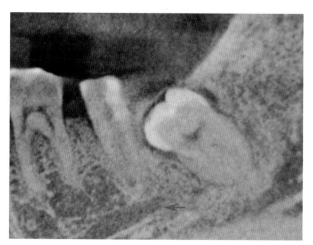

图20-36 CBCT片箭头所指是下牙槽管从舌侧向前外侧走行的透过性阴影

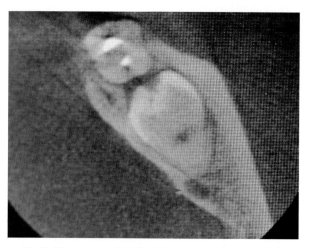

图20-37 CBCT片中箭头指示位于舌侧的下牙槽管

手术评估和设计：

1．诊断　左侧下颌近中倾斜中位阻生第三磨牙

2．治疗方法　手术拔除。

3．手术难度评估　Ⅳ度。

4．手术步骤

（1）局部麻醉；

（2）切开翻瓣；

（3）涡轮冠斜切；

（4）挺出；

（5）处理、保护下牙槽神经和血管；

（6）对位缝合。

手术步骤：

1．局部麻醉

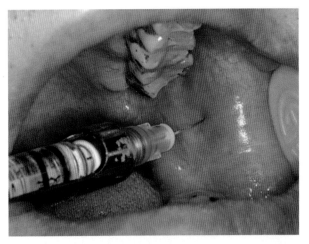

图 20-38　左侧下颌牙槽神经传导阻滞麻醉和舌神经麻醉

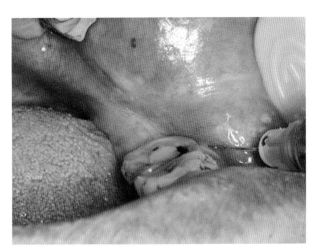

图 20-39　颊神经麻醉

2．切开

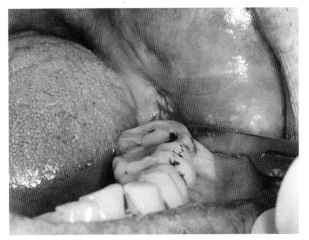

图 20-40　在第二磨牙冠部远中颊侧落刀切开

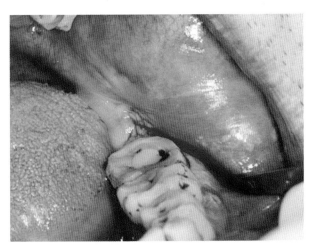

图 20-41　斜向前下移至龈颊沟收刀

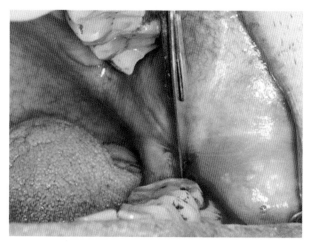

图 20-42　稳持刀从第二磨牙远中牙槽嵴顶向近中切开

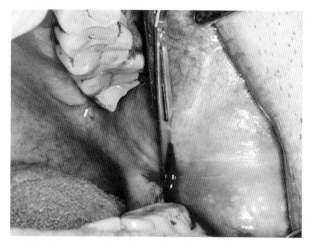

图 20-43　刀刃与牙槽嵴呈垂直状态，切至第二磨牙远中颈根部，全层切开

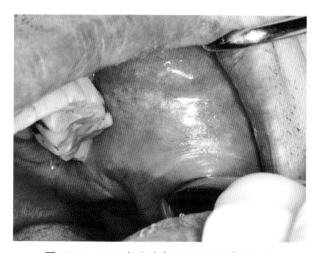

图 20-44　从远中牙槽嵴向颊侧黏膜表层切开

3. 翻瓣和开窗

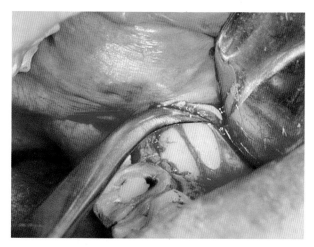

图 20-45　将梯形切开的黏骨膜瓣翻向颊侧，用拉钩压住固定

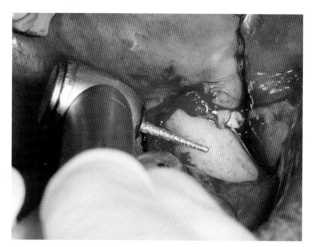

图 20-46　用 T11 金刚砂棒钻实施开窗

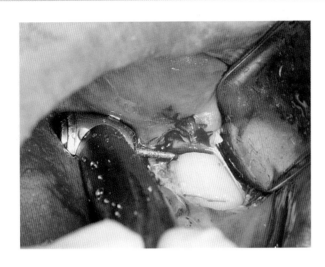

图 20-47 手机头部平卧于舌侧, 切开远中牙槽嵴颊侧附着龈覆盖的下颌骨骨体

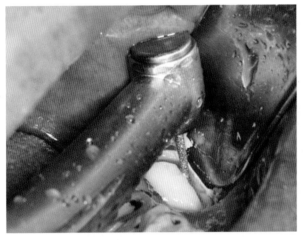

图 20-48 手机立起, 车针与骨面呈垂直状态切开梯形的底边

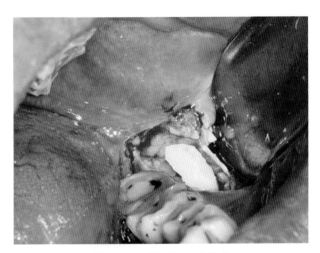

图 20-49 梯形切开的骨片

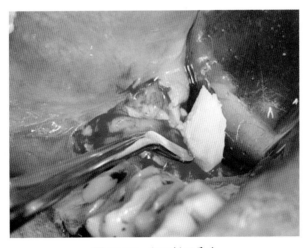

图 20-50 翻开梯形骨片

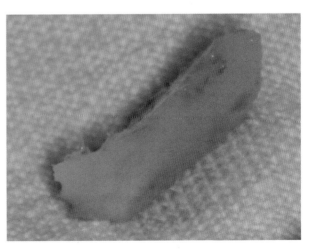

图 20-51 取出的梯形切开的骨片

4. 冠斜切

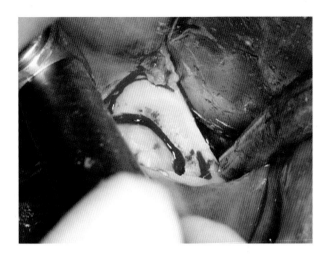

图 20-52　开窗后，露出的第三磨牙冠部周围进行增隙，实施冠斜切

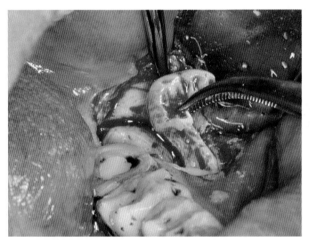

图 20-53　分离冠部断片

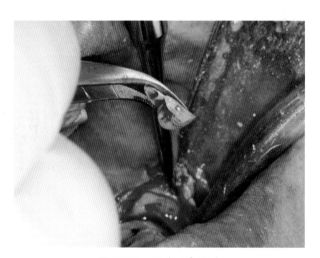

图 20-54　取出冠部断片

5. 撬出第三磨牙

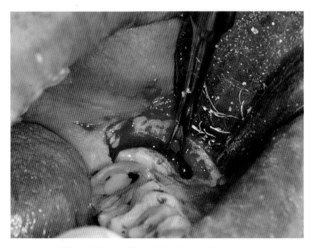

图 20-55　从远中向近中撬动第三磨牙

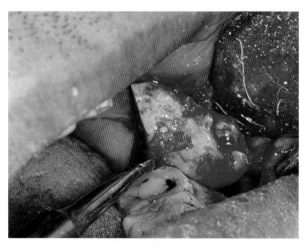

图 20-56　撬出第三磨牙

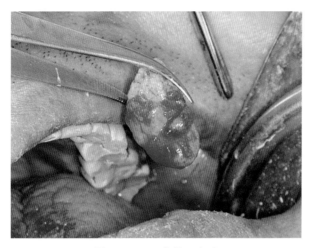

图 20-57　取出第三磨牙

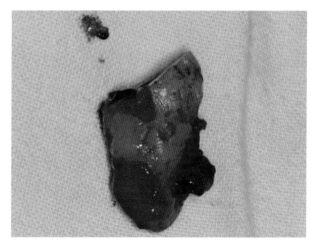

图 20-58　冠斜切后的第三磨牙

6. 保存下牙槽神经

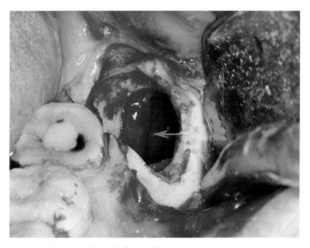

图 20-59　在牙槽窝内，箭头所指明显的线状隆起

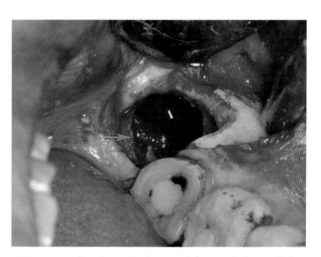

图 20-60　箭头所指是隆起于牙槽窝舌侧壁神经血管束

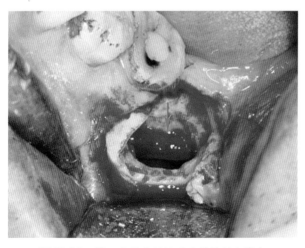

图 20-61　第三磨牙舌侧的下牙槽神经血管束

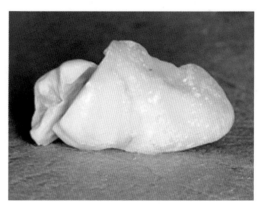

图 20-62　第三磨牙舌侧根面凹陷，此处正是下牙槽神经和下牙槽动静脉通过的部位

7. 处理牙槽窝和缝合

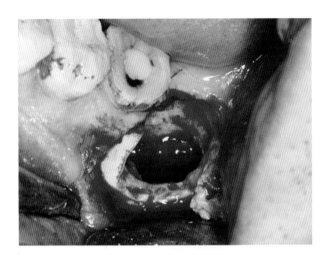

图 20-63　清洗牙槽窝

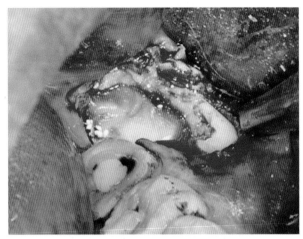

图 20-64　放入医用胶原蛋白和碘仿

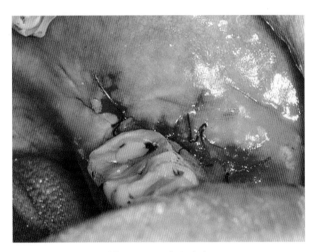

图 20-65　对位缝合